소독 및 전염병학

송미라 · 임순녀 · 이재란
장진미 · 송지현 · 김소희 공 저

光文閣
www.kwangmoonkag.co.kr

PREFACE

우리들이 생활하고 있는 생활 주변에는 눈에 보이지 않는 수많은 미생물이 존재하고 있다. 대부분의 미생물은 비병원성으로 자연계의 항상성을 유지시키는 역할을 할 뿐만 아니라 우리 인류와 밀접한 관계를 가지고 있어 우리의 건강도 미생물과의 상호작용을 통하여 유지되고 있다. 그 중에서 극히 일부의 미생물이 사람과 동식물에게 감염되어 질병을 일으키고 있는데, 이러한 질병을 일으키는 성질을 가진 미생물을 병원성 미생물이라 한다. 사람에 대하여 병원성을 갖는 미생물의 성상과 이들이 일으키는 질병의 과정을 명백히 밝히는 것은 아주 중요하다. 인류의 역사에서 태고시대부터 극히 최근에 이르기까지 병 중에서도 가장 큰 문제는 감염병에 의한 감염이었다.

따라서 적절한 위생 상태의 확립과 미생물에 의해 오염될 수 있는 부분의 적절한 소독과 감염병 관리는 감염을 줄일 수 있는 중요한 방법 중의 하나이다.

미용업소는 불특정 다수의 고객과 항상 접하고 있어 미용인은 작업할 때 여러 가지 세균에 노출되어 있을 뿐만 아니라 사용하는 기구나 기기 등에 의한 감염도 무시할 수 없다. 그리고 미용업소에서 일어나는 감염병의 감염은 그 파급 효과가 지대하여 사회적인 문제가 될 수 있다.

그러므로 미용인은 고객의 건강 유지를 위하여 작업장에서 위생에 대한 인식 및 전문 지식의 습득과 효과적인 업무 수행은 국민건강보건을 유지하고 향상시키는데 매우 중요하다 하겠다.

따라서 이 책은 미생물 부분과 소독과 멸균, 감염병 관리, 공중위생관리법 및 제반 관련 법규를 숙지하여 미용 현장에서 감염병 예방과 공중위생관리를 철저히 실천하여 국민 건강 증진에 이바지할 수 있도록 편집하였다.

그러므로 미용을 공부하는 학생들은 물론 실무에 종사하는 미용들의 업무 발전에 많은 도움이 되었으면 한다.

끝으로 이 책이 출판되기까지 많은 도움을 주신 광문각 출판사 박정태 사장님과 직원들에게 진심으로 감사드린다.

2011년 2월

저자

chapter 1. 미생물의 이해.

1-1 미생물의 개요

우리가 살고 있는 지구상에는 많은 종류의 생물들이 존재하고 있는데 이러한 생물을 크게 나누면 동물, 식물, 미생물(microorganism)로 구분할 수 있다. 식물은 대기 중의 탄산가스를 세포조직 안으로 고정시키기 위하여 태양에너지를 이용하여 광합성을 하는 생산자이며, 동물은 식물이 만든 물질을 이용하여 에너지를 얻는 소비자로서 식물이나 동물은 다세포 생물에 속한다.

식물이나 동물 이외에 단세포 혹은 세포군으로 생활하는 육안으로 구분할 수 없는 작은 생물들이 우리 주변에 광범위한 영역에서 다양한 형태로 존재하고 있는데, 그 크기가 0.1mm이하의 생물들을 미생물 혹은 원생생물(protists)이라고 한다. 이러한 미생물은 대부분 단세포로서 스스로 생활할 수 없기 때문에 숙주(host)에 붙어서 기생생활을 한다. 미생물은 육안으로 구분할 수 없을 정도로 아주 작기 때문에 현미경을 이용해서 식별이 가능한 생물이라고 할 수 있지만, 동·식물과 미생물을 엄격하게 구분하는 일은 쉽지 않다.

미생물은 조직 구분이 없는데 이들 작은 생물체들은 현미경으로 그 모양이나 크기 등 형태를 관찰할 수 있다. 1676년 네덜란드의 레벤후크(Antonie Van Leeuwenhoek, 1632~1723)는 자신이 직접 제작한 최대 확대율 300배 정도의 단안현미경을 사용하여 최초로 미생물(animalcules)의 형태를 관찰하고 정확하게 기록하기 시작하면서 발전하기 시작하였다. 레벤후크가 사용한 현미경의 최대비율은 270배였으며 1676년에 수중의 여러 세균을 1680년에 혐기성 세균과 효모균을 1681년에는 구강내의 세균과 Spirochaeta를 발견하였다.

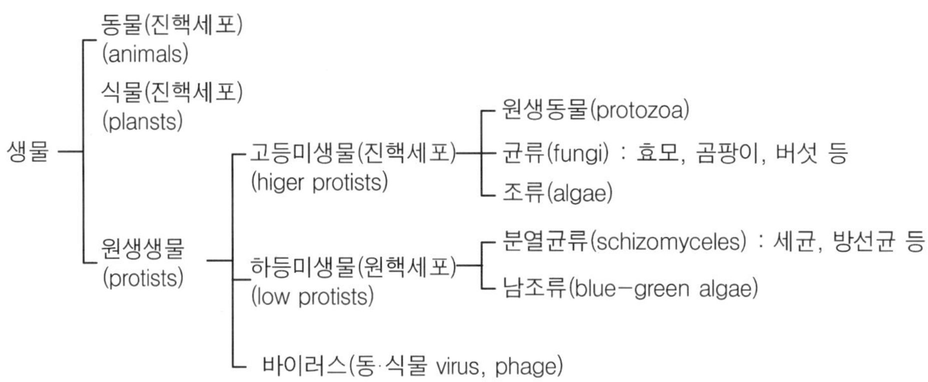

[그림 1-1] 미생물류의 분류학적 위치

미생물을 좁은 의미에서는 세균(bacteria), 진균(fungi), 리케치아(rickettsia), 클라미디아(chlamydia), 바이러스(Virus) 등을 말하며, 넓은 의미에서는 원생동물(protozoa), 조류(algae) 등을 포함한다. 물이나 토양 등에는 인간생활과 직접적인 관계가 없는 미세한 생물이 많이 존재하고 있으며, 그 성상 및 생활양식도 매우 다양하다. 이러한 미생물이 인간에게 유익하게 이용되기도 하고 때로는 해를 끼치면서 지구상의 여러 환경조건에서 증식과 사멸을 반복하고 있는데 이와 같이 눈에 보이지 않은 작은 미생물의 분류, 증식, 사멸 등에 관하여 연구하는 학문을 미생물학(microbiology)이라고 한다.

미생물학은 연구 대상과 목적에 따라 기초미생물학(basic microbiology)과 응용미생물학(applied microbiology)으로 구분되는데 기초미생물학에서는 미생물의 형태, 생리, 생태, 유전 등의 생명 현상에 대해 기초적 연구를 주로 하고 있으며, 응용미생물학에서는 이러한 연구결과를 토대로 인류의 활동에 응용하는 연구 분야라 할 수 있다. 연구 분야에 따라서는 식품 미생물학, 농업 미생물학, 공업 미생물학, 환경 미생물학, 해양 미생물학, 의학 미생물학 등으로 구분되며, 특히 인류의 건강과 질병에 관계되는 미생물을 다루는 분야가 의학 미생물학(medical microbiology) 또는 병원 미생물학(pathogen microbiology)이다. 17세기 이후 많은 발전을 거듭해 온 미생물학은 현재 의학 분야뿐 아니라 생명과학과 관련된 모든 분야에서 광범위하게 활용되고 있는 학문으로 성장하고 있다.

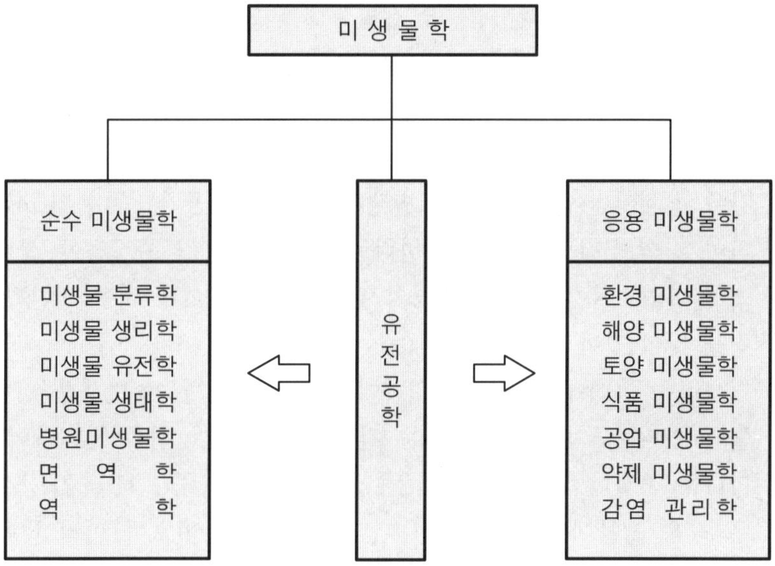

[그림 1-2] 미생물학의 영역

1.2 미생물의 역사

미생물학의 역사 속에서 생명의 기원, 죽은 유기체의 부패현상 및 감염병(감염병)의 본질 등을 규명해 보려는 수많은 노력을 찾아볼 수 있다. 지금과 마찬가지로 이러한 문제들은 고대인들에게도 큰 관심과 흥미의 대상이었다. 그러나 대부분의 사실들이 종교적 교리와 철학적 사상에 의하여 크게 왜곡되었으며 이러한 미생물학의 초창기 발전과정을 고대의 성직자나 철학자들의 저술에서 많이 찾아볼 수가 있다. 진정한 의미에서 과학적 미생물학이 발전하기 시작한 것은 1676년 레벤후크(Antonie Van Leeuwenhoek, 1632~1723)가 현미경을 사용하여 최초로 미생물을 직접 관찰한 이후다. 그로부터 200년이 지난 19세기 중엽에 이르러서야 미생물이 여러 감염병(감염병)의 원인이 된다는 사실이 밝혀지게 되었지만, 그 동안 수많은 우여곡절이 미생물학의 역사 속에 담겨져 있다.

1. 접촉과 감염

고대에는 감염병(감염병)의 원인을 초자연적인 것으로 생각하여 인간의 죄에 대한 신이 내린 벌, 즉 신벌설로 믿고 있어서 인간의 능력으로는 감당할 수 없는 것으로 생각하였다. 따라서 감염병(감염병)의 치료와 예방은 신의 노여움을 풀기 위한 희생제물을 바치는 것이었다. 반면에 히포크라테스(Hippocrates, BC 459~377)는 지진, 홍수, 화산폭발, 혜성의 출현 등과 같은 천재지변이 일어날 때 발생하는 오염된 공기, 즉 독기(miasma)에 의하여 감염병(감염병)이 발생한다는 미아스마설을 주장하여 신벌설에 맞서기도 아였으며 이외에도 질병의 원인을 규명하여 보려는 인간의 부단한 노력을 많이 찾아볼 수가 있다.

그러나 고대에도 접촉에 의하여 감염병(감염병)이 발생한 것이라는 기록들이 있다. 구약성경에 나병은 감염성이 있으며 접촉에 의하여 전파될 수 있다는 구절이 있다. 기원전 2세기 바로(Varro, BC 116~27)는 "보이지 않은 작은 생물에 의하여 감염 된다"는 기록이 있으며 이러한 개념은 당시 그리스, 로마 및 아라비아에서도 있었다. 또한 이보다 1,000여 년 후인 13세기에 베이컨(Roger Bacon, 1214~1292)은 "보이지 않는 살아있는 생물이 질병을 일으킨다"라는 가설을 주장하였다. 1564년 베네치아의 프라카스토리우스(Girolamo Fracastorius, 1484~1553)는 매독의 전파경로를 추적하여 "감염병(감염병)은 살아있는 미생물이 직접 접촉하거나, 중간매개물 또는 공기를 통하여 전파 된다"고 하였으며 또한 "질병의 씨앗은 한 사람의 감염자로부터 다른 사람으로 전파되고 감염을 받은 사람은 전파시킨 사람과 똑같은 질병을 앓게 된다"라는 주장을 하였다. 그러나 이 당시에는 아직

병원체를 발견하지 못했기 때문에 신별설이나 미아스마설 등을 완전하게 부정하지 못하였다. 따라서 미생물이 질병을 일으킨다는 미생물설은 19세기말 코흐(Robert Koch, 1843~1910)와 파스퇴르(Louis Pasteur, 1822~1895)에 의하여 최종 확증되기까지 끊임없는 논쟁이 계속되어 왔다.

2. 최초의 세균 관찰

미생물은 너무 작아 육안으로는 관찰할 수 없었기 때문에 미생물의 존재는 오랫동안 의문시되었으나, 현미경의 발명과 함께 미생물의 여러 가지 형태가 발견되면서 미생물학이 급속히 발전하게 되었다. 후크(Robert Hook)는 1664년 곰팡이의 자실체를 관찰하였으나, 미생물을 최초로 관찰한 사람은 네델란드의 아마추어 현미경 제조자인 레벤후크(Antonie Van Leeuwenhoek, 1632~1723)로 자신이 제작한 간단한 현미경을 사용하였다. 레벤후크의 현미경은 오늘날의 시각에서 보면 극히 미비했으나 신중히 초점을 맞춰보면 세균과 원충정도의 작은 생물까지 관찰할 수 있었다. 레벤후크는 자신이 제작한 현미경을 통해 관찰한 미생물에 관해 런던의 왕립협회에 계속 편지를 보내 영문판으로 출판하였다.

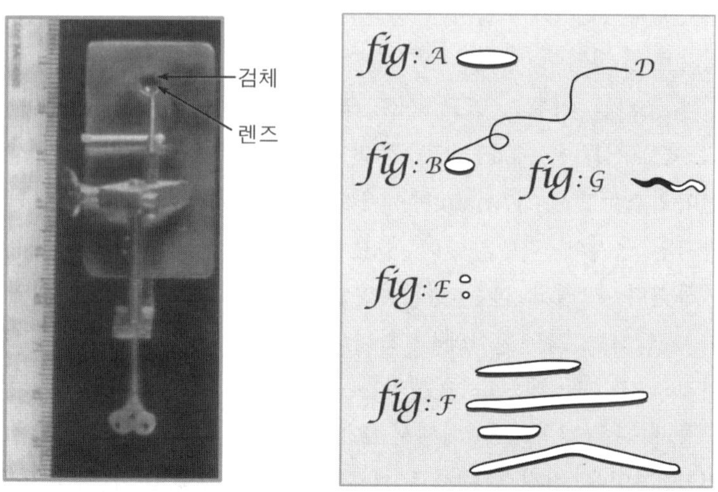

A. 최초의 현미경 B. 세균의 형태

[그림 1-3] 레벤후크가 최초로 현미경을 사용하여 관찰한 미생물의 형태

레벤후크의 관찰은 다른 연구자들에 의해 확인되었지만 미생물의 특성과 중요성을 이해하기까지의 진전은 매우 서서히 진행되었다. 17세기에 이르러 좀 더 발전된 현미경이 제작되어 널리 보급되면서부터 세포의 신비를 보다 깊이 연구할 수 있게 되어 미생물학은 급속히 발전하게 되었다.

3. 생물의 자연발생설

오늘날 지구상에는 인간을 포함해서 약 130만 종의 생물이 서식하고 있다. 이와 같이 많은 종류의 생물이 어떻게 존재하게 되었는가에 대해서는 일찍부터 많은 사람들이 관심을 가져 왔으며, 이들의 생명관은 자연관과 함께 다양하게 변천하여 왔다.

문화적인 생활을 하기 시작했던 고대 사람들은, 경험적 관찰에 의해 생물이 바닷물에서 스스로 생겨났다고 생각했던 시대도 있었다. 이러한 생각은 신화를 통해서 전해지고 그림으로 남겨지기도 하였다. 자연에는 사람의 힘으로는 어쩔 수 없는 영적이고 신적인 힘이 있어, 이러한 힘에 의해 생명이 생겨나는 것으로 이해하였던 것이다.

그리스의 철학자들은 이러한 생각으로부터 벗어나서 자연에 들어있는 원리를 알아내고 이것으로 생명현상을 설명하려 하였다. 데모크리토스(Demokritos, BC 460~370)는 자연에 있는 모든 물체는 더 이상 쪼갤 수 없는 입자로 구성되어 있다는 생각을(원자론) 하였으며, 인간도 자연의 일부로 자연과 조화를 이루고 있고, 신도 역시 자연의 하나라고 하였다. 플라톤(Pluton, BC 429~347)은 세계는 영구불변의 질서가 있다는 관념적인 생각을 가졌다.

아리스토텔레스(Aristoteles, BC 384~322)는 처음으로 동물을 분류한 철학자인 동시에 과학자였다. 그는 태생과 난생 등 발생의 차이로 동물을 분류하였다. 그리고 작은 생물들은 자연적으로 발생된다고 하였다. 그는 생물이 포함되는 자연현상에는 하나의 목적을 가진 초자연적인 원리가 있어서 이것의 지배를 받는다는 생기론(vitalism)적 해석을 하였다.

중세에는 기독교에 의해서 고대의 자연관이 근본적으로 개혁되었다. 신, 인간, 자연은 질적으로 서로 다르며, 자연과 인간은 신의 창조물로서, 인간은 자연을 지배하고 이용할 수 있다고 하였다. 즉, 신-인간-자연이라는 서열이 받아들여지면서 자연에 대한 인간의 위치가 인간 중심적으로 바뀌게 되었다.

한편 근대 자연과학의 성립과 발달에 따라 이러한 생각은 더욱 발전되었다. 오늘의 문제로 되어있는 자연파괴는 이때부터 시작되었던 것이다.

17세기가 시작되면서 자연을 귀납법으로 설명하려 노력하였으나, 생명의 기원에 대해서는 여전히 자연발생설을 믿고 있었다. 그러나 17세기 후반이 되면서 실험과 관찰로 자연을 이해하려는 노력이 대두되었다. 특히 현미경이 발명되어 세포의 존재가 밝혀지고 자연발생설에 대한 논쟁이 시작되었다.

니담(J. T. Needham, 1713~1799)은 수프를 플라스크에 넣고 끓인 후 마개를 하여도 수프가 부패하는 것을 보고 생물의 자연발생을 주장하였다. 그러나 스팔란짜니(L. Spallanzani, 1729~1799)는 같은 실험에서 보다 오래 끓인 후 밀봉하면 수프가 부패하지 않은 것을 보고, 니담의 실험이 잘못되었음을 지적하여 자연발생설을 부정하였다.

자연발생설을 부정하는데 가장 커다란 공을 세운 사람은 파스퇴르(L. Pasteur, 1822~1895)이다. 당시에는 생명체의 자연발생 여부의 문제가 가장 중요한 과제여서 프랑스 과학아카데미에서는 이것을 현상문제로 삼았고, 이에 대한 답변을 파스퇴르가 실험으로 입증하였던 것이다.

파스퇴르는 니담과 스팔란짜니의 실험에서 문제가 되었던 수프실험을 더욱 발전시켰다. 즉, 그림과 같이 목이 긴 플라스크에 수프를 넣고 오랫동안 끓이면 부패하지 않고, 끓인 후에 긴 목을 자르면 부패하는데, 이 때 솜 마개를 하면 부패하지 않는다.

또 솜 마개에 공기를 통과시킨 후 솜 마개를 씻은 알코올을 현미경으로 관찰하면 공기 중에 미생물이 있음을 알 수 있다. 이러한 실험으로 '생물은 자연적으로 발생하는 것이 아님'을 증명하고 그동안 자연발생설을 둘러싼 논쟁을 효과적으로 해결하였다.

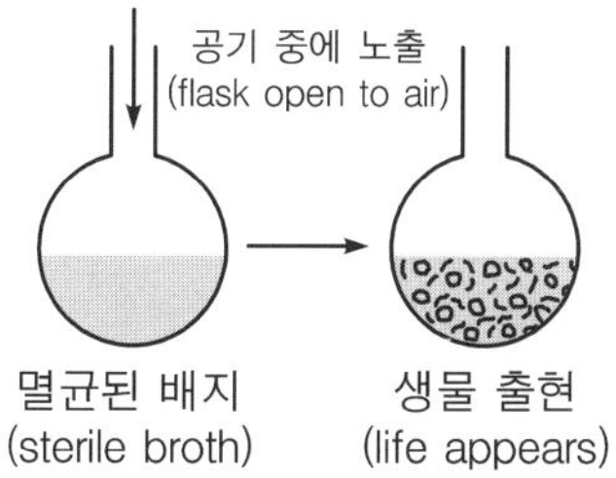

(A)

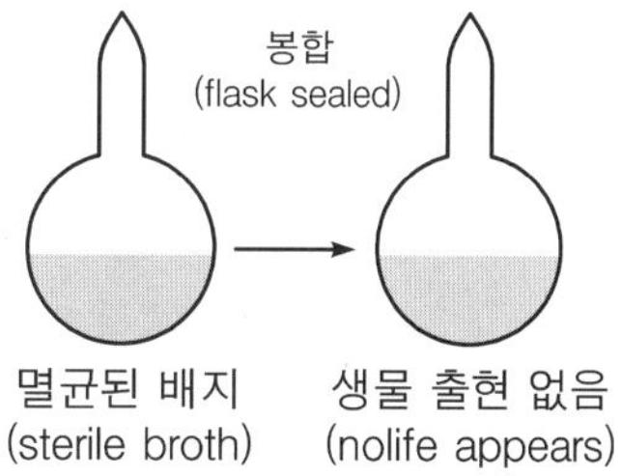

(B)

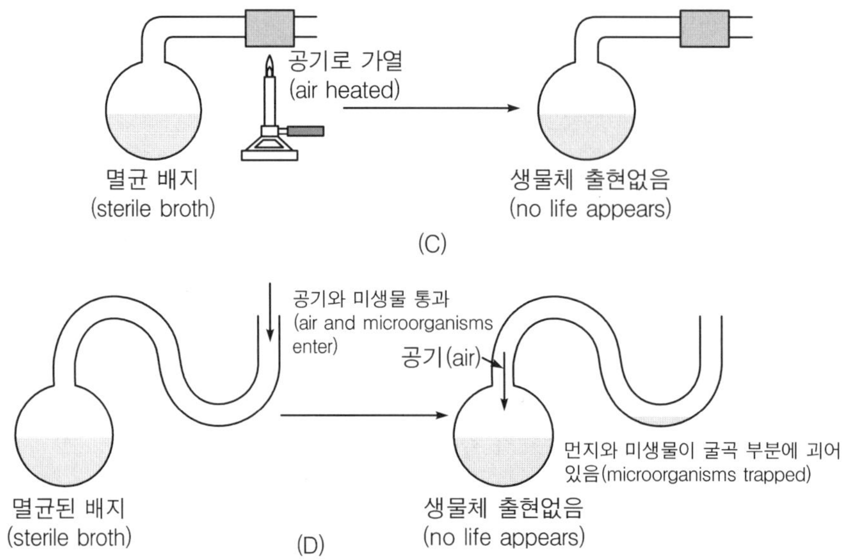

A. 배지를 멸균한 후 공기 중에 노출시킨 경우　B. 배지를 멸균한 후 입구를 봉한 경우
B. Flask 입구를 구부리고 유통되는 공기를 가열한 실험　D. Swan-neck flask를 이용한 실험

[그림 1-4] 파스퇴르의 부패에 관한 실험

4. 감염원으로서의 미생물

우리를 둘러싸고 있는 환경에는 많은 미생물이 존재하고 있으나 대부분의 미생물은 비병원성으로 자연계의 항상성을 유지시키는 역할을 한다. 그 중에서 극히 일부의 미생물이 사람과 동식물에게 감염되어 질병을 일으키고 있는데 이러한 질병을 일으키는 성질을 가진 미생물을 병원성 미생물(Pathogenic microbes)이라 한다. 오랜 인류의 역사에서 보면, 태고시대부터 극히 최근에 이르기까지 병　중에서도 가장 큰 문제는 감염병(감염병)에 의한 감염이었다. 하지만 파스퇴르(L. Pasteur, 1822~1895)와 코흐(R. Koch, 1843~1910)에 의해 수많은 세균이 분리되었으며, 질병의 감염과정을 밝힘으로써 감염성 질병을 통제할 수 있게 되었다.

■ 감염질환에 대한 코흐의 가설

코흐는 자신이 직접 만든 고형배지를 사용하여 탄저(anthrax)의 병원체인 탄저균을 순수분리배양한 후에 동물에 다시 접종함으로써 특정 미생물이 동물이나 사람에서 특정 감염병(감염병)의 원인균이라는 사실을 처음으로 입증하였다. 또한 고형배지에서 여러 차례 계대배양한 균을 실험동물에 접종하여도 여전히 똑같은 증상과 질병을 일으킬 수 있다는 사실을 발견하게 되었다. 이러한 그의 발견을 토대로 새로운 병원균을 규명할 수 있는 'Koch의 4대 원칙'을 설정하였으며 이러한 원칙에 준하여 여러 종류의 병원균을 발견하게 되었다. 'Koch의 4대 원칙'은 다음과 같다.

① 병원균은 질병(감염병)을 앓고 있는 환자나 동물에서 반드시 발견되어야 한다.
② 병원균은 질병을 앓고 있는 환자나 동물로부터 순수배양법에 의하여 분리되어야 한다.
③ 분리된 병원균을 감수성 실험동물에 접종하면 동일한 질병을 일으켜야 한다.
④ 실험적으로 질병을 일으킨 동물로부터 동일한 병원균이 다시 분리되어야 한다.

이러한 코흐의 가설은 질병은 미생물에 의한다는 '미생물설(germ theory)'을 입증하는 계기가 되었으며 그 이후 20년간 많은 종류의 병원균을 분리하여 세균학의 황금시대를 열게 하였다. 특히, 1900년까지 탄저균, 디프테리아균, 장티푸스균, 임균, 가스괴저균, 파상풍균, 이질균 및 매독균 등 의학적으로 중요한 병원균들이 많이 분리되었다.

1-3 미생물의 분류

1. 원핵생물과 진핵생물

생물은 오랫동안 식물계와 동물계의 두 가지 계(kingdom)로 분류해 왔다. 그러나 현미경을 통해서나 볼 수 있는 단순 구조의 미생물들이 발견되

자, 종래의 계통분류법으론 미생물까지 포함하여 생물들을 분류하기 어렵게 되었다.

현재, 원생생물(protista)은 단세포로 분화되어 있지 않은 생물들을 총칭하며, 식물 또는 동물의 성질을 어느 정도 갖고 식물과 동물의 공통적인 선조에서 다소 변화되는 진화의 과정을 가진 것들로서, 조류(algae), 원생동물(protozoa), 점균류(slime molds) 및 진균(fungi)처럼 보다 복잡한 구조를 나타내는 고등원생생물(high protista)과 세균(bacteria), 시아노박테리아(cyanobacteria) 및 원시세포(archaebacteria)를 포함하는 하등원생생물(lower protista)로 분류하고 있다.

고등 생물이나 동물의 구성세포와 같이 고도로 진화된 구조를 가진 세포를 진핵세포(eukaryote)라 하며, 이러한 세포를 가진 미생물을 진핵원생생물(eukaryotic protista)이라 부른다. 진균, 점균류, 원시동물 및 조류 등이 이에 속한다. 반면 세포구조가 극히 간단한 세균, 시아노박테리아 및 원시세균은 핵막이 없고, 유사분열을 하지 않고, DNA 한 분자로 된 단일염색체로 되어 있고, 엽록체와 미토콘드리아 같은 소기관이 없다. 이들을 원핵생물(prokaryote)이라 한다[표 1-1].

미생물의 크기는 ㎛단위를 사용하며, 비교적 큰 원생동물(100㎛)에서부터 아주 작은 바이러스(0.01㎛)에 이르기까지 다양하다[그림 1-5]. 하지만 공식적인 세균 분류법이라는 것은 없다. 그러나 세계 각국에서 많이 이용하고 있는 대표적인 안내서인 'Bergey's Manual of Determinative Bacteriology'에 따르면 세균의 분류 및 동정을 쉽게 할 수 있다. 이 안내서는 1923년 미국 세균학회(Society of American Bacteriologists)에서 Bergey를 중심으로 한 세균분류위원회가 출판되었다. 이 안내서는 세균의 형태, 분류에 필요한 요소, 그리고 보존방법 등에 근거하여 이미 기술되거나 배양된 세균들을 나름대로 분류하여 세균동정에도 실질적인 도움이 되게 하였다.

한편 이 세균분류체계에 대하여 의견을 달리하는 학자들이 만든 분류체계도 있으며(Krasilnikow, 1959; Prevot, 1961), 또한 Salmonella의 혈청학적 분류법(Kauffmann)처럼 계통분류를 지향하는 경향과는 달리 별도로 편의상의 이유 때문에 만들어진 분류체계도 있다.

[표 1-1] 원핵생물과 진핵생물의 차이점

	진핵생물	원핵생물
세포막		
주성분	글리세롤, 지방산	글리세롤, 지방산
내 · 외포작용	+	+
세포벽 기본성분	키틴 혹은 셀룰로스	펩티도글리칸
세포내 막계		
리소좀	+	−
소포체	+	−
골지체	+	−
미토콘드리아	+	−
엽록체	+	−
세포골격요소	+	−
microtuble	+	−
microfilament	+	−
유전체계		
핵막	+	−
염색체 수	>1	1
염색체 분리	방추사	세포막
감수분열	+	−
인트론	+	−
리보소옴 크기	80S (예외:미토콘드리아, 엽록체70S)	70S
운동기관	편모 혹은 섬모	편모, 선모 또는 축사체

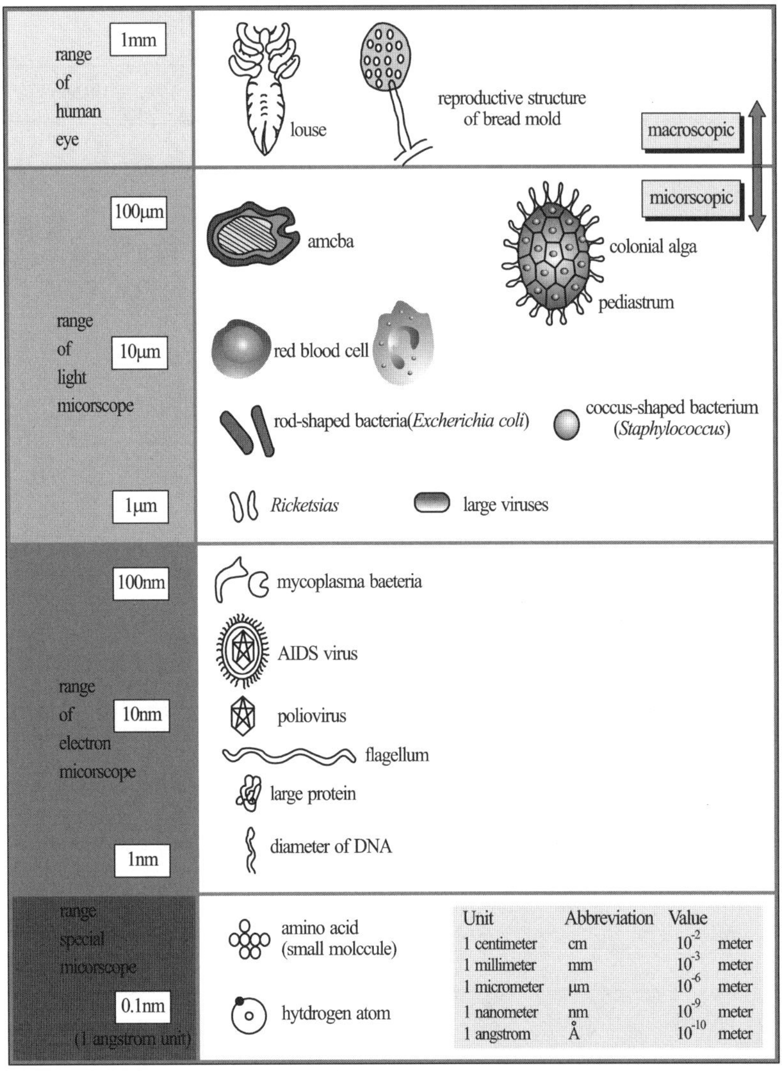

Unit	Abbreviation	Value	
1 centimeter	cm	10^{-2}	meter
1 millimeter	mm	10^{-3}	meter
1 micrometer	μm	10^{-6}	meter
1 nanometer	nm	10^{-9}	meter
1 angstrom	Å	10^{-10}	meter

대부분의 미생물은 100~0.25㎛ 범위에 있으며 바이러스는 이보다 더 적은 크기를 하고 있다.

[그림 1-5] 미생물의 크기 비교

2. 미생물을 분류하는 방법

미생물을 분류하는 방법에는 학자에 따라 여러 가지 견해가 있으나 대체적으로 전체 형질을 기준으로 하여 유사도가 높은 세균을 모아서 한 분류군으로 만들고, 점차로 유사도가 낮은 것들을 큰 분류군으로 통합하는 수치분류법, 서로 다른 문(phyla)의 유전학적 차이 측정에 기반을 둔 유전학적 기반에 의한 분류법, 세포를 구성하고 있는 화학성분인 단백질, 지방, 지방산, 당지질이나 유기산, 휘발성 지방산 등과 같은 대사산물을 분석하는 화학적 분류법, 그리고 세균의 표면항원이나 부수적인 항원의 차이를 검출하는 혈청학적 분류법 등이 있으나, 미생물을 분류하는데 있어서는 다음과 같은 기본적인 미생물의 특징을 신중하게 고려하여 분류하여야 한다.

① 서식장소 : 토양, 해수, 담수, 동물내장
② 형태 : 크기, 모형, 색상, 협막, 편모, 그람염색성
③ 발육형태 : 고형배지(표면, 천자배양)의 집락 색상, 형태, 표면, 주변부(형), 액체배양(균막 형성, 배양위치)
④ 저항성 : 아포형성, 내열성, 항생물질 저항성
⑤ 영양요구성 : 자가 영양, 종속영양, 당 발효능, 질소 고정능
⑥ 대사반응 : 호기성, 혐기성, 초산 환원능, 유산생성, 젤라틴 분해능, 혈장응고 효소검사, 글리코시드분해능, 카탈라제 반응, 인돌생성, 유화수소 생성능
⑦ 병원성, 기생성 : 동물병원성, 식물병원성
⑧ 혈청학적성상 : 용혈반응, 응집반응, 침강반응

3. 병원성 미생물의 분류

우리 주변에는 여러 종류의 미생물들이 서식하고 있으며, 대부분 사람에게는 해가 없고 생존에 유익한 것이 많다. 이들 중 사람이나 동물에 감염되어 다양한 형태의 질병을 유발하는 미생물을 병원성미생물(pathogenic microorganism)이라 한다. 병원성미생물은 생물학적으로 바이러스(Virus), 세균(bacteria), 진균(fungus), 원생동물(protozoa), 리케차(rickettsia) 및 클라미디아의 6가지로 분류할 수 있다.

1) 바이러스(Virus)

바이러스는 여러 미생물 중 구조와 생화학적 성상, 증식방식 등이 박테

리아나 균류와는 다르며, 20~250nm의 크기를 가진 전자현미경으로 관찰 가능한 생명체로 감염성을 가진 입자로 알려져 있다. 독자적인 대사활동이 불가능하기 때문에 동식물 및 미생물의 세포 내에 기생하여 인체에 감염을 유발시킨다[그림 1-6].

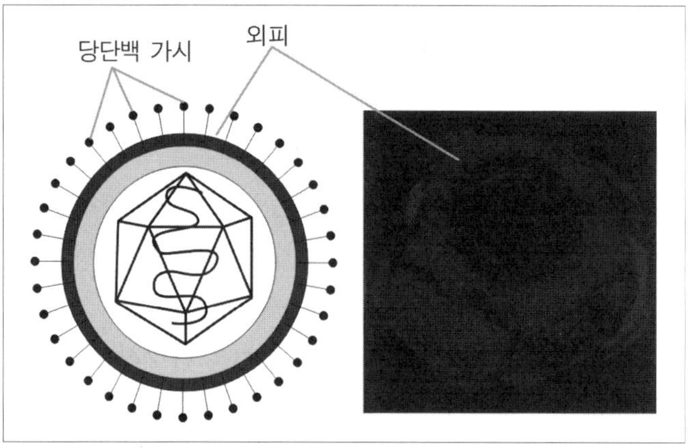

[그림 1-6] 바이러스의 기본구조

2) 바이러스의 구성 성분

[1] 핵산

모든 바이러스는 DNA 또는 RNA 중 하나의 핵산만을 가지고 있고 핵산에 바이러스 증식에 필요한 유전정보를 갖고 있다. 바이러스 핵산의 물리적 형태는 외가닥 또는 겹가닥으로 환형(circular), 선형(linear), 분절(double-stranded) 또는 비분절형(non-segmented) 중 한 가지 형태를 취한다. 핵산의 성분, 가닥성과 크기는 바이러스를 분류하는데 매우 중요한 지표로 이용된다[그림 1-7].

DNA 바이러스 핵산은 선형 또는 환형이고 크기는 3.3kbp(헤파드나바이러스)에서 375kbp(폭스바이러스)이다.

RNA 바이러스는 피크르나 바이러스와 같이 외가닥의 선형으로 된 경우와, 오소믹소 바이러스와 같이 RNA가 몇 개의 분절로 된 경우와 레트로 바이러스 처럼 동일한 가닥의 이배체(diploid) RNA를 갖는 등 몇 가지 형태가 있다.

[표 1-2] 병원성 바이러스

핵산종류	균 명	주요질병
DNA	아데노 바이러스(Adeno Virus) 파포바 바이러스(Papova virus) 헤르페스 바이러스(Herpes virus) 폭스 바이러스(Pox virus)	인두결막염, 유행성각결막염 급성열성인두염, 상피종양, 사마귀 단순포진, 대상포진, 수두, 대상포진
RNA	인플루엔자 바이러스(Influenza virus) 아레나 바이러스(Arena virus) 분야 바이러스(Bunya virus) 코로나 바이러스(Corona virus) 폴리오 바이러스(polio virus) Human Immunodeficiency Virus(HIV)	독감 라사열, 수막염 뇌염, 신증후군 출혈열 감기 소아마비 후천성 면역결핍증

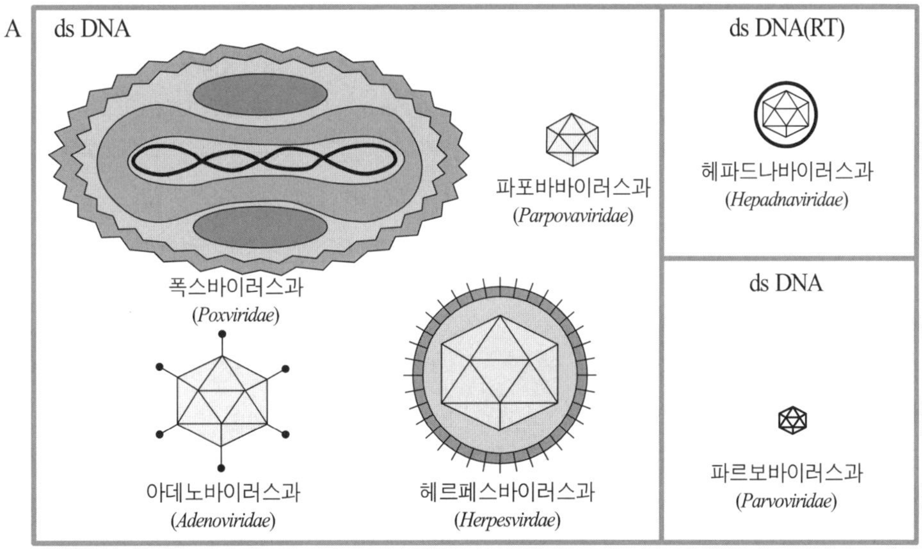

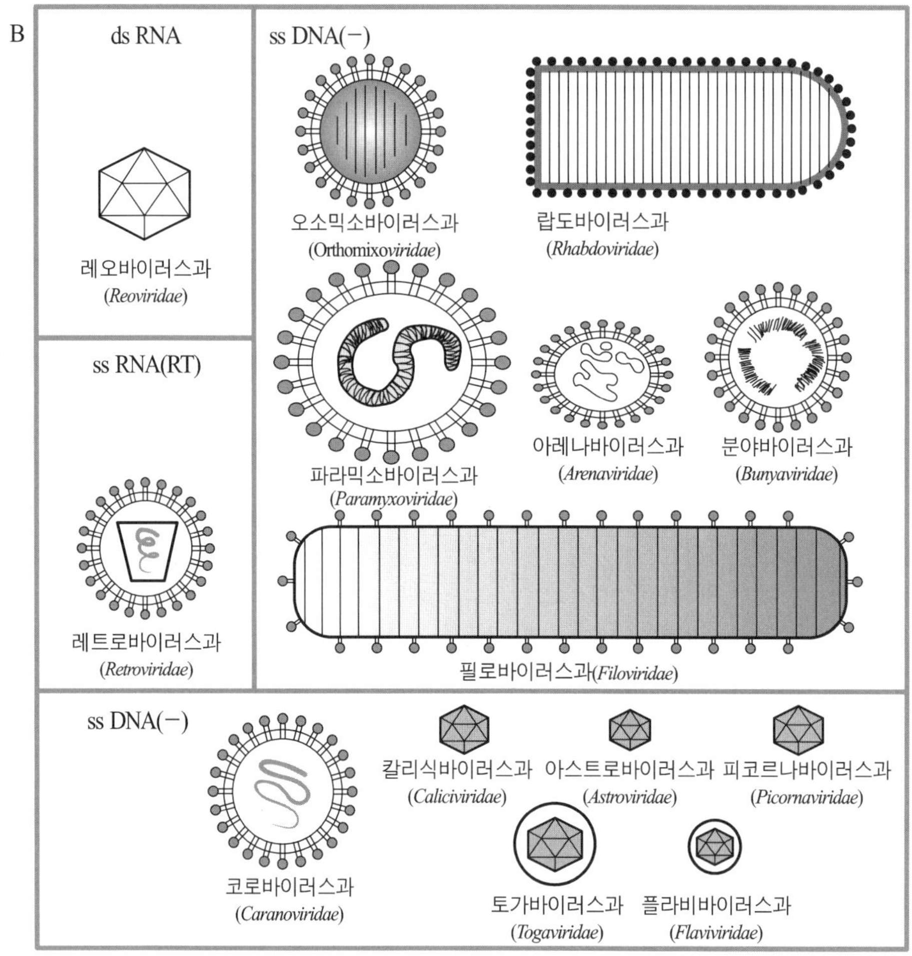

(A : DNA 바이러스, B : RNA 바이러스)

[그림 1-7] 사람에 병원성이 있는 주요 DNA 및 RNA 바이러스들의 형태

2 단백질

바이러스의 단백질은 구조단백(structural protein)과 비구조단백(non -structural protein)으로 구분된다. 캡시드 단백질과 같이 바이러스 형태 유지에 관련된 단백질을 구조단백이라 하고, 단백질과 핵산 등을 합성하는데 관련된 단백질을 비구조단백이라고 한다. 구조단백질은 바이러스 유전체를 보호하고 바이러스 입자가 세포에 흡착하는데 관여하며, 또한 바이러스의 항원성 결정 및 바이러스의 형태를 일정하게 유지하는 역할을 한다.

3 지질

바이러스 외피에 있는 지질은 숙주세포에서 유래된 것으로 바이러스에 따라 함량이 다르다. 바이러스가 세포에서 증식한 다음 세포 밖으로 출아(budding)할 때 숙주세포막에 있는 지질을 획득하게 된다. 출아 과정에 따라 지질의 유래가 달라진다. 헤르페스바이러스의 경우 세포의 핵막을 통해 출아하는데, 이 바이러스의 외피에 있는 인지질은 숙주세포의 핵막에서 획득한 것이다.

바이러스의 지질은 외피보유 바이러스에만 있으며, 외피보유바이러스는 에테르나 다른 유기 용매제에 노출 시 불활화 되어 감염성이 소실된다.

2) 세균(bacteria)

일반적으로 세균은 0.2~2.0㎛의 크기를 가진 단세포로 된 미세한 생물로서 세포벽과 생체 유지에 필요한 간단한 구조로 구성되어 있다. 세균의 크기, 형태, 배열은 세균의 종에 따라 다르며 매우 작고 특이할 만한 형태적 특징이 없기 때문에 형태관찰만으로 분류하는 것은 곤란하다. 항생제에 의한 세균의 증식이 억제되거나 사멸되며 외형에 따라 세포 모양이 둥근 구균(cocci), 긴형인 간균(bacilli), 나선형인 나선균(spirilla)으로 분류한다[그림 1-8].

(1) 구균(cocci)

구형, 난형 등의 균을 총칭하며 배열상태에 따라 다음과 같이 분류한다.

① 단구균(monococcus) : 분열 후 구균 하나가 단독으로 존재한다.
② 쌍구균(diplococcus) : 분열 후 구균이 두 개씩 쌍으로 배열된다.
③ 연쇄상 구균(streptococcus) : 한 방향으로 분열하며 구균이 사슬 모양으로 길게 배열된다.
④ 포도상 구균(staphylococcus) : 분열방향이 불규칙해서 구균이 포도송이 모양으로 배열된다.
⑤ 사련 구균(tetrads) : 네 개의 구균이 모여 두 방향으로 분열하며 사각형 모양으로 배열된다.

⑥ 팔련 구균(sarcina) : 여덟 개의 구균이 모여 네 개가 상하로 겹쳐 정입방형으로 배열된다.

(2) 간균(Bacillus)

막대균이라고도 하며 대장균, 탄저균 등이 간균에 속하며 간상 또는 원주상 구조의 세균을 총칭하며 다음과 같이 분류한다.

① 단간균(coccobacillus) : 간균의 장축이 짧아서 구균과 유사한 구조를 보인다.
② 장간균(filamentous bacillus) : 간균의 장축이 길다.
③ 방추간균(fusiform bacillus) : 간균의 양끝이 뾰족하다.
④ 콤마간균(Comma shaped bacillus) : 간균의 콤마형의 구조를 보인다.
⑤ 양단둔간균(rounded end bacillus) : 간균의 양끝이 둥근 모양을 보인다.
⑥ 원주간균(squared end bacillus) : 간균의 양끝이 곧은 원주상 모양을 보인다.
⑦ 연쇄간균(streptobacillus) : 간균이 분열한 다음 한 방향으로 양끝이 서로 연결되어 있어 긴 사슬모양으로 보인다.

(3) 나선균(Spiral bacteria)

S자 모양이나 나선모양의 균을 총칭하며 운동기관과 형태에 따라 구분한다.

① 비브리오(vibrio) : 휘어진 형태의 간상 구조를 보이는 균이다.
② 스피릴럼(spirillum) : 견고한 나선형 모양으로 극성편모(flagella)에 의한 운동성을 보이는 균이다.
③ 스피로헤타(spirochete) : 유연한 나선형 모양으로 축사체(axial filament)에 의한 운동을 갖는 균으로 재발리 움직인다.

(4) 그람양성균

포도상구균, 연쇄상구균, 폐렴균 등 그람염색법에 의해 자주색으로 변하는 세균을 말한다. 색소나 약제에 예민하고 독소를 가열하면 쉽게 파괴된다.

① 포도상구균 : 각종 화농성 염증질환, 식중독, 패혈증(혈액 속에서) 등을 유발한다.
② 연쇄상구균 : 성홍열, 신우염, 편도염 등을 일으킨다.

③ 폐렴균 : 기관지, 폐에 들어가 폐렴을 유발한다.

④ 그람양성간균 : 탄저병균, 고초균, 가스괴저균, 파상풍, 결핵균, 나균 등이 있다.

⑤ 탄저병균 : 소, 양, 말 등 가축에 감염되거나 사람에게도 감염되는 인수공통감염병으로 치사율이 100%이다.

⑥ 고초균 : 마른풀, 야채, 물, 토양에 의해서 전파되나 인간에게는 병원성이 없다.

⑦ 가스괴저균 : 찰과상, 상처에 균이 감염되어 조직의 괴사가 일어나면서 가스가 발생되어 식중독을 유발한다.

⑧ 파상풍 : 찰과상에 의해 감염된 균이 독소를 생성하여 이 독소에 의해 사람의 중추신경과 안면신경을 마비시켜 입을 벌리지 못하고 팔이나 다리를 뒤로 뻗게 되어 죽는다.

⑨ 결핵균 : 기침 시 균이 튀어나와 공기 중에 머물러 있다가 감염된다.

⑩ 나균 : 이는 가족 내의 장기간의 긴밀한 접촉으로 인해 전파되는 것으로 알려졌으나 정확한 감염 경로는 아직 밝혀지지 않았으며, 주로 나병환자의 콧물을 통해 감염된다. 상기도나 상처가 있는 피부를 통해 나병균이 침입하는 것으로 추측되고 있다.

(5) 그람음성균

대장균, 살모넬라균, 이질균 등 그람염색법으로 염색했을 때 붉은색으로 염색되는 세균들을 말한다. 일반적으로 색소 저항력이 강하고 계면활성제 내성이 강하다.

① 임균 : 남녀 성관계에 의해 전파되고 남자의 경우 요도염으로 여자의 경우 질염으로 나타나고, 신생아의 경우 출산 시 눈 결막염을 일으킨다.

② 수막구균 : 혈액을 통해서 중추신경계에 가까운 뇌척추에 침입하여 뇌막염이나 수막염을 일으킨다.

③ 대장균 : 대장 속에 정상적으로 존재하나 다른 기관에 침입할 시 질병을 유발 최근 대장균 O157형의 균이 선진국에서 햄버거를 덜 익혀서 먹을 때 감염되는 장출혈성대장염이다.

④ 이질균 : 제1종 감염병 초·중·고 급식, 결혼식 피로연시 뷔페 음식 등을 먹을 때 이질균의 독소에 의해 설사가 일어난다.

⑤ 장티푸스균 : 우리나라의 경우 그 수가 점차 감소하는 추세이며 열병을 유발한다.
⑥ 콜레라균 : 주로 인도, 이집트에서 발생 여행 시 감염되어 귀국 후 설사를 동반하다가 나중에 탈수증세로 사망할 수 있다.
⑦ 매독균 : 일명 문화병이라고 하며, 남녀 무차별한 성관계나 성적 개념이 개방된 나라에서 주로 많이 발생한다.
⑧ 렙토스피라 : 9~11월경 논에서 일을 하다가 상처를 통해 전파되며, 황달성 열병이 나타난다.
⑨ 트라코마 : 일명 성병이라고도 하며, 비임균성 요도염이나 각막염의 원인이 되기도 한다.
⑩ 마이크로플라스마뉴모니아 - 폐렴의 원인균이다.

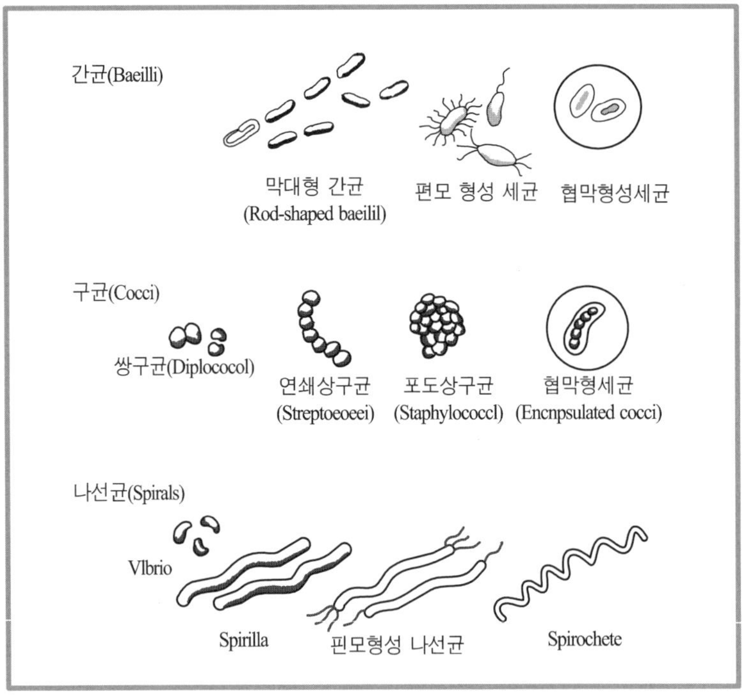

[그림 1-8] 세균의 형태에 따른 분류

만일 구균이 같은 축으로만 분열하게 되면 쌍구균이나 연쇄상 구균을 형성하고, 일정한 축이 없이 분열하면 포도상 구균과 같은 불규칙한 덩어리를 형성하며, 인체에 감염을 일으키는 대표적인 병원성 세균은 다음과 같다[표 1-3].

[표 1-3] 병원성 세균

분 류	균 명	주요질병
구균(Cocci)	포도상구균(Staphylococcus)	중이염, 신우염, 뇌막염, 패혈증
	연쇄상구균(Streptococcus)	폐렴, 편도선염, 성홍열, 인두염
	임균(Neisseris gonorrhoeae)	임질
	수막염균(Neisseris meningitidis)	수막염
간균(Bacilli)	탄저균(Bacillus anthracis)	탄저병
	파상풍균(Clostridium tatani)	파상풍
	보툴리누스균(Clostridium botulinum)	보툴리누스 식중독
	디프테리아균(Corynebacterium diphtheriae)	디프테리아
	결핵균(Mycobacterium tuberculosis)	결핵
	나균(Mycobacterium leprae)	한센병
	대장균(Escherichia coli)	장염
	녹농균(Pseudomonas aeruginosa)	호흡기와 상처감염
	이질균(Shigella)	이질
	장티푸스균(Samonella typhimurium)	장티푸스
	콜레라균(Vibrio cholerae)	콜레라
	장염비브리오균(Vibrio parahaemolyticus)	장염비브리오 식중독
	인플루엔자균(Haemophilus influemzae)	수막염, 뇌막염, 중이염, 폐렴
	백일해균(Bordetella pertussis)	백일해
나선균(Spirilla)	매독균(Treponema palledum)	매독
	렙토스피라(Leptospira icterohaemorrhagiae)	랩토스피라증

3) 진균류(Fungus)

곰팡이라고 불리우는 것을 진균이라고 하며 뿌리, 줄기, 잎 등이 분화되지 않은 간단한 구조를 가진 하등식물로서 엽록소를 가지지 않으며, 단세포 효모(yeasts) 모양인 것과 사상(filament) 모양인 것, 버섯 등을 포함한다. 여기에서 사람의 피부, 각질, 모발, 점막 등에 병변을 나타내는 것이 진균류(true fungi, Eumycetes)이고, 진균류는 발육 양식에 따라 접합균류, 자낭균류, 담자균류, 불완전균류로 나누고, 병원성을 일으키는 것은 주로 불완전균류(fungi imperfecti)에 속한다.

이들 진균류 외에 원래는 분열균류에 속해 있으나 진균과 비슷한 성질을 가지는 방선균류(Actinomyces)도 포함해서 취급된다. 이와 같이 진균류에 대하여 연구하는 학문을 진균학(Mycology)이라고 한다. 진균류에는 대부분 비병원성으로 자연계에 널리 분포되어 서식하며 차지하고 있으며 질병 치료에 필요한 항생물질을 진균으로부터 분리해 낸 것을 비롯하여 주류와 식빵, 발효에 이용되는 효모균과 된장, 간장 제조에 이용되는 Aspergillus와 식용으로 쓰이는 버섯 등을 들 수 있다.

진균 중에서 사람에게 질병을 일으키는 병원성 진균에는 무좀(Epidremophyton), 진균증(candida) 등의 피부병을 유발 시킨다.

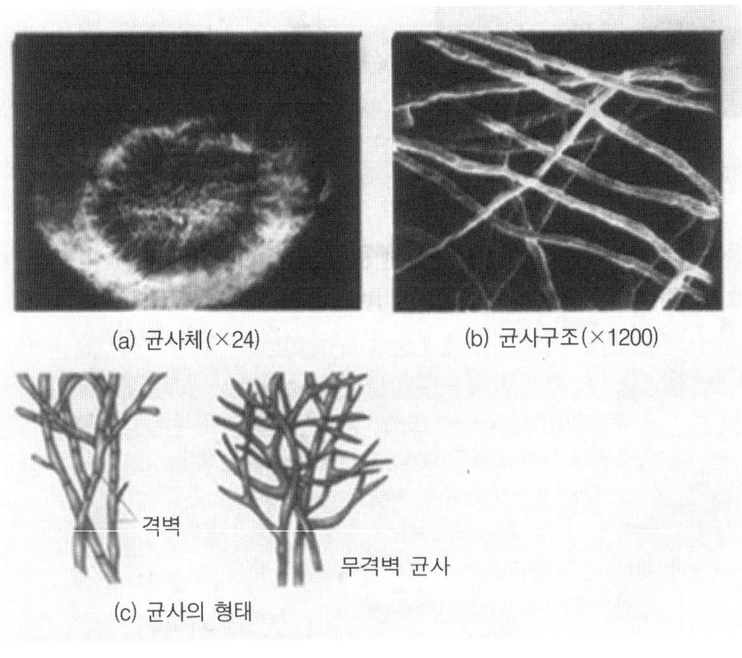

[그림 1-9] 식물병원성 곰팡이의 구조

[표 1-3] 병원성 바이러스

분 류	균 명	주요 질병
곰팡이	누룩곰팡이(aspergillus fumigatus)	이질균증, 알레르기, 각막염
	푸른곰팡이(Penicillum chrysogenum)	페니실린 생산
	지오트리쿰증(geotrichum candidum)	폐질환
	마두라진균증(Madurella mycetomii)	만성 육아종, 부종
	알트나리움증(Alternarium)	기관지 천식
	분아균증(Blastomyces deramatitidis)	블라스로진균증
	히스토플라즈마증(Histoplasma capsulatum)	간비종, 발열, 백혈구 감소
	스포드트리쿰증(Sprothrix schenckii)	피부에 결절 궤양
효 모	효모균증(Saccharomyces cerevisiae)	빵효모, 맥주효모
	한세눌라증(Hansenula)	양조식품 변폐
	칸디다증(Candida aibicans)	아구창
	크립토코크스증(Crytoccus neoformans)	외상에서 폐 수막염

4) 원생동물(Protozoa)

단세포성 비광합성 미생물로서 동물 중에서 가장 하등하지만 기능면에서 후생동물과 큰 차이는 없다. 핵, 편모(filagella), 섬모(Ciliophora), 위족(Pseudopodia) 등 소유하여 활발한 운동을 할 수 있으며, 구형, 원추형, 협상형 등의 다양한 모양이 있다. 증식의 최적온도는 20~30℃이며, 인체에 질병을 일으키는 대표적인 원생동물에는 이질 등을 일으키는 아메바(entamoeba histolytica), 소화관 감염을 일으키는 트리파노소마(Trypanosoma), 비뇨생식기계 감염을 일으키는 트리코모나스(Trichomonas vaginalis) 등이 있다[표 1-5].

[표 1-5] 병원성 원생생물

분 류	균 명	주요질병
위족류	이질아메바(Entamoeba histolytica)	아메바성이질, 간농양
편모충류	지라르디아증(Giardia lamblia)	설사
	레슈마니아증(Leishmania donovani)	피부, 점막, 내장의 궤양
	트리코모나스증(Trichomonas vaginalis)	성병
포자충류	플라스모디움증(Plasmodium malariae)	말라리아
	톡소플라즈마증(Toxoplasma gondii)	신생아 열병
섬모충류	발란티디움증(Balantidium coli)	이질

5) 리케차(Rickettsia)

단단한 세포벽으로 둘러 싸여 있는 막대 모양의 간균으로 스스로 영양분을 만들지 못하므로 진핵생물체의 세포 내에 기생생활을 하며, 보통 절지동물과 공생하여 생활하는 특성이 있다. 질병을 일으키는 병원균은 벼룩, 이, 진드기 등의 절지동물을 매개체로 하여 음식물을 통해 감염되며, 감염되면 발진성, 열성질활을 나타낸다. 주요 리케차 질환으로는 티푸스열(typhus fever), 로키산홍반열(Rocky mountain spotted fever), 큐열(Q fever), 참호열(trench fever) 등이 있다.

[표 1-6] 곰팡이, 효모 및 세균의 비교

분 류	곰팡이	효 모	세 균
세포	다세포	단세포	단세포
형상	사장	구형, 원추형, 난형	구형, 간상형, 나선형
크기(μ)	균사폭 5~30 포자의 지름 3~10	3~5 × 3~10	0.5~1 × 0.5~5
핵	진핵생물	진핵생물	원핵생물
번식기간의 분화	있음	없음	없음
번식방법	포자	출아	분열
포자의 유무	대부분 있음	있는 것과 없는 것이 있음	대부분 없음
발육온도(℃)	0~40	5~40	0~80
PH	약산성	약산성	중성, 약염기성, 일부 약산성
산소	호기성	통성혐기성	호기성, 통성, 편성혐기성
광선	유해	유해	대부분 유해
영양원	유기영양	유기영양	무기 또는 유기영양

6) 클라미디아(chlamydia)

클라미디아는 리케차와 같이 진핵생물의 세포 내에서만 증식하는 세포내기생체이다. 모양이 둥글고 세포벽을 가지며 세포질에는 DNA와 RNA, 리보좀을 가지고 있어서 핵산과 단백질을 합성한다. 일반적으로 포유류와 조류의 호흡기계와 비뇨생식기의 질병을 유발한다. 앵무새병(chlamydia psittacosis), 성병림프육종(lymphogranuloma venereum) 등이 있다.

1-4 미생물의 증식과 생육 환경

미생물의 증식(growth)이란 세포의 수가 증가하는 것을 뜻하며, 미생물이 주위환경에서 이용할 수 있는 여러 가지 영양소를 섭취하여 미생물의 구조물, 소기관 및 세포질 성분들을 합성하는 전 과정을 말한다. 종에 따라 증식에 요구되는 환경과 영양이 다르며, 세균은 적당한 환경과 충분한 영양이 주어지면 이분열(binary fission)에 의해 증식한다. 세포에 막으로 싸인 핵을 가진 생물인 진핵생물의 성장의 의미는 몸체가 커지는 것을 의미하며 핵산(DNA)이 막으로 둘러싸이지 않고, 분자 상태로 세포질 내에 존재하며, 미토콘드리아 등의 구조체가 없는 것이 특징인 원핵생물의 증식의 의미는 개체수가 증가하는 것을 의미한다. 최적의 영양조건에서 대장균은 20분 만에 분열 증식하지만 결핵균은 10~15시간에 1회 분열한다. 분열시간은 환경과 영양 조건에 영향을 받는데, 불리한 조건에서는 세대시간이 길어지고, 적합한 조건에서는 분열시간이 짧아진다. 미생물이 증식하는데 필요한 영양소(nutrition)로는 탄소원(carbon source), 질소원(nitrogen source), 무기질(mineral) 및 발육인자(growth factor) 등이 있으며, 환경인자(environmental factor)로는 배양온도, 산소 농도, 물의 합성, 빛의 세기, 삼투압, pH 등이 있다.

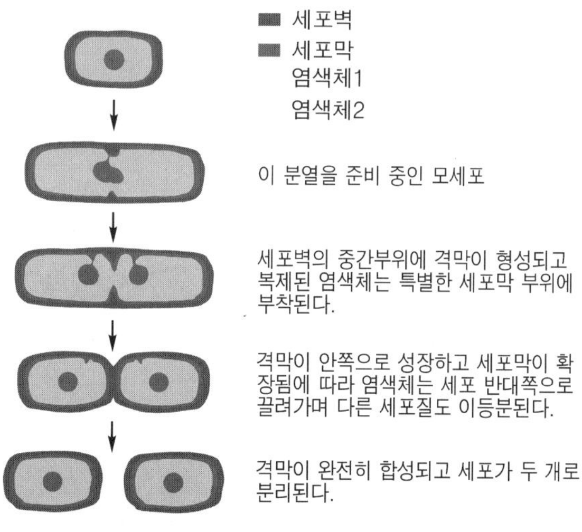

[그림 1-10] 미생물의 이분열 방식

이러한 인자들은 미생물의 증식을 결정짓는 요인들로 인위적인 조절을 통해 미생물의 증식을 촉진시키거나 억제할 수 있다. 세균은 보통 두 개의 같은 크기의 자손 세포를 형성하는 이분열에 의해 증식된다. 세균이 증식하기 위해서는 각각의 딸세포가 완전한 유전체(genome)를 가질 수 있도록 염색체의 복제가 필요하다. 세포가 분열하는 동안 세포질 막과 세포막은 안쪽으로 함입되어 격벽이 형성되고 완전한 염색체를 갖는 딸세포가 만들어 진다 [그림 1-10].

1. 미생물의 증식 곡선(The growth cycle)

미생물은 연속적인 이분열법에 의해 증식한다. 즉 한 번 세포분열을 시작하면 하나의 세포가 2개를 형성하고, 분열된 세포들은 다시 4개의 세포를 형성하는 등 증식 조건이 허락하는 한 세포분열이 진행된다. 일반적으로 하나의 세포가 두 개의 세포로 나눠어지는데 걸리는 시간을 세대시간(generation time)이라고 하며, 세균의 경우 균종에 따라 세대시간은 다르다. 대장균은 최적 조건하에서 20분 만에 한 세대를 갖지만, 대부분의 세균은 이것보다 느리다. 이론적으로 증식시간이 20분인 세균은 한 개의 세포가 3시간 18분 만에 1,000개의 세포로 증식하고 6시간 36분 만에 1,000,000개의 세포로 증식할 것이다. 그러나 실제로 영양물질의 소모, 대사생성물의 축적 또는 기타의 여러 제한적 요소에 의해 증식이 제한을 받게 되며, 일정 시간 후에는 발육이 정지되고, 결국 증식보다 사멸 세포 수가 많아진다[그림 1-11].

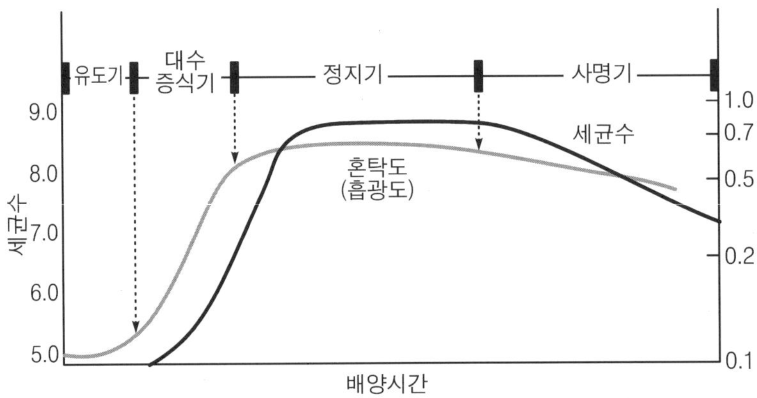

[그림 1-11] 미생물의 증식곡선

(1) 유도기(잠복기, induction phase)

세균을 새로운 배지에 일정량의 미생물이 접종되면 배양을 시작하였을 때 배양환경에 적응하는 시기이며 바로 세포수가 증가하지 않는다. 유도기(phase)에는 RNA의 함량이 증가하고 효소활성이 강해져 증식을 준비하는 시기이다. 세균세포의 크기는 2배 정도 되지만, DNA의 양적 증가는 변하지 않으며 세균의 증식은 일어나지 않는다.

(2) 대수증식기(대수기, exponentinal phase)

유도기에서 새 환경에 대한 적응이 끝나면 세포는 대수적으로 증가한다. 대수증식기는 세균이 활발하게 이분열하고 있기 때문에 증식곡선상에서 일직선적인 상승이 일어나는 시기로 증식률은 거의 일정하다. 세균의 대사가 왕성한 시기이므로, 소독, 멸균, 화학요법, 기타 제제에 대한 감수성이 높다. 원핵세포가 진핵세포보다 증식이 빠르게 나타난다.

(3) 극기 정지기(정체기, stationary phase)

극기정지기는 전체적인 세균 수의 증감이 없는 시기이다. 즉 대수증식기에서 세균이 왕성하게 증식하여 영양분의 소실, 부족, 노폐물의 축적, PH의 변화 등으로 세균의 분열 속도가 낮아지고 일부 세균이 사멸하게 되어 정지기(극기정지기)에 이르는데, 이 때 증가 균수와 사멸균수는 평형을 이룬다. 이 현상을 "Cryptic growth N"라고도 하며, 이때의 증식률은 0(zero)이 된다. 극기 정지기의 시간은 균종에 따라 다양하며 어떤 세균은 매우 긴 정지기를 나타낸다.

(4) 사멸기(감수기, death phase)

배양의 최종기로서 생균수가 감소하는 시기이다. 사멸기는 세균의 사멸과 약화에 의해 생균수 감소가 일어나기도 하고, 생산된 산에 의해 pH가 저하되어 사멸을 촉진하는 시기이다. 즉 사멸 속도가 분열 속도보다 빠르며 세포 내 에너지가 소멸되어 세포수가 계속 줄어든다. 자가소화가 일어나는 시기이며 다른 미생물을 죽이기 위해 독소를 만들어 세포를 사멸 시키고 사멸되는 속도는 세균의 종류와 환경에 따라 결정된다.

2. 미생물의 증식에 영향을 미치는 인자

미생물의 증식과 사멸은 많은 환경의 물리화학적 조건에 큰 영향을 받는다. 모든 미생물은 특정한 환경요소에 대해 일정한 내성 범위를 가지고 있으며, 내성 범위 밖의 환경에서는 증식이 정지되거나 사멸된다. 이러한 특성을 이용하여 실험실이나 미생물을 응용하는 산업현장에서는 특정 미생물의 증식조건을 조절하여 미생물을 배양한다. 미생물의 증식에는 영양과 물리, 화학적 요소로 구분한다.

1) 영양

미생물은 에너지 생산양식과 생합성 능력이 다르며, 증식에 요구하는 영양소의 종류도 다양하다. 그러므로 미생물을 최상으로 증식시키기 위해서는 세포의 생합성에 필요한 물질을 부여해야 하는데, 이러한 물질을 영양소(nutrient)라고 한다.

(1) 탄소원

탄소는 수분을 제외하고는 미생물의 성장을 위해 가장 중요한 성분이다. 건조한 미생물의 무게는 약 50%가 탄소이다. 식물이나 어떤 미생물은 광합성을 통하여 물의 존재 하에 이산화탄소를 환원시키며 이들을 자력영양균(autotroph)이라고 부른다. 그러나 대부분의 병원성 미생물은 종속영양균(heterotroph)으로 자신이 필요한 탄소를 단백질, 탄수화물, 지질 등의 유기물질로부터 얻는다.

탄소원으로 가장 많이 그리고 효율적으로 사용될 수 있는 것은 포도당이나 기타 당, 알코올, 유기산 및 지방산도 이용될 수 있다.

(2) 질소원

질소는 단백질과 핵산의 주성분이며 세균의 종류에 따라 이용되는 질소원의 형태가 다르고 건조한 미생물 무게의 약 10%를 차지한다. 미생물은 다양한 형태(NO_3^-, NO_2^-, N_2^+, NH_4^+ 등)로 질소를 이용하며 그 과정 중 최종산물은 암모늄 이온(NH4+)이다. Cyanobacteria 같은 미생물은 대기 중의 질소가스로부터 질소를 이용하며 그 과정을 질소고정이라고 한다. 많은 미생물은 단백질 혹은 아미노산의 분해를 통하여 질소를 공급받는다.

(3) 수소원

수소는 세포내에서 pH유지와 수소결합 및 산화 환원반응에 관여한다.

(4) 기타

황, 인 및 무기질 등은 주로 효소반응의 보조인자로 작용한다. 인체 내에는 철과 강력하게 결합하는 단백질들이 존재하여 병원성 미생물의 경우 인체 내에 침입하여도 철이 고갈되면 생존할 수 없으므로, 많은 병원성 미생물들은 이에 대응하기 위하여 철과 결합하는 화합물인 철포획제(siderophore)를 생산한다. 또한 발육인자로는 나이아신(niacin), 티아민(thiamine), 리보플라빈(riboflavin) 등이 있다.

2) 미생물 증식에 필요한 환경

(1) 수분

미생물 영양세포의 수분함량은 70~80%이며 세포의 주성분이다. 또 세포내에서의 각 반응은 반응물질이 용존한 상태에서 행하여지기 때문에 당연히 물을 필요로 한다. 미생물이 식품중의 수분을 어느 정도까지 이용할 수 있는가 하는 것은 수분활성(水分活性 ; water activity) Aw로 표시한다. 식품을 용기에 밀봉해 두었을 때 식품의 수분은 용기내의 상대습도와 평형을 유지하게 되는데 이때의 상대습도를 평형상대습도 또는 수분활성이라고 한다. 일정한 온도에서 그 식품이 갖는 수증기압력을 P, 그 온도에서의 순수한 물의 최대수증기압을 Po로 표시하면 그 식품의 Aw는 P/Po이다. 여기에 100을 곱한 것이 평형상대습도이다.

미생물 생육의 수분 요구는 각각 일정의 Aw를 나타내고 최저 Aw값 이하의 환경에서는 생육할 수 없다[표 1-7]. 수분이 많을수록 식품저장중의 미생물 변패가 일어나고 변패를 방지하기 위해서는 식품의 Aw를 내리는 것이 수분의 면에서 본 식품의 저장 원리이다.

[표 1-7] 부패미생물 증식가능 최저Aw

미생물	최저 Aw
세 균	0.91
효 모	0.88
곰 팡 이	0.80
호 염 세 균	0.75
내 건 성 곰 팡 이	0.65
내 압 효 모	0.60

(2) 온도

온도는 모든 세포내 화학반응에 영향을 미치기에 미생물 성장률에 매우 중요한 환경요소로 온도가 낮거나 높으면 성장이 정지되거나 사멸된다. 온도가 상승되면 세포내의 생장에 필요한 효소의 생화학적 반응이 촉진되어 생장이 빨라지지만 어느 한계치를 넘어서면 세포내의 단백질이나 핵산 같은 세포 구성물질의 변성이 일어나 생장 및 세포기능이 정지되어 버리고. 세균에 따라서 온도 요구도가 다르다. 대부분의 미생물은 성장률이 최고인 최적 증식온도의 폭이 약 3~5℃로 좁다. 그러나 성장이 가능한 온도는 적정온도보다 20~40℃ 낮을 수도 있다.

[표 1-8] 증식에 적합한 온도에 따른 세균 분류

분류	온도 범위	세균의 예
고온균	40~100℃	Bacillus stearothermophilus Bacillus coagulans
중온균	20~40℃	Escherichia coli Haemophilus influenzae Staphylococcus aureus Neisseria gonorrhoreae
저온균	-10~20℃	Bacillus globisporus Micrococcus cryophilus

최적 증식온도에 따라 세균은 저온균, 중온균, 고온균으로 분류한다[표

1-8]. 저온균의 증식온도는 0~25℃, 최적 증식온도는 12~18℃이며 이들은 약 25℃의 온도에서 불활성화 되는 효소를 가지고 있어 저온균으로 분류된다. 중온균의 증식온도는 15~45℃이며, 최적 증식온도는 30~37℃이다. 사람의 병원균은 중온균에 속한다. 고온균의 증식온도는 40℃ 이상이며 최적 증식온도는 55~70℃이다. 고온의 온천 및 토양 등에서 발견된다.

(3) 산소

미생물의 증식률에 커다란 영향을 미치는 또 다른 요소는 산소(oxygen)의 농도이다. 대기 중에 있는 산소는 많은 미생물에게 필요한 것이지만 어떤 미생물에게는 독으로 작용하여 미생물은 그들이 증식하는데 산소를 필요로 하는 세균과 산소가 존재하는 상태에서는 발육할 수 없는 세균으로 대별된다[그림 1-12].

1 편성 호기성 세균(obligatory anaerobes)

미생물 중 에너지 생산, 포화지방산 등 생장에 필요한 물질을 합성하기 위해 산소공급 없이는 증식할 수 없는 세균으로 호흡과정을 하기 위해 반드시 산소가 필요한 세균이다. **예** 결핵균, 녹농균, 백일해 등

2 통성 혐기성 세균(aerobic and facultative anaerobes)

생장에 필요한 에너지를 호기성호흡이나 발효에 의해 얻지만 생합성 과정에 의해 산소의 유무와 관계없이 증식할 수 있는 세균으로 산소가 존재할 때 증식이 잘 된다. **예** 대장균, 살모넬라, 포도상 구균 등 대부분의 병원성 세균

3 미호기성 세균(microaerophiles)

유리 산소의 농도가 너무 많으면 증식하지 않으며 아주 소량의 산소에서 자라는 세균으로 산소가 0.2기압이상이 되면 성장이 멈추는 균이다. 즉 증식에 산소가 필요하나 고농도의 산소는 독소로 작용하므로 극히 소량의 산소 농도에서 최대의 증식률을 보인다.

예 Campylobacter 등

4 편성 혐기성 세균(obligatory anaerobes)

유리 산소가 존재하면 유해 작용을 받아 증식이 되지 않은 세균이다.

예 파상풍균, 가스괴저균 등

5 산소내성 혐기성 세균(aerotolerant anaerobes)

산소가 있어도 살 수 있지만 산소를 이용하지 못하는 혐기성 세균이다.

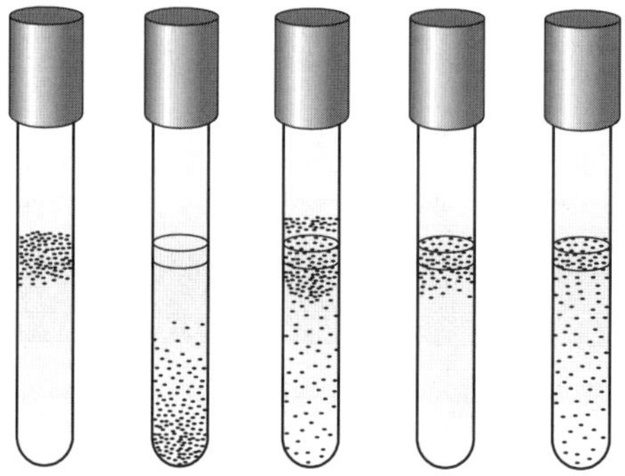

(A : 호기성 세균, B : 혐기성 세균, C : 통성혐기성 세균, D : 미호기성 세균, E : 산소내성혐기성 세균)

[그림 1-12] 산소 요구성에 따른 세균의 분류

(4) 염도

세균의 증식 조건 가운데 고농도의 염류를 요구하는 세균을 호염성세균이라고 한다. 호염성세균은 증식을 위해 염화나트륨과 같은 염류가 필요하다[표 1-9].

[표 1-9] 세균 증식에 적합한 염농도와 세균의 예

분류	허용되는 염농도(%)	세균의 예
초호염균	5~36	Halococcus morrhuae
호염균	2~25	Vibrio costicolus
바다 호염균	0.2~5	Vibrio parahemolyticus
비호염균	0~4	Escheichia coli

(5) 수소이온농도

수소이온농도는 어떤 용액의 평균 수소이온 활성으로 대부분의 세균은

pH 7.2~7.6 근처의 좁은 영역에서 성장한다. 대부분의 병원성 미생물은 pH 5.0 이하와 8.5 이상에서는 사멸하나 낮은 pH에서 자라는 호산균과 높은 pH에서 자라는 호염균들도 존재한다.

결핵균은 pH 6.4~7.0, 비브리오균은 pH 7.8~8.0, 유산균은 pH 5.5~6.2에서 가장 잘 성장한다. Helicobacter pylori는 사람의 위산(pH 2.0)에서도 성장이 가능하다. 많은 세균은 성장하면서 상당량의 산을 생성한다. 따라서 배지 중에는 급격한 pH의 변화에 저항할 수 있는 pH 완충액을 넣어야 한다.

(6) 이산화탄소

임균(Neisseria gonorrhoeae), 용혈성 연쇄구균(Streptococcus hemolyticus) 등과 같은 일부 세균은 증식환경에 일정한 양의 CO_2가 있어야 한다.

3. 미생물증식의 측정

(1) 직접 현미경 계수법

현미경 하에서 Petroff-Hausser chamber를 이용하여 직접 계수하는 방법으로 그림에 도식되어 있다. 즉 이 chamber에는 일정간격으로 눈금이 그려진 격자가 그려져 있고 덮개 유리와 chamber 사이에 일정량의 용액이 들어가도록 되어 있어 간편하게 용액 내의 균수를 측정할 수 있다.

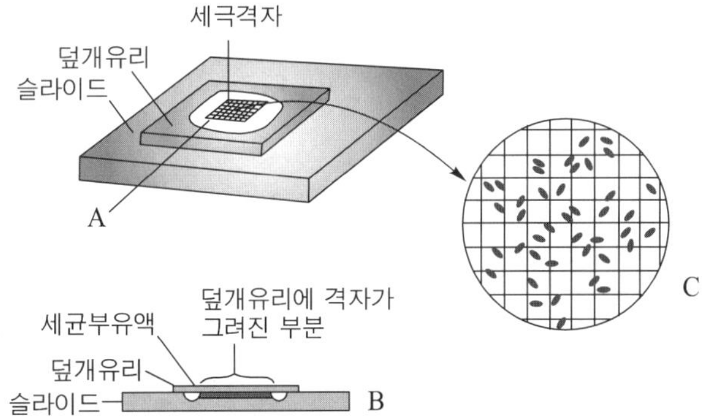

[그림 1-13] Petroff-Hausser chamber를 이용한 직접 현미경 계수법

보다 정확하게 기계장치를 이용하여 세포 수을 측정하는 방법으로 Coulter counter가 개발되었으며 이는 전기장 내의 작은 구멍으로 세균을 통과시킬 때 발생하는 전기저항을 측정함으로써 균수를 측정할 수 있다[그림 1-14].

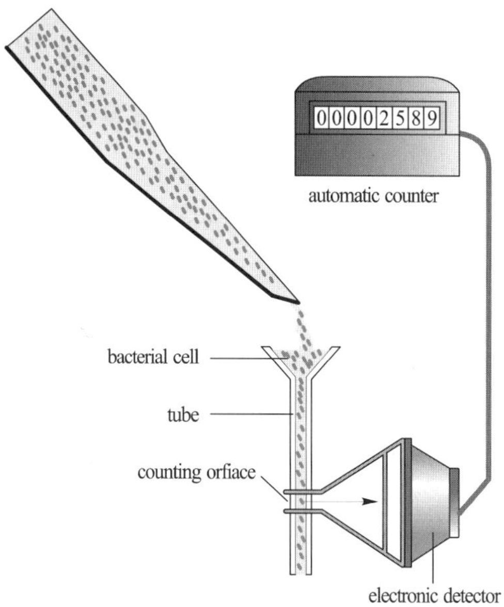

[그림 1-14] Coulter counter를 이용한 세균 수 측정

(2) 평판 계수법

집락이란, 하나의 집락 형성단위로부터 유래하여 고체배지 상에 형성된 세균의 덩어리로서 순수배양은 물론 집락 수 산정을 통한 생존 세균 수 측정의 기초가 된다. 평판계수법은 평판배지에 일정량의 균 용액을 균일하게 도말하고 24~48 시간 후에 형성된 집락수를 측정하는 방법이며, 분주 배양법은 멸균 후 45~50℃ 정도로 식힌 우무배지에 균 용액을 잘 석고 평판에 분주하여 배양한 후 집락수를 측정하는 방법이다. 이 때 균의 수를 모르므로 다양한 희석배율로 균 희석액을 만든 후 분주 배양하는 것이 계수 가능한 집락의 수를 얻기에 좋다[그림 1-15].

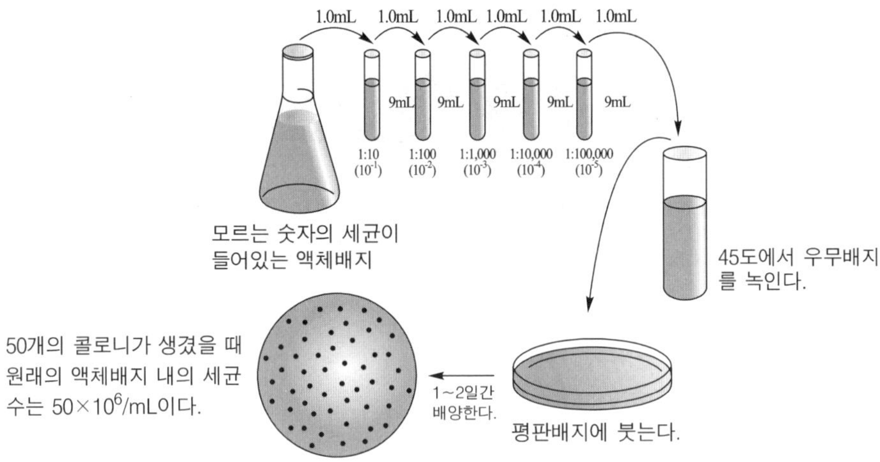

[그림 1-15] 액체배지 내의 살아 있는 세균 수 측정을 위한 단계희석법

(3) 간접 계수법

항상 일정한 조건에서 동일 균주를 배양하는 경우에는 간접적인 방법도 신뢰도를 높일 수 있으면서 정확한 계수가 가능하므로 간접계수법을 사용한다. 세균의 수를 측정하는 방법은 액체상에서 농도를 측정하는 방법과 건조 후 무게를 측정하여 단위 배양액의 양으로 나누는 방법이 있다.

세포농도 측정을 위해선 주로 생균수 계수를 이용한다. 그러나 편의상 분광광도계를 이용하여 빛의 분산도를 측정하거나(그림) 또는 $BaSO_4$ 현탁액인 McFarland 혼탁도 표준액을 이용해 육안으로 균 용액과 혼탁도를 비교하여 세균농도를 측정하기도 한다.

생물질량 농도는 세균 배양 후 이를 증류수로 세척하고 건조시켜 무게를 직접 측정하며 진균이나 사상균 같이 실처럼 자라는 균의 경우에 주로 사용한다. 혹은 세균이 항상 일정하게 생성하는 구성성분(단백질 등)의 농도를 측정함으로써 세균 농도를 간접적으로 추정하기도 한다.

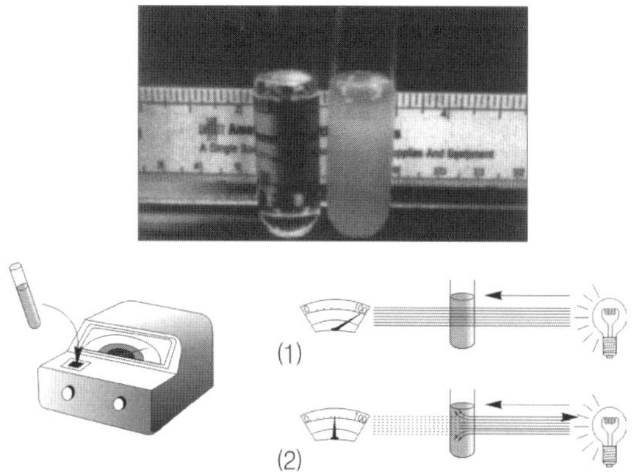

[그림 1-16] 분광광도계를 이용한 세균 수 측정

(4) 특정 환경에서의 세균의 수 측정법

어떤 특정 장소, 특히 병원환경 같은 곳에서는 공기 중, 표면 또는 특정 액체 내에 얼마나 많은 균들이 존재하는가를 아는 것이 중요하다. 특히 육아실, 수술실, 중환자실이나 격리실 등에서는 더욱 중요하다. 이런 장소에서는 세균의 오염을 막기 위해 여러 방법을 사용하고 있는데 이런 방법들의 효과를 측정하기 위해 공기나 표면에서의 세균 채취 방법들도 많이 개발되어 사용하고 있다.

4. 미생물의 배양과 배지

미생물을 연구, 실험하거나 산업적으로 활용하기 위해서는 배양이 필요하다. 앞에서 언급한 바와 같이 미생물은 적당한 환경 조건하에서 증식 발육한다. 적당한 영양성분을 혼합해서 무균상태의 액체 또는 고체로 만들어 실험실에서 미생물을 증식시키는데 사용되는 것으로 배지(media)라는 것이다. 인공적인 환경에서 세균을 증식시키는 것을 배양(culture)이라고 한다[그림 1-17].

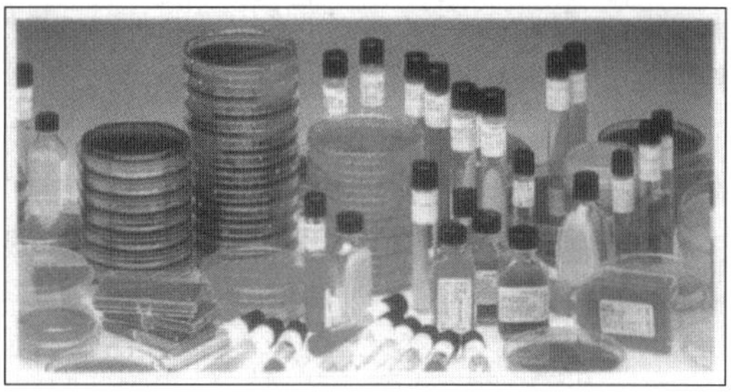

[그림 1-17] 상품화된 배지의 종류

(1) 배지의 성분

배지란 미생물 성장에 필요한 영양소를 충분히 넣고 적당한 삼투압과 pH를 조절하여 만든 미생물 배양 물질이다. .미생물을 발육하기 위한 영양 물질로 검사재료, 채취, 재료 보존, 수송, 저장 및 미생물의 접종, 동정의 목적으로 사용하며 120℃에서 15분간 멸균하여 사용한다. 배지의 조성은 발육 미생물의 종류, 생리적 조건, 배양목적에 따라 필요한 성분을 첨가하여 만들 수 있으며 미생물의 특징을 고려하여 적절하게 이용한다. 배지는 물리적 성질에 따라 액체배지(fluid media), 반고체배지(semisolid media) 그리고 고체배지(solid media)로 나눈다. 일반적으로 세균은 인공배지에 잘 증식되나 영양합성 능력이 부족한 Virus, rickettsia, Chlamydia 등은 생체 세포에서 증식이 가능하다.

1 펩톤(Peptone)

세균대사에 필요한 탄소원 및 질소원을 제공한다. 카세인, 육류 등의 단백질을 pepsin 또는 trypsin, pancreatin 등 효소로 소화시켜서 미량의 proteose를 함유한 작은 분자의 황색분말로서 수용상태에서는 황갈색의 약한 산성을 나타낸다. 펩톤은 근육으로 만든 것으로 많은 균의 배양에 적당하며, Casein의 효소분해물은 tryptophane을 많이 함유한다.

2 육즙(Meat extract 또는 Beef extract)

쇠고기의 근육부분에서 수용성 추출물을 추출해서 농축시킨 것으로 냉동

진공 건조방법에 의해 분말로 만든 것으로 염류, 발육소, 핵산성분, 기타 당분, 아미노산, 비응고성 단백을 제공한다. 혐기성균의 배지에는 환원물질이 많이 들어있는 간, 뇌, 신장의 추출물을 많이 이용된다.

[3] 효모 추출물(Yeast extract)

효모에서 추출한 수용성 추출물질로써 담황색 분말이다. 염류, 발육소, 핵산성분, 당분, 아미노산, 비응고성 단백 등을 세균대사에 제공한다.

[4] 한천(Agar)

해조류, 조류 등에서 추출한 함수탄소의 일종인 다당류이다. 녹는 농도는 100℃이고 1.5~2.0%의 용액은 43~45℃에서 응고되어 탄력성이 있는 고체가 된다. 또한 고분자 다당류이어서 한천을 분해하는 박테리아는 거의 없다. 유기용매에 용해되지 않으며, 한천은 세균의 영양원 보다는 배지를 고형화 시키는 중요한 성분이다.

[5] 젤라틴(Gelatin)

동물의 뼈, 인대, 피부, 건 등을 끓여서 그 액체를 건조시킨 황갈색의 입자 도는 분말이며 일명 아교라고도 한다. 처음에는 고형배지에 응용되었으나 용해온도가 37℃ 이하이기 때문에 근래에는 단백질 분해시험 중의 하나인 젤라틴 분해효소 검출을 위해 사용한다.

(2) 배지의 종류

[1] 배지 성분의 성상에 따른 분류

① 자연배지(natural medium) : 단백질의 가수분해물, 동물조직의 침출물 등 화학적 성질이 분명하지 않은 물질을 혼합하여 만든 것으로, 세균의 증식, 분리 배양에 널리 사용된다.

예 Nutrient broth, Nutrient agar

② 합성배지(Synthetic medium) : 화학적 성질이 분명한 것으로 합성하여 만든 배지로서 넣어준 영양분의 성분 및 농도를 규명할 수 있으므로 화학적 규명배지(chemical defined medium)라고도 한다. 화학적 성상이 분명치 않은 천연물질을 사용한 자연배지와 구별 된다. 세균의 생

화학적 성상검사, 균체 성분, 세균의 대사 연구에 주로 사용한다.

예 TSI medium, KIA medium

③ 반합성배지(semisynthetic medium) : 고분자 물질은 들어 있지 않으나 단백질의 완전 가수 분해물을 주성분으로 한 배지

예 proteose peptone media

2 물리적 성상에 따른 분류

① 액체배지(liquid media, broth) : 배지 내에 한천 성분이 들어 있지 않은 배지로 액체상태이며 시험관이나 플라스크에 넣어 사용한다. 종류로는 nutrient broth, brain, heart, infusion broth 등이 있으며 이들은 미생물의 증식에 이용되는 MR-VP broth 등은 당분해 시험, 세균의 생화학적 성상검사, 대사산물을 검출할 목적으로 사용된다.

② 고체배지(solid media) : 배지 내에 한천 성분이 약 1.3~1.5% 함유된 배지로 고체상태 이다. 용기의 종류와 굳힌 형태에 따라 사용목적에 따라 다음과 같이 분류할 수 있다[그림 1-18].

③ 반고체배지(semisolid media) : 고체배지보다 한천이나 젤라틴의 농도를 낮추어 만든 배지로 운동성 검사나 균주보관에 이용한다.

3 평판배지(plate media)

평판배양접시에 약 4mm 두께(15~20mm) 정도 넣어 굳힌 것으로 주로 세균의 분리배양, 집락의 관찰, 용혈능 관찰 등에 이용된다.

4 고층배지(butt media)

시험관을 똑바로 세운 채로 배지를 굳힌 것으로 반유동배지이며 주로 세균의 성상검사, 균주의 보존, 세균의 운동성 등에 이용된다.

5 사면배지(slant media)

시험관에 배지가 약 45℃ 경사가 되도록 하여 굳힌 것으로 세균의 증식, 보존 등에 쓰인다.

6 반사면배지(semislant media)

고층배지의 상부 1/3 정도를 경사지게 만든 것을 반고층배지라고 한다. 세균의 생물학적 성상검사 등에 쓰인다.

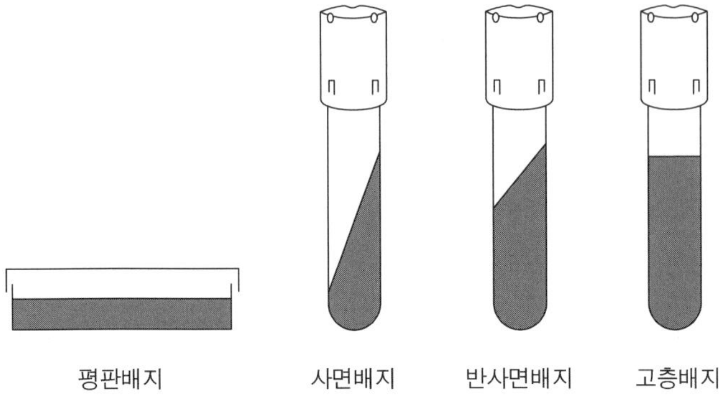

[그림 1-18] 고체배지의 종류

(3) 진균 배양용 배지

진균의 배지는 세균용 배지와 유사하지만 일반적으로 탄소원이 더 많이 들어가는 것이 특징이다. 대표적인 진균용 배지는 Sabouraud Dextrose 한천배지가 있다.

chapter 2. 소독과 멸균

2-1 개요

적절한 소독과 멸균은 병원감염관리에서 중심 요소로 작용한다. 부적절한 소독과 멸균은 병원감염을 초래하는 한 요인이 될 수 있다. 기구의 사용목적이나 진료상황에 따라서 세척이나 소곡, 멸균의 개념을 적용해야 할 것이다. 적절하지 못한 소독방법이 문제가 되지만 과잉의 멸균이나 소독도 비용이나, 시간의 낭비, 환경오염 등과 같은 문제를 초래하게 된다. 그러므로 적절한 소독방법의 선택 또는 올바른 소독이나 멸균방법을 준수하는 것이 병원환경에서의 감염을 감소시키고 자원의 낭비를 줄일 수 있다. 소독과 멸균 과정에서 자주 사용되는 용어의 정의는 다음과 같다.

1. 세척(cleaning)

소독이나 멸균의 이전 단계에서 물과 비누를 이용하여 기구의 유기물을 제거하는 과정으로 남아있는 유기물 등에 의해 소독제나 멸균기전이 작용할 수 없는 경우가 생기기 때문에 중요하다. 또한 사용한 물품의 세척은 병실에서 일차적인 세척을 한 후에 중앙공급실로 반입하거나, 중앙공급실에서 모아서 세척할 수 있다. 2가지 방법 중 어느 방법을 사용하던지 사용한 물품은 뚜껑달린 밀폐된 용기에 보관해야 하며, 중앙공급실로 옮기는 과정 중에 노출되지 않도록 한다. 세척 시에는 직원을 보호할 수 있는 장갑과 방수용 앞치마를 착용해야 한다.

2. 멸균(sterilization)

세균의 아포를 포함한 생활력 있는 모든 종류의 미생물을 완전히 사멸시키는 것을 말한다. 보통 아포를 형성하는 세균을 제외하고 100℃에서 10분간 가열하면 일반 미생물은 사멸한다. 그러나 세균의 아포(spores), 간염바이러스, 기생충의 포낭(cysts)등은 끓은 물에서도 생존하는 경우가 많기 때문에 고압증기멸균을 실시하는 것이 효과적이다.

3. 소독(disinfection)

비교적 약한 살균력을 이용하여 병원미생물의 성장을 억제하거나 파괴하여 감염의 위험성을 없애는 조작으로 영양형 만을 사멸시킨다. 소독은 감염병을 유발하는 병원균의 수를 병원균의 수를 감소시키는 것으로서 일부 미생물은 살아남아 있을 수 있다.

소독제(disinfectants)는 무생물의 소독에 사용하는 화학물질을 주로 의미한다. 소독효과는 미생물 오염의 종류와 수준, 소독재의 활성도, 소독제와의 접촉시간, 소독제의 작용을 감소시키는 유기물질과 오염물질의 존재 등에 의해 영향을 받는다.

4. 살균제(germicide or bacteriocidal agents)

병원성 미생물을 파괴시키거나 죽이는 약제를 말한다. 이에 비해 사람조직에 독성이 없는 소독의 경우 Antiseptics라는 용어를 사용한다.

5. 정균제(bacteriostatic agents)

미생물이 활동할 수 있는 환경이 악화되어 증식이 정지되었거나 또는 극도로 제한된 경우를 정균작용(microbiostasis)이라 하고, 미생물의 증식을 저해하는 약제를 정균제 라고 한다.

6. 무균(aseptic)

미생물이 전혀 존재하지 않은 상태를 말하며 이러한 환경을 만들어 놓은 시설을 무균실이라 한다.

7. 위생(hygiene)

건강의 보전·증진을 도모하고 질병의 예방·치유에 힘쓰는 일을 위생이라고 한다. 구체적인 종류에는 개인위생·공중위생·식품위생·정신위생·환경위생 등이 있다. 개인위생은 개인을 대상으로 하는 위생을 말하고 공중위생은 사회일반의 건강을 위한 위생을 말한다. 즉 공중위생은 지역사회나 공장·학교 등에서 사람들의 건강유지와 증진을 위해 행하는 조직적인 위생활동이며, 활동내용은 상수도·하수도에 대한 환경위생, 공해에 대한 대책, 감염병 예방, 모자보건, 정신위생, 불량음식물 단속 등 그 범위가 넓다. 이 활동은 주로 국가나 지방자치단체가 하며, 각 시·군에 보건소를 두어 운영하고 있다.

8. 아포(spore)

세균은 불리한 환경이 주어지면 아포를 생성한다. 수분이 극도로 적은 아포는 휴면상태 후 영양과 환경이 호전될 때 다시 대사하는데 요구되는 최소한의 요소만 포함하고 있다. 세균의 증식에 유리한 환경이 되면 다시 발아하여 정상적으로 증식한다.

9. 방부(preservatives)

약한 살균력을 작용시켜 병원 미생물의 발육과 그 작용을 제지 및 정지시키며, 특히 음식물의 부패, 발효를 방지하도록 하는 것을 말한다.

즉, 병원성 미생물에 정균작용을 해주는 물질을 방부제라 한다.

10. 오염제거(decontamination)

소독과 비슷한 개념이나 더 넓은 영역을 포함한다. 즉, 미생물뿐만 아니라 독성의 제거와 불활성화까지 포함되는 개념을 말한다.

11. 수증기(vapor)

증기란 기체와 같은 뜻이지만, 수증기·알코올의 증기처럼 상온에서 액체 또는 고체인 물질이 기체 상태에 있는 것을 말한다. 즉, 이 중에서 수증기란 물분자가 끓는점 이상이 되어 기체가 된 상태를 말하며 살균작용에서 이 높은 온도로 미생물을 사멸시킨다.

12. 진공(vacuum)

공기 또는 가스가 존재하지 않은 상태를 말하며 이들이 전혀 존재하지 않을 때를 절대진공이라 한다. 그러나 실제로는 완전한 진공을 만들기란 극히 어려워 보통 1/1000(10~3)mmHg 정도 이하의 저압을 진공이라 한다.

13. 잔존자(survivor)

미생물이 살균작용을 받았을 때 순간적으로 사멸되는 것이 아니라 일정 시간이 경과되면서 사멸된다. 이러한 어느 정도 시간이 경과되었어도 아직 사멸되지 않고 남아 있는 미생물을 잔존자라 한다.

이러한 잔존자는 살균제의 작용이 정지하거나 미생물에 대한 환경이 좋아지면 다시 살아날 수 있다.

14. 가열살균

가열살균은 식품 보존기술의 주요한 방법이다. 미생물은 어느 한도 이상의 가열에 의해 사멸한다. 그 내열성은 미생물의 종류에 따라 다르며, 세균에서는 영양세포와 아포가 큰 차이가 있다. 또한, 식품성분과 환경조건에 의해서도 내열성에 영향을 받으며, 건열과 습열에 의해서도 저항력은 크게 달라진다. 가열살균 처리는 미생물자체, 식품, 용기, 장치, 포장재료 등의 온도를 상승시켜 미생물의 사멸온도 이상에서 단시간 유지하여 행한다.

식품의 가열살균 처리는 100℃ 이하에서 행하는 저온살균과 100℃ 이상에서 행하는 고온살균으로 크게 나누며, 효율이 좋은 살균을 용기에 넣어 밀봉해서 살균하는 방법(용기 내 살균)도 있고 최근에는 대상식품을 미리 가열살균해서 용기 내로 무균충진하는 기술(용기 외 살균)이 보급되고 있다.

[표 2-1] 멸균, 소독, 방부 개념

살 균 법	대상 미생물	작용 범위
멸 균	병원성 및 비병원성균	아포까지 사멸
소 독	병원성균	영양세포
방 부	병원성균	정균작용

2-2 살균작용의 기전

살균작용이 어떤 기전(machanism)으로 인하여 일어나는가를 이해하고 있으면 적시 적소에서 살균방법과 소독제 선택 및 살균목적을 달성하는데 도움이 된다.

1. 단백질의 변성과 응고작용

균체는 원형질로 구성되어 있으며 원형질은 단백질(protein)성격을 갖고 있다. 단백질은 열을 가하거나 산(acid)이나 2가 또는 3가의 양이온(positive ion) 용액(solution)에 넣으면 응고(coagulation)되어 고체로 되며 단백질 응고에 의한 살균기전은 물리적 또는 화학적 인자에 의하여 세균세포의 효소단백질이 응고되어 그 기능이 상실되는데 기인한다. 화학적 인자로서는 중금속(Cu, SO_4, $AgNO_3$, $HgCl_2$, ZnO 등)이 소독제로 사용되고 있다.

2. 특이적 화학결합

어떤 화학물질은 세균세포 내로 침습하여 조효소(coenzyme) 등 특히 활성분자들의 활성을 저해하거나 완전 정지시킨다. 이들 물질들은 비교적 저분자물질로서 미생물 체내에 들어가 급속히 사멸시키거나 또는 세포와 특이적으로 결합하여 정지상태를 유도한다. 이와 같은 결합능을 이용한 것이 치료에 응용되는데 이것이 설파제(sulfonamide), 및 항생물질(antibiotics)이다.

3. 비특이적 화학결합

각종 화학적 활성물질이 단백질과 비특이적으로 결합하여 작용함으로써 효소단백을 불활화하거나 세균의 세포막 또는 세포벽을 파괴시켜 영양물질과 노폐물의 선택적 투과기능을 상실하게 하고 또는 원형질을 객출시켜 미생물체를 사멸케 하는 것으로 C12, cresol, phenol, formaldehyde 등이 있다.

4. 계면활성제

계면활성제(surfactant)는 표면장력을 변화시키는 물질로서 그 화학적 성질은 세포와 그 주위 매체간의 중간층에 흡착하는 경향이 있다. 계면활성제의 작용기전은 복잡하지만 일반적으로 이들은 미생물이나 효소의 표면을 농후하게 피복하여 투과성을 저해하고 다른 물질과의 접촉을 방해함으로써 대사계를 변화시키거나 세포벽과 세포막의 지질(lipid)을 융해 또는 유화시키는 세포벽 상해와 단백질의 변성작용이 있는 것으로 알려졌으며 폴리믹신(polymyxin) 등 몇 종의 항생물질과 소독제도 이와 같은 작용을 하는 것이 있다.

2-3 소독제와 미생물과의 상호 관련성에 영향을 주는 요인

1. 접촉

소독제가 미생물을 사멸시키려면 우선 미생물에 소독제가 직접 접촉되어야 한다. 그리고 소독 또는 멸균하여야 할 물체 속에 약제가 충분히 침투되도록 하기위해서는 유기물질 덩어리와 같은 고체는 적당한 크기로 깨뜨려야 하면 표면장력이 낮은 소독제를 사용하여야만 잘 접촉하고 침투된다.

2. 시간

소독은 특정기간동안 약품과 직접 접촉해야 한다. 예를 들면 glutaraldehyde인 경우 사물과 적어도 20분 이상 접촉시켜야 하며 45분이 지나야 최상의 효과를 얻는다.

3. 온도

열에 의한 멸균 시 온도는 시간에 반비례하며 온도가 높아지면 멸균에 요하는 시간은 짧아지고 온도가 낮으면 시간은 길어진다. 또한 온도는 소독제와 같은 화학물질의 효력을 증진시키는데도 중요한 인자로 작용하는데 온도가 어느 정도 상승함에 따라 표면장력이 하강하고 화학반응이 촉진되기 때문에 낮은 온도보다 높은 온도가 효과적이다.

4. 유기물질의 존재

승홍이나 석탄산과 같은 단백질을 응고시키는 소독제는 혈액, 농, 점액, 객담, 혈청, 대변 등에 내재되어 있는 유기물질을 응고시켜 외막을 형성시키므로 소독제와 미생물과의 직접적인 접촉이 되지 않아 살균작용을 나타낼 수 없으며 어떤 소독제는 소독과 관계가 없는 유기물질인 혈액이나 원형질 속에 들어 있는 이와 비슷한 물질들과 쉽게 결합되어 소독제 자체가 불활성화 되므로 소독작용이 약해진다. 그러므로 이런 경우에는 충분한 소독을 기대하기 곤란하므로 대량의 소독제를 사용해야 한다.

5. pH

pH는 미생물의 증식과 밀접한 관계가 있으며 모든 병원체는 대개가 중성(pH 7.0) 전후에서 잘 증식된다. 그러므로 pH가 강산성이거나 강알칼리성일 때 발육이 정지되거나 사멸하게 되며 소독제는 pH가 산성쪽은 낮을수록 높을수록 살균력은 강하다.

6. 습도

습열멸균은 건열멸균에 비해서 멸균효과가 높고 단백질은 건조상태에서보다 습윤상태에서 훨씬 빨리 응고되는 것과 같이 세균의 원형질도 습열이 더욱 효과적이다. 화학물질(소독제)도 수용성이 균체단백에 대한 응고작용에 주요한 영향을 미치며 만일 물에 녹일 수 없는 소독제라면 균체 내에 약제가 침투하기 어려우므로 살균작용을 발휘하지 못한다. 그러므로 수분의 존재는 열이나 여러 화학물질로 균체단백질을 응고시키는 데 있다.

7. 물품의 특성

균열, 접합, 이음매가 많을수록 소독이 더 어렵고 소독제는 직접 접촉한 부분에서만 작용한다.

8. 물품에 존재하는 미생물의 다수 종류

물품의 오염 수준이 높을수록 소득하기 어렵고 어떤 세균은 다른 세균보다 죽이기 어렵다.

9. 용액의 농도

용액의 농도가 높을수록 살균능력이 증대되며 소독약의 효과를 극대화시키기 위해서 제조회사에서 규정한 농도로 사용해야 한다.

2-4 소독

소독약의 이상적인 조건은 다음과 같다.

① 높은 살균작용력을 가지고 있어야 하며 석탄산계수(phenol coeff-icient)가 높아야 한다.
② 화학적으로 분해되기 어려운 유기화합물이나 금속에서도 효과적이어야 한다(침투력이 강해야 한다).
③ 용해성(solubilty)과 안전성(stability)이 높아야 한다.
④ 부식성과 표백성이 없어야 한다.
⑤ 사용 방법이 용이하고 값이 저렴해야 한다.

1. 소독 효과의 평가

소독제의 효력을 평가하는 방법으로 다양한 방법이 있으나 가장 많이 사용되는 것은 phenol의 살균력을 기준으로 한 석탄산계수를 사용한다. 특정 미생물에 대한 소독제의 효율성을 결절하는데 중요한 효소는 농도와 소독시간인데 이것을 기준으로 하여 석탄산계수를 표시하며 석탄산계수는 피검 소독제와 석탄산을 각각 단계별로 희석하여 시험균(보통 장티푸스균 또는 황색포도상 구균을 이용)을 가하고 5분 동안에는 살균되지 않으며 10분 동안에는 완전히 살균시키는 최대희석 배수를 구한 다음 피검소독제의 희석배수를 석탄산의 희석배수로 나눈 수치를 석탄산계수라 한다[표 2-2].

[표 2-2] 석탄산계수 측정법

소독약	희석배수	작용시간(분)				
		2.5	5.0	10.0	12.5	15
석탄산	40×	+	−	−	−	−
	50×	+	+	−	−	−
	60×	+	+	+	−	−
A실험소독약	500×	+	+	−	−	−
	550×	+	+	+	−	−
	600×	+	+	+	+	−
B실험소독약	150×	+	−	−	−	−
	200×	+	+	−	−	−
	250×	+	+	+	−	−

(+ : 실험균주생존, − : 실험균주사멸)

$$\text{석탄산계수} = \frac{\text{10분 내에 사멸되는 실험소독약의 최대희석배수}}{\text{10분 낸에 사멸되는 석탄산의 최대희석배수}}$$

예 A 실험 소독제의 석탄산계수 $= \dfrac{500}{50} = 10$

B 실험 소독제의 석탄산계수 $= \dfrac{200}{50} = 4$

A와 B는 각각 phenol 보다 10배, 4배의 살균력이 강하다.

석탄산계수가 클수록 살균력이 강하며 계수 1.0을 phenol과 같은 살균력을 가진 것으로 의미한다.

2. 소독 조건

소독제는 그 목적에 부합되게 선택해야 한다. 어떤 약품을 선택하였을 때 소독효과는 우수하지만 그것이 인체에 해로운 영향을 미친다든지 소독

대상물을 손상시키면 안 된다.

또한 소독제는 소독제의 농도, 미생물 종류 및 그 수, 소독대상물의 재질, 주위환경 등의 영향을 받아 소독효과에 차이가 나기 때문에 이러한 여러 가지 상황을 고려해야 한다.

(1) 살균효과가 우수할 것

본래의 기능을 유지해야 하므로 세균뿐만 아니라 곰팡이, 바이러스에 대하여 모두 유효한 효과가 빠른 시간에 나타나야 한다.

(2) 안전성이 있을 것

사람은 물론 동·식물에 노출되어도 비교적 독성이 적어야 하고 빛, 온도, 습도, 유기물질, 비누, 세제, 물의 농도 등 주위 환경에 의해 그 효과가 없어지거나 저하되지 않아야 한다.

(3) 용해성이 높을 것

물 등 용제와 잘 섞여야 되고 사용 후 세척이 쉬워야 된다.

(4) 부식성, 표백성이 없을 것

소독 대상물을 부식시키거나 변화를 일으키지 않아야 한다.

(5) 냄새가 나지 않아 불쾌감을 주지 않을 것

(6) 침투력이 강할 것

소독 대상물의 내부까지 침투하여 소독효과를 발휘해야 한다.

(7) 생물학적으로 분해가 잘될 것

환경학적인 측면에서 미생물학적으로 분해가 잘 되어 환경에 악영향을 끼치지 않아야 한다.

(8) 사용이 간편하고 경제적이어야 할 것

3. 소독약의 작용기전

① 미생물의 단백질을 응고 또는 변성시켜 세포의 기능을 장해한다.
　예 알코올류, 페놀류, 알데히드류.
② 미생물의 구조 성분을 산화시켜 세포기능을 장해한다.
　예 할로겐 화합물, 과산화수소수, 과망간산칼륨.
③ 미생물의 세포막을 장해한다. 예 계면활성제, chlorhexdine
④ 미생물의 효소계를 저해한다.
　예 색소류(Acrinol), 금속화합물(머큐로크롬), 양성비누, 붕산
⑤ 원형질 중의 단백질과 결합하여 세포기능을 장해한다.
　예 승홍, 옥시시안화수은

4. 소독제 효과에 영향을 미치는 요인

[1] 미생물 농도

주어진 환경아리서 미생물농도가 높을수록 소독제 작용이 길어진다.

[2] 소독제 농도

소독작용을 위해 필요한 시간은 소독제 농도가 증가할수록 짧아진다.

[3] 소독제의 불활성화

소독제는 소독할 물질에 묻어있는 혈액, 점액 또는 농의 단백질과 결합되어 불활성화 된다.

5. 소독약의 종류

(1) 알코올류

알코올류의 살균력은 탄소수가 많아질수록 강해지나 수용성은 감소되고 작용기전은 단백질을 변성시키고 막지질을 용해하며 효소활성을 억제함으로서 소독작용이 나타나며 Ethanol(ethyl alcohol), Isopropanol(isoprophyl alcohol)이 가장 널리 쓰이는 소독제이며 피부에서 70%의 ethanol을 처리했을 때 2분 내에 90%의 미생물이 거의 죽는다. 특히 주사할 때 피부 소독

등에 쓰이며 손, 기구 소독에 사용되며 무수알코올은 효과가 없다.

(2) 석탄산 유도계

1 석탄산(Phenol)

보통 3~5% 용액을 사용하여 저농도에서는 효소계를 저해하고 고농도에서는 단백질의 응고나 변성, 침전을 일으켜 살균작용을 나타나며 석탄산은 살균력이 약하고 독성도 강해서 오늘날에는 단지 역사적 의미밖에 없다. phenol에 알칼리기가 도입되면 살균작용이 증강되며 0.5%액은 혈청, 백신의 방부에 사용되고 인체에는 거의 사용하지 않으며 상수원의 오염원으로 환경파괴의 주범이 된다.

2 Cresol(크레졸 비누액)

페놀분자에 메틸(methyl)기가 붙은 것으로 독성은 페놀과 같은 정도이지만 살균력은 3배 정도이며 일반세균(녹농균, 결핵균을 포함)에 유효하지만 아포균, 바이러스에는 무효하다. 보통 비누물과 50%로 혼합한 크레졸 비누액으로 사용하며 1% 수용액은 손·피부의 소독에, 0.2%는 질세정에 사용되고 손상된 피부에 사용해서는 안되며 3~5% 수용액은 객담, 분뇨 등의 소독에 사용된다.

3 Hexachlorophene

강한 살균력이 있는 반면에 물에 잘 녹지 않고 작용의 발현이 늦지만 비누나 크림제로 수술자의 손 소독에 사용한다. phenol유도체 중 가장 유용

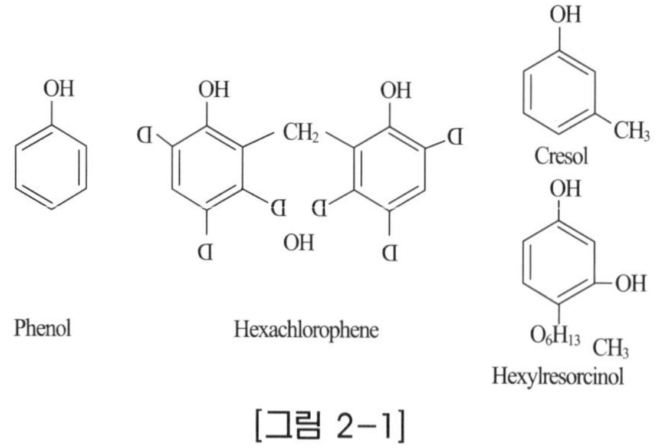

[그림 2-1]

한 것 중 하나이며 그람음성균 보다 그람양성균에 더욱 효과가 있다(그림). 3%의 용액은 30초 이내에 포도상구균을 죽일 수 있지만 그람음성균을 죽이는 데는 24시간 이상이 걸리며 주로 3% 수용액에 계면활성제를 혼합하여 1~3%을 손 소독에 사용한다.

4 Hexylresoricinol

석탄산계수가 150인 최대 살균력을 가진 소독약으로 독성이 낮지만 자극성이 강한 단점이 있다. 그람양성균에 유효하며 소독에 사용할 때는 0.1% 글리세린 수용액을 이용하고 구강 소독약으로 사용한다.

5 Creosote

200배 희석 농도에서 살균력이 있고 비교적 자극성이 약하므로 장관 내 이상발효 현상을 억제할 목적으로 사용한다.

(3) Aldehydes

1 Formalin(HCHO)

35~38% formaldehyde의 수용액으로 강한 살균력이 있지만 눈이나 코에 대한 자극작용이 심하고 냄새가 강해서 1~1.5% 수용액이 실내, 의류, 기구 등의 소독에 사용된다. 그러나 요즈음 발암의 위험성이 있으므로 거의 사용되지 않는다.

2 Glutaraldehyde(Wydex)

두 개의 반응성 aldehyde기를 갖고 있으며 formaldehyde보다 10배의 강력한 효과를 갖는 독성이 낮은 소독약이고 살균작용이 강하므로 세균, 진균, 아포균, 바이러스에 유효하지만 자극성이 강해서 인체에는 사용하지 않는다. $NaHCO_3$를 넣어 알카리 상태로 조정한 2% 수용액은 금속 부식성이 없는 수술기구, 마취용구 등 의료기구의 소독에 사용되며 B형 간염바이러스 AIDS바이러스의 실내살균에도 적합하다.

(4) Halogen류

소독약으로 중요한 할로겐류는 염소 및 요오드 화합물이며 미생물의 활성을 억제하고 단백질과 핵산을 손상시킨다.

1 염소(Chlorine, Cl_2)

액체염소가 상수 및 하수의 소독에 주로 이용되며 상수도에서는 염소 주입 10분 후의 잔류염소가 0.2~0.4ppm이 되도록 규정하고 있다. 소독작용은 Cl1 + H_2O ↔ HCl + HClO, HClO ↔ HCl + [0] 로 되어 생성된 차아염소산(hypochlorite)에 의한 것으로 특히 hypochlorite용액은 다른 살균과 방취처리에서 일반적으로 사용된다. 또한 병원에서는 hypochlorite로 병실, 바닥, 비수술기구들을 소독하는데 사용되고 풀장에서는 1ppm이 되도록 넣어 사용되며 염소는 값싸고 소독력이 강하지만 독특한 냄새가 결점이다.

2 차아염소산나트륨(Sodium hypochlorite, NaOCl)

강력한 살균작용이 있고 세균, 진균, 아포균, 바이러스, 원충에 유효하지만 자극성과 금속을 부식시키는 성질이 강하고 살균작용은 발생하는 HClO에 의해 미생물세균 성분의 할로겐화 및 산화에 의해 세포를 파괴시킨다. 0.02~0.5%를 손, 피부의 소독에 사용되지만 주로 수술실, 병실, 가구, 도구, 배설물, 오염물 등의 소독에 이용되며 수용액으로 쓰기 편리하므로 표백분 대신에 쓰인다.

3 표백분(Calcium hypochlorite, Ca(OCl)2)

물속에서 발생기 산소를 내어 살균작용을 나타낸다.

$2CaOCl_2 \leftrightarrow CaCl_2 + Ca(OCl)_2$

$Ca(OCl)_2 + CO_2 + H_2O \leftrightarrow CaCO_3 + 2HClO$

HClO ↔ Hcl + [0]

값이 싸기 때문에 음료수나 수영장 소독에 주로 사용되며 음료수 소독은 0.2~0.4ppm 정도를 사용한다.

4 Chloramine T

표백분보다 효력이 늦게 나타나고 살균작용도 약하나 안정하고 자극성이 적고 효력이 지속적이기 때문에 1~2% 수용액으로 손의 상처나 기구의 소독에 쓰인다.

5 옥도정기(Iodine tincture)

요오드 6%(6g), 요오드칼륨 4%(4g)를 70% 에탄올 100ml에 용해한 것으로 강한 살균력이 있어 외과수술 시 피부소독 등에 사용한다. 살균력은 povidone iodine과 동등하지만 강한 자극성이 있기 때문에 피부염을 일으키므로 사용이 제한된다.

6 povidone iodine

계면활성작용이 있는 polyvinylpyrolidine과 요오드의 복합체로 요오드를 유리하며 살균작용을 나타내며 작용은 요오드가 미세균 성분을 산화에 의해 세포를 파괴시킨다. 주로 10%용액을 사용하며 열상, 화상, 창상의 살균소독, 수술기구, 수술부위의 살균소독에 많이 쓰인다.

7 Lugol's solution

요오드(I_2), 요오드칼륨(KI)을 물에 용해시켜 구강 및 인후의 소독에 사용하며 I2, KI을 glycerin과 물에 용해시켜 Iodine 보급제, 구강이나 인두소독, 갑상선 기능에 관계한 염증 등에 사용한다.

(5) 산화제

산화제는 혐기성(anaerobic), 호기성(aerophlic) 미생물에 효과적이며 광범위한 살균작용이 있다. 산화제는 직접 또는 활성 중간물질로서 산소가 유리되어 미생물을 산화시키므로 소독의 효과를 나타낸다.

1 과산화수소수(hydrogen pjeroxide, H_2O)

과산화수소수는 매우 불안정하여 쉽게 산소와 물로 분해된다. 조직에 도포하면 조직, 혈액, 세균 등에 풍부하게 존재하고 있는 catalase라는 효소에 의하여 신속히 분해되며 발생기 산소가 생기면서 거품을 일으키고 살균효과를 나타내나 그 작용이 짧고 미약하기 때문에 별로 사용되지 않는다. 또 발포에 의하여 상처를 물리적으로 깨끗이 해주고 악취제거에 효과가 있으며 2.5~3.5%의 수용액으로 상처부위 소독과 조직정화와 악취제거에 사용되고 구강세척 시에는 동량의 물이나 생리식염수로 희석하여 사용한다. 침투성과 지속성이 약하며 작용이 대단히 미약하다. 표백제로도 사용되며 금속, 광선, 금속염, 열에 분해되므로 차광이 되는 냉암소에 보관해야 한다.

2 벤조일 퍼옥사이드(benzoyl peroxide)

Hydrous benzoyl peroxide는 천천히 산소를 유리시키며 염기성, 미호기성 살균작용이 있다. 5~10%의 benzoyl peroxide 로션이 있으며 이것은 여드름, 적창 치료에 사용된다.

3 과망간산칼륨(potasiumpermanganate, KMnO4)

강한 산화제로 발생기 산소를 생성하며 항균 및 항진균 작용을 나타낸다. 수렴, 방부, 소독, 해독, 화농성, 악취제거, 삼출성 습진이나 환부의 소독, 질이나 방광세척용으로 0.02~0.2% 용액이 사용되었으나 살균효과가 의심되어 최근에는 많이 쓰이지 않는다. 유기물이 존재하면 효력이 상실된다.

3 계면활성제(Surface active agents, Detergents)

계면활성제란 비누, 세제, 유화제 등으로 물에 용해될 때 분해되어 전기를 띠는 이온 형과 분해되지 않은 바이온 형으로 나누어진다. 계면활성제 중에서도 살균제로 사용되는 것에는 양이온 계면활성제에 속하는 역성비누나 양성 계면활성제 중의 일부가 있다. 일반적으로 사용하는 고형비누는 음이온 계면활성제에 속한다.

한편 역성비누는 물에 용해되어 분해되었을 때의 전기가 이것과 역이므로 이와 같은 이름이 붙여졌다. 또 보통비누는 산성일 때 침전하나 역성비누는 산성이어도 사용할 수 있으므로 산성 비누(acid soap)라고도 한다. 이와 같이 역성비누와 일반 비누의 전기가 역이므로 이것을 함께 사용하면 효력이 없어진다. 또한 중성세제라고 하는 것은 대개 일반비누와 같은 것으로 음이온 계면활성제에 속하므로 함께 사용하여서는 안 된다.

(1) 음성비누(Anionic soap)

보통으로 쓰이는 비누로 살균효과는 약하지만 표면장력에 의한 균의 제거에 이용된다. 세정작용은 높고 살균작용은 낮아 소독제로는 쓰기 곤란하다.

(2) 양성 계면활성제

양성 계면활성제는 분자 중에 양이온과 음이온을 가진 분자단이 있어서 그 환경에 따라 둘 중의 한쪽이 주역이 된다. 세정력은 그다지 크지 않다.

용도는 역성비누액과 거의 비슷하나 결핵균에 효력이 있고 객담 소독에도 사용할 수 있는 점은 이 약품의 장점이라고 할 수 있다.

양성 계면활성제의 장점과 단점은 다음과 같다.

1 장 점

① 인체에 독성과 자극성이 적다.
② 색과 냄새가 없다.
③ 직사광선에도 변하지 않는다.
④ 물에 잘 녹고 약간의 세정작용도 있다.
⑤ 유기체가 없을 때에는 소독력이 강하다.

2 단 점

㉠ 다량의 유기체가 있을 때에는 살균력이 저하되므로 배설물, 하수 등의 소독에는 적당하지 않다.
㉡ 보통비누와 함께 쓰면 침전을 일으켜서 소독력이 현저하게 저하된다. 따라서 양성 계면활성제를 사용할 때 주의를 해야 한다.
㉢ 역성비누(양이온 계면활성제)는 결핵균 및 바이러스에 효과가 없다. 그러나 양성 계면활성제는 결핵균에 대한 효과가 있다.

3 양이온 계면활성제(역성비누)

자극성이나 독성이 약하고 강한 살균력을 지니고 있고 보통 10% 원액으로 실제 사용할 때는 100~500배 희석하여 손, 피부점막 그리고 식기, 금속기구 등을 소독한다. 역성비누는 보통비누에 의하여 작용이 양성비누에는 benzalkonium chloride, benzethonium chloride 등이 있으며 대부분의 무아포 세균 및 진균 바이러스(일부는 제외)에는 유효하지만 녹농균, 결핵균, 아포에는 효력이 없다[표 2-3].

[표 2-3] 소독제의 미생물 적용 범위

분류	소독제	그람양성균	그람음성균	결핵균	진균	바이러스	아포
산화제	oxyful	○	○	×		×	×
할로겐	sodium hypochloride	○	○	△	○	○ ●□	
화합물	iodine tincture	○	○	○	○	○ □	△
	chlorhexidine	○	○	×	△	×	×
알콜류	ethanol, isoprapane	○	○	○	△	△ □	×
알데히드류	formaldehyde	○	○	○	○	○ ●□	△
	glutaraldehyde	○	○	○	○	○ ●□	○
페놀류	phenol, cresol 비누	○	○	○	△	△ ×	
계면활성제	양이온 계면활성제	○	○	×	△	× ×	
	양성계면활성제	○	○	△	△	× ×	
색소류	acrinol	○	○				

○ : 유효, △ : 충분히 효과를 얻지 못할 경우가 있음, × : 무효
● : B형 간염 바이러스에 유효, □ : AIDS바이러스에 유효

7) 중금속 화합물

수은 화합물은 강한 살균작용보다는 정균작용이 있으며 약이나 화장품을 보존하는데 쓰인다.

(1) 질산은(silver nitrate, $AgNO_3$)

음이온이 단백질과 결합하여 미생물의 구조를 변형시킨다.

포도상구균, 연쇄상구균, 녹농균 등 화상환자가 감염될 수 있는 균에 감수성이 있으며, 농도는 0.2~20%까지 점막살균 및 수렴, 방부, 살균제로 사용된다.

신생아 점안 시는 1% 용액을 0.1ml 점안하고 구내염에는 10%, 화상의 드레싱에는 0.5%, 방광과 요도세척 시에는 0.01%를 사용하며 2% 점안 후 남은 $AgNO_3$를 $NaCl$로 세척하여 $AgCl$로 침전시킨다.

인습성이 있고 차광하여 보관하여야 하며 유기물 존재 하에 빛에 노출되면 회색, 회흑색으로 변한다. 피부에 반흔이 남는다.

(2) 강력 단백은(strong silver protein or protargol)

$AgNO_3$보다 피부에 대한 자극이 적고 수렴성이 덜하다. 농도는 3%로 구

내염, 인두염, 비염, 질염, 요도염에 사용되며 1~5%로 비염(nasal infection)에 분무하거나 점적하며 20% 용액은 결막염의 예방, 50% 용액은 각막괴사에 사용한다.

광선에 의해 이온화되어 자극성이 증가된다. 차광하여 보관하여야 하며 질산은과 같은 반흔은 없다.

(3) 머큐로크롬(mercurochrome)

조직에 대한 자극성이 적고 2% 용액으로 피부소독에 이용되나 착색이 심하다. 유기물 존재 시 효과가 감소되며 산, 알칼리 용액에서도 불안정하다. 특히 수은의 흡수가 문제가 된다.

8) 그 외의 소독약

(1) Chlorhexidine(Hexamedin)

phenol 유도체로서 물에 용해되기 쉽고 일반세균, 진균에 유효하고 결핵균, 아포균, 진균에 유효하고 결핵균, 아포균, 바이러스에는 무효하다. 피부를 자극하지 않으므로 손, 피부, 창상의 소독, 결막의 세정에 0.02~0.05%가 광범위하게 사용되며 0.5% 용액은 기구, 수술 피부면의 소독에 쓰인다. 그러나 뇌, 척수, 귀, 방광, 구강 등의 점막에는 사용해서는 안 되며 살균작용은 세균세포막의 계면장력 저하에 의한 세포막기능 장애와 단백질 응고, 변성에 의해 나타난다.

(2) Acrinol

Acrizine계의 황색 색소로서 1~2%용액으로 창상면 소독제로 사용되며 일반 세균에도 유효하며 피부, 점막에 대해 자극성이 거의 없으므로 국소의 외용살균제로 사용되고 있다.

(3) 붕산(Boric acid, H_3BO_3)

약한 정균작용을 가지고 있으며 자극성이 없어 각막 등의 점안용으로 사용된다. 보통 2%용액이 사용되는데 찰과상이나 염증이 있는 피부에 반복 사용할 때 상당량이 흡수가 되는 반면 배설이 완만하여 체내에 축적되어 독작용을 나타내며 살균력이 미약하여 잘 사용하지 않는다[표 2-4].

[표 2-4] 중요 소독제와 그 용도

분류	소독제	용도	농도	특기사항
산화제	oxyful	창상면	원액 또는 2~3배 희석액	
		구강점막, 인두	5~10배 희석액	
할로겐 화합물	Iodine tincture	피부, 치은, 구강점막	원액 또는 2~5배 희석액	의류피부를
	povidon	손 피부 점막 창상면	10%	갈색으로 변화
	sodium	손 피부	0.01~0.05%	
	hypochloride	기구실내	0.02~0.05%	금속을 부식시킴
	chlorohexidine	손피부	0.1~0.5%	
		창상면 기구 실내	0.05%	
알콜류	ethanol	손피부 기구	70~80%	
	esopropanol	손피부 기구	50~70%	
알데히드류	formaldehyde	기구	1~5%	금속을 부식시키지
	glutaraldehyde	기구	2%	않음
		수술실	0.5%	
페놀류	phenol	손 피부	1.5~2%	
		기구 실내	2~5%	
	cresol soap	손 피부	0.5~1%	
		기구 실내	0.5~1%	보통비소와 병용하지
계면활성제	benzalkonium	손피부	0.05~1%	않음
	chloride	점막 창상면	0.025~0.01%	
	benzetonium	기구	0.1%	
	chloride			
색소류	acrinol	구강화농국소	0.05~0.1%	차광보존 의류 피부를 황색으로 변화

6. 멸균(sterilization)

미생물은 초자기구, 배지, 실험실의 실험대 그리고 우리 주위의 공기 등 지구상의 어느 곳에나 존재한다. 멸균(sterilization)이란 대상물체에 존재하는 모든 미생물을 완전히 사멸시키거나 제거하는 조작을 말하며 소독(disinfection)은 대상물체에 오염되어 있는 병원체를 멸살시켜 전파력 또는 감염력을 없애는 조작을 말한다.

멸균방법에는 물리적 방법과 화학적 방법이 있으나 후자는 살균제가 초자 기구에 잔존하여 목적하는 균의 증식을 억제하는 경우가 있기 때문에 자주 사용하지는 않는다. 가장 많이 사용하는 멸균방법은 불꽃에 직접 태워버리는 화염멸균, 건열멸균 또는 습열을 이용하는 방법 등이 있으며, 열에 저항력이 낮은 물질에 오염된 미생물을 멸균코자 할 경우에는 여과(filtration)나 자외선(ultraviolet) 같은 방사선을 이용하는 방법도 있다.

1) 화염멸균(Sterlization by flaming)

물체표면의 미생물을 직접 태워 멸균하는 방법으로서 벤젠이나 알코올램프 등의 화염을 이용한다. 이 방법은 백금선, 백금이, 유리 기구, 도자기, 금속도구 등을 멸균하는데 사용되며 미생물에 오염된 의류, 휴지, 붕대, 쓰레기 등 재생 가치가 없는 것은 제거해 버리는 멸균법도 있다.

백금이, 백금선은 사용전과 사용 후에는 반드시 화염멸균 한다. 멸균법은 우선 니크롬선 부분을 빨갛게 가열하고, 다음에 자루의 전체 약 1/3 정도까지 천천히 화염에 통과시킨다. 처음에 백금이, 백금선을 환원염에 넣고 다음에 서서히 산화염에 옮겨 멸균하는 것이 좋다. 급하게 산화염에 넣으면 균이 뛰어나와 감염될 우려가 있다.

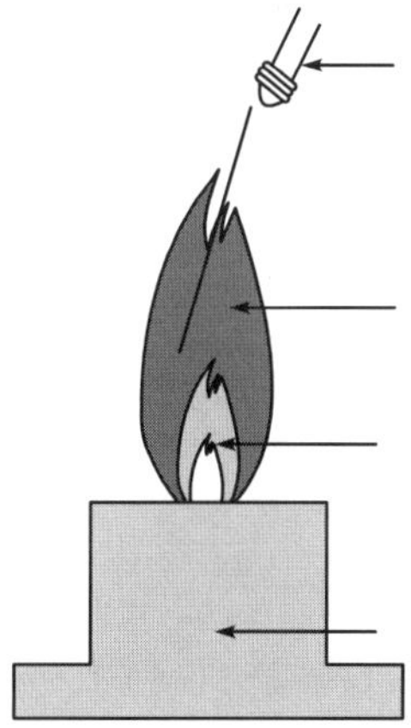

[그림 2-1] 백금이의 멸균법

2) 전기식 화염멸균(Bacti−cinerator)

전기식 멸균장치(Bacti-cinerator)의 장점

① 화재가 발생할 염려가 없다.

② 장시간 사용해도 일산화탄소, 이산화탄소로 인한 공기오염이 없다.

③ 실내온도가 많이 상승하지 않는다.

④ Bacti-cinerator에 붙은 진균, 결핵균 등으로 공기 오염을 방지할 수 있다.

이상과 같은 장점이 있어 clean bench 등의 특수한 장치 내에서 실시하는 미생물검사, 가스배관이 없는 장소, 좁은 방에서 실험할 때 적합하다. 단점으로는 가스버너 보다 멸균 시간이 길고, 시험관 입구, flask 입구 등이 잘 멸균되지 않는다.

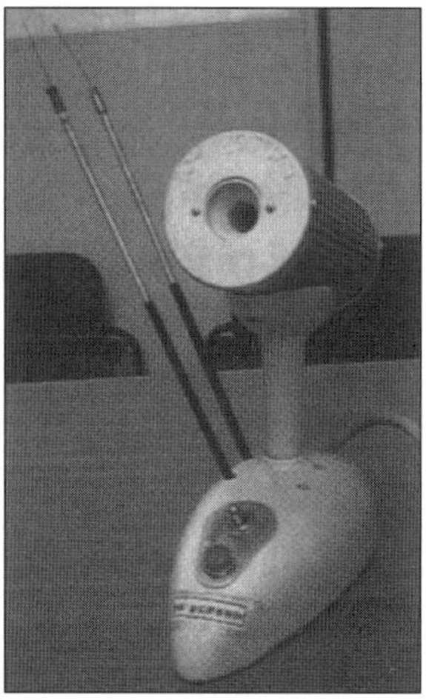

[그림 2−2] Bacti−cinerator 멸균 장치

3) 건열멸균(Dry heat sterilization)

건열멸균기 속에서 160~180℃로 1~2시간 작용시켜 멸균하는 방법으로 유리 기구(heat, beaker, pipette, 외과용 수술기구)등을 멸균할 때 사용한다. 전원을 끄고 멸균기 내의 온도가 90℃ 이하로 떨어지면 멸균기의 문을 열

어 내용물을 꺼낸다. 멸균 tape 등을 이용하면 멸균효과의 판정은 용이하지만, 솜마개를 한 시험관이나 유리 기구를 싼 종이색이 약간 누런색을 띠면 멸균 tape를 사용하지 않아도 멸균을 확인할 수 있다.

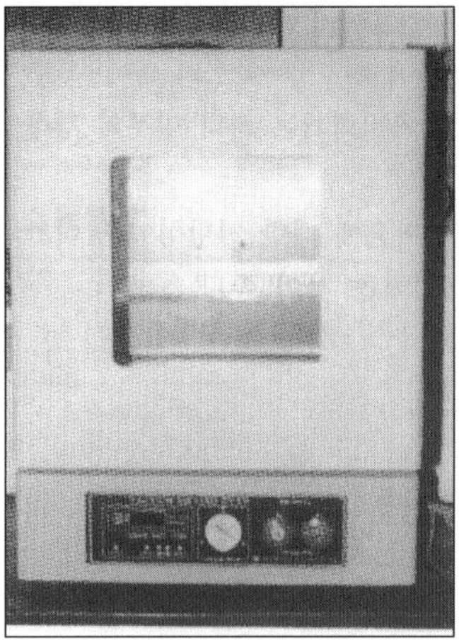

[그림 2-3] 건열 멸균기(Dry oven)

4) 자비소독(sterilization by boiling)

완전멸균을 기대할 수 없는 방법으로 영양형 세균은 열에 의하여 짧은 시간에 사멸되므로 널리 사용된다. 사용할 때는 Schimmerbush 소독기가 이용되며 핀셋, 주사기, 가위, pipette, 유발(mortar) 등의 소독에 이용된다. 끓는 물(100℃)에서 15분간 넣어 두면 충분하다. 소독기 내의 물에 탄산나트륨을 넣어 두면 소독 효과가 높아질 뿐 아니라 녹이 스는 것을 방지한다. 이 방법으로는 아포(spore)는 사멸되지 않는다.

5) 고압증기 멸균법(Autoclave)

압력을 가하여 121℃에서 15분간 7kg의 압력으로 소독하여 원형질을 응고시켜 아포를 포함한 모든 미생물을 빠른 시간 내에 사멸시키는 가장 효과적이고 독성이 없고 경제적인 방법이다.

고압증기 멸균법에 열원으로 수증기를 사용하는 이유는 열용량이 크고, 일정온도에서 쉽게 열을 방출하며, 청결하고 무취·무해하여 사용하기 편리하다. 또한 미세한 공간에도 침투성이 좋고 수증기도 대량으로 발생시킬 수 있고 발생 비용도 싸다.

고압증기 멸균은 피멸균물의 재질 및 양에 따라 그 멸균시간이 달라진다. 예를 들어 린넨 꾸러미 같은 두껍고 부피가 큰 물품들의 증기 침투는 금속 또는 유리기구들의 표면멸균에 비해 긴 시간이 요구된다[표 2-5].

멸균해야 할 물질들과 품목들은 열에 대한 감수성이 다양하다. 유리와 금속과 같은 물질들은 열에 매우 잘 견디지만 옷, 고무 및 플라스틱 제품은 손상될 수 있다.

[표 2-5] 공기와 고압에 따른 온도의 변화

Gauge Pressue lb	Pure stream, completeair discharge		Two-thirds air discharge, 20-in. vaccum		One-half air discharge, 15-in. vaccum		One-Thirds air discharge, 10-in. vaccum		No air discharge	
	℃	⁰F	℃	⁰F	℃	⁰F	℃	⁰F	℃	⁰F
5	109	228	100	212	94	202	90	193	72	162
10	115	240	109	228	105	220	100	212	90	193
15	121	250	115	240	112	234	109	228	100	212
20	126	259	121	250	118	245	115	240	109	228
25	130	267	126	259	124	254	121	250	115	240
20	135	275	130	267	128	263	126	259	121	250

[표 2-6] 압력과 온도와의 관계

Steam Pressure lbs./sq./in	Temperature		Steam Pressure lbs./sq./in	Temperature		Steam Pressure lbs./sq./in	Temperature	
	℃	⁰F		℃	⁰F		℃	⁰F
0	100.0	212.0						
1	101.9	215.4	11	116.4	241.5	21	126.9	260.4
2	103.6	218.5	12	117.6	243.7	22	127.8	262.2
3	105.3	221.5	13	118.8	245.8	23	128.7	263.7
4	106.9	224.4	14	119.9	247.8	24	129.6	265.3
5	108.4	227.1	15	121.0	249.8	25	130.4	266.7
6	109.8	229.6	16	122.0	251.6	26	131.3	268.3
7	111.3	232.2	17	123.0	253.4	27	132.1	269.8
8	112.6	234.7	18	124.1	255.4	28	132.9	271.2
9	113.9	237.0	19	125.0	257.0	29	133.7	272.7
10	115.2	239.4	20	126.0	258.8	30	134.5	274.1

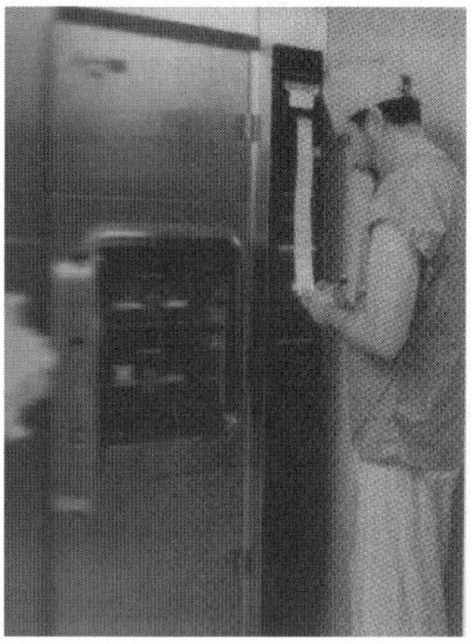

[그림 2-4] 현대식 고압증기 멸균장치

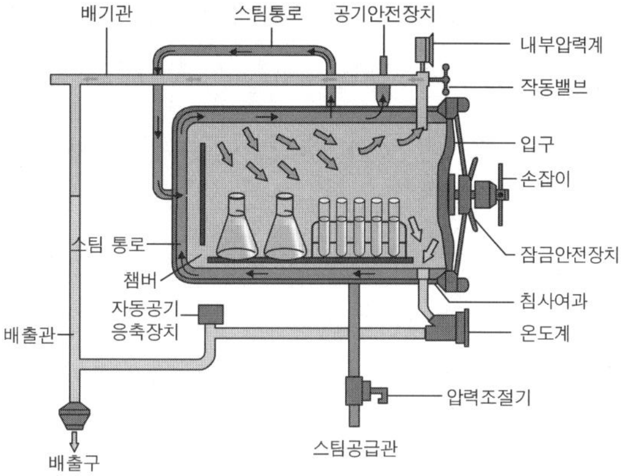

[그림 2-5] 고압증기 멸균장치의 내부 구조와 원리

1 고압증기 멸균의 장점은

① 피멸균물에 잔류 독성이 없다.
② 포자까지 사멸시키는데 시간이 짧게 걸린다.
③ 멸균진행 과정을 감시할 수 있다.
④ 멸균비용이 저렴하다.
⑤ 대량으로 멸균시킬 수 있다.
⑥ 멸균 효과가 변화되지 않는다.

반면에 단점은 100℃ 이상의 온도에서 견딜 수 없는 물품과 젤라틴으로 만들어진 약제용 캡슐과 같이 물기가 닿으면 용해되는 것 또는 수증기가 통과하지 못하는 분말, 모래, 부식되기 쉬운 재질, 예리한 칼날들은 멸균할 수 없다.

멸균된 물건의 유효기간은 천으로 싼 것이 1주일 정도이고 멸균팩한 것은 2개월 정도까지 간다. 이·미용 기구, 의류, 약액 등의 멸균에 이용된다.

2 고압증기 멸균기에 의한 멸균의 확인 방법

① 고압증기 멸균기에 부착된 계량기로 확인하는 물리적 방법
② 화학적 지시계를 이용한 화학적 방법
③ 생물학적 지시계를 이용한 생물학적 방법

위의 3가지 중 하나만 가지고 멸균 여부를 확인하는 것은 위험스럽다. 적어도 2가지 이상은 확인하여야 한다.

3 멸균이 완료된 후 멸균시킨 물건들을 꺼낼 때의 주의사항

① 멸균이 완전히 끝난 후에 문을 열어야한다.
② 멸균 후에 시간이 지연되면 바깥 공기에 의한 오염이 일어날 수 있으므로 가능한 빨리 멸균물을 꺼낸다.
③ 멸균물이 뜨거우므로 화상방지 및 재오염 방지를 위하여 멸균된 두꺼운 목장갑, 수건을 이용한다.

6) 간헐멸균(Intermittent sterilization)

고압가열에 의해 변성되기 쉬운 불안정한 물질을 함유한 배지 등의 멸균은 Koch의 멸균기를 사용한다. 이것은 상압에서 100℃ 이상은 되지 않기 때문에 내열성 포자를 사멸하기 어렵다. 따라서 1일 1회 100℃에서 30분씩 3일간 증기멸균하면 첫날 균으로 살아남은 포자는 발아하여 저항성이 약해져 다음날 상압멸균에 의해 멸균된다. 아포 발아가 적당한 온도는 실온이며, 실온에서 1시간이 요구된다. 가열온도가 100℃ 경우는 Koch 솥이 이용되고, 100℃ 이하는 water bath, 혈청응고기(inspissator)가 이용된다.

7) 응고멸균(Inspissation)

계란, 혈청단백 등의 배지가 열에 의하여 응고되면서 균도 사멸시키는 작용을 이용하는 것으로 보통 배지가 끓지 않는 온도는 80~90℃에서 약 1시간 소독한다(Ogawa 배지, Loeffler serum 배지 등).

8) 여과멸균(Filtration for sterilization)

여과에 의한 멸균은 세균과 같은 미세한 물질의 투과를 저지시키고, 열에 의하여 쉽게 변질 또는 파괴되는 동물의 혈청, 효소액, 당액, 우유, 특수 배지 등의 액체성 물질은 여과기를 통과시켜 미생물을 분리 제거하는 방법이다.

여과기 종류에는 규조토로 만든 Berkeld 여과기, Deaolin 및 규사로 만든 Chamberland 여과기, 석면으로 만든 Seitz 여과기 등이 있으며 최근 널리

이용되고 있는 인조막 여과기가 있다. 인조막 여과기는 celluose acetate 또는 cellulose nitrate로 만든 여과판을 이용하여 조작이 간편하고 사용목적에 따라 여과공의 크기를 선택하여 사용할 수 있어 널리 이용되고 있다. 실험실에서 milipore 여과기를 흔히 사용한다. 여과기를 이용하여 세균과 바이러스의 분리, 여과지에 형성되는 집락수의 계산 등에도 응용되고 있다.

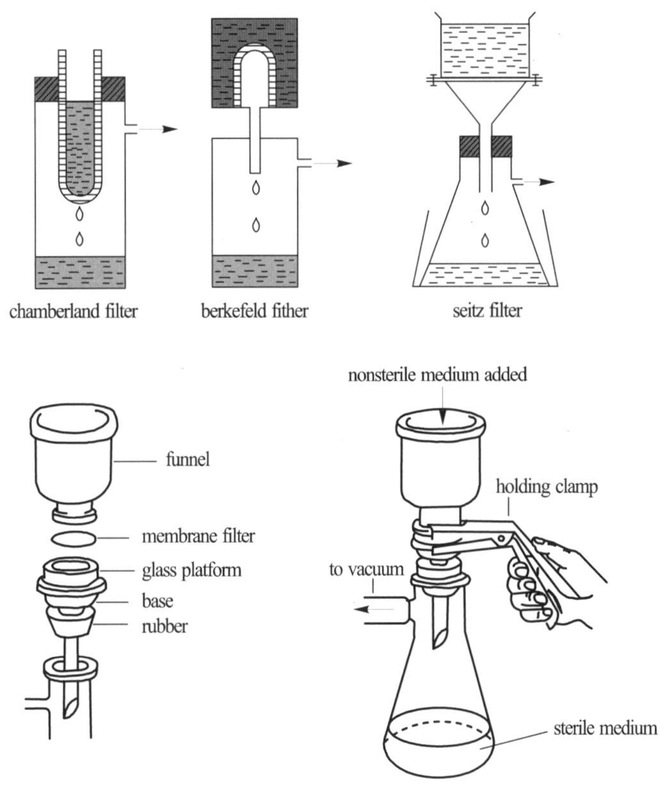

[그림 2-6] 여과 멸균 장치

9) 자외선 조사(Sterilization ultraviolet radiation)

멸균조작이 간편하고 용이하기 때문에 여러 가지 물체를 멸균하는데 이용될 수 있지만 자외선의 투과력이 현저히 약하여 이용에 제한을 받는다. 살균력을 나타내는 자외선의 파장은 2500~2650Å에 속하며 실험실, 무균실, 수술실의 바닥, 벽, 공기 등을 멸균하는 데는 2538Å의 자외선(ultra-violet lamp)을 이용하고 있다.

7. 소독과 관련된 법규 및 방법

제4조 【공중위생영업자의 위생관리의무 등】

제1항 : 공중위생영업자는 그 이용자에게 건강상 위해요인이 발생하지 아니하도록 영업 관련 시설 및 설비를 위생적이고 안전하게 관리하여야 한다.

제4항 : 미용 업을 하는 자는 다음 각 호의 사항을 지켜야 한다.

- 미용기구는 소독을 한 기구와 소독을 하지 아니한 기구로 분리하여 보관하고 면도기는 1회용 면도날만을 사용하고 손님 1인에 한하여 사용할 것.

  이 경우 미용기구의 소독기준 및 방법은 보건복지부령으로 정한다.

제5조 【이용기구 및 미용기구의 소독기준 및 방법】

- 자외선 소독 : 1㎠당 85㎼ 이상의 자외선을 20분 이상 쬐어준다.
- 건열멸균 소독 : 섭씨 100℃ 이상의 건조한 열에 20분 이상 쐬어준다.
- 증기소독 : 섭씨 100℃ 이상의 습한 열에 20분 이상 쐬어준다.
- 열탕소독 : 섭씨 100℃ 이상의 끓는 물에 10분 이상 끓인다.
- 석탄산수 소독 : 석탄산수(석탄산 3%, 물 97%의 수용액)에 10분 이상 담가둔다.
- 크레졸 소독 : 크레졸 수(크레졸 3%, 물 97%의 수용액)에 10분 이상 담가둔다.
- 에탄올 소독 : 에탄올 수용액(에탄올이 70%인 수용액)에 10분 이상 담가두거나 에탄올 수용액을 머금은 면 또는 거즈로 기구의 표면을 닦아준다.

chapter 3. 감염병 관리

3-1 감염병과 역학

1. 역학의 정의

현대의학의 대부분이 그러하듯이 서양에서 발생한 뒤 오랜 기간을 거쳐 보건의료분야에서 하나의 독립적인 학문으로 정립된 응용과학인 역학의 어원은 의성 Hippocrates(B.C, 460~377)의 저서인 Epidermic에 loges를 붙인 합성어로서 감염병의 집단적인 발생을 의미한다.

역학의 발전이 감염병(감염병)이 창궐했던 시대에 이를 예방하고 관리할 목적으로 발달되어 온 학문이기 때문에 1910년대까지의 역학연구의 내용은 감염병(감염병)이 대부분이었다. 역학이 현대적인 개념과 영역으로 정립되기 시작한 것은 1930년대 후반으로, 역학의 범위가 감염병(감염병)에 한정되지 않고 비감염성 질환을 포함한 모든 생리적 상태와 이상상태의 집단발생으로까지 확대 적용되고 있다.

따라서 역학의 정의는 역학자가 역학의 역할 중 어느 부분을 강조하느냐에 따라 혹은 얼마나 포괄적으로 표현하느냐에 따라 조금씩 다르다.

MacMahon & Pugh는 '인간집단에 발생하는 질병빈도의 분포와 이들의 결정요인에 관한 연구"라고 정의하였으며, Clark는 "역학은 개인의 집합체인 인간사회에서 일어나는 질병, 불구, 무능력 또는 사망의 발생과 분포에 영향을 주는 여러 가지 요인을 연구하는 학문"이라고 정의하였다. 한편, 역학회에서 공식적으로 발표한 정의를 보면 "역학은 질병, 결손, 불능의 자연사에 관한 지식 혹은 학문이다(미국 역학회)", "역학은 인간집단 내에 발생하는 질병의 빈도와 분포를 결정하는 요인들에 관하여 연구하는 학문이다(국제 역학회)" 등으로 나타내고 있다.

이와 같이 서로 다른 표현은 하고 있으나 그 내용은 거의 같다는 것을 쉽게 알 수 있다. 이들의 정의 중에서 공통적인 특성을 종합해 보면

첫째, 인간집단이 주된 연구대상이며,

둘째, 집단성원들 중 건강에서 사망에 이르기까지 발생하는 모든 사건의 자연사와 이 사건의 변수별 분포 및 이 분포의 결정요인들이 연구과제가 되며, 셋째, 인간집단의 건강증진을 위한 수단을 개발하는 것이 궁극적인 목적이라는 것이다.

2. 역학의 역할과 활용

1) 기술적 역할

기술적 역할은 의도적 설계나 조작 없이 기존자료나 수집한 자료를 분석하여 역학적 해석을 붙여 기술하는 것을 말한다. 이러한 역학의 역할은 질병이나 건강수준 등의 연령별, 지역적, 계절적, 시기적인 분포 등을 기술하는 것을 말하며 역학의 가장 기본적인 역할이다. 이런 자료는 질병의 원인을 찾는 가설을 제공하기도 하며 질병이나 건강수준의 시간적 흐름에 따르는 변화 등을 파악할 수 있도록 한다. 또한 질병의 자연사를 기술하여 임상의사들에게 2차 예방의 논리적 근거를 제공하며 원인규명을 위한 연구방향을 결정하는데 도움을 주기도 한다.

2) 원인 규명의 역할

질병 발생의 원인이나 유행의 원인을 찾아내는 것으로 역학의 가장 중요한 역할이라 할 수 있다. 첫 번째 원인규명의 역할은 잘 알려져 있지 않은 질병의 원인과 전파기전을 밝혀내는 일이다. 그 질병의 원인을 알아야만 백신개발이 가능하고, 또 때로는 그 전파기전을 알고 있어야 그 전파의 차단이 가능하기 때문이다. 두 번째 원인규명의 역할은 이미 그 원인과 전파기전이 잘 알려진 질병의 유행발생 원인을 찾아내어 그 이상의 만연으로 인한 손실을 막기 위한 것이다.

3) 연구 전략 개발의 역할

의학이나 보건학에서는 연구 대상이 인간이기 때문에 실험적인 방법은 윤리적인 면에서 큰 제약을 받고 있다. 그러므로 사람의 건강에는 전혀 영향을 미치지 않으면서도 어떤 특정요인의 존재나 부재가 건강에 미치는 결과를 명백히 증명해 줄 수 있는 도덕적 측면에서 사람에게 허용될 수 있는 연구방법의 개발이 필요하다.

4) 질병 유행 발생의 감시 역할

질병의 유행과 확대를 방지하려면 항상 질병의 이상상태를 감시하여야만 가능하다. 질병 감시에 이용되는 자료는 법정 감염병의 신고, 국·공립연구소 검사자료, 병원의무기록, 현지조사 및 기타 연구자료 등 여러 곳에서 얻을 수 있다.

5) 보건사업의 평가의 역할

보건사업의 필요성을 측정하고 사업의 효율성 및 사업 수행 후 그 결과를 평가하는데 있어서 역학적 원리와 방법론이 크게 기여해 왔다. 이 분야는 Omran에 의해 작전역학이라고 불리며 이 역할은 ① 보건사업의 필요도를 측정 평가하고, ② 새로 도입될 사업계획 및 설계에 대한 평가, ③ 사업의 진행과정과 그 효율성에 대한 평가, ④ 실제 그 사업에 의해 얻어진 효과에 대한 평가로 구성된다.

3. 감염병의 발생 과정

1) 질병 발생의 다인설

질병은 단일한 요인에 의해서 발생하지 않으며 복잡한 요인들의 상호작용에 의한 것이라는 질병발생의 다인설이 받아들여지고 있다. 질병 발생의 다인설에는 삼각형 모형설, 수레바퀴 모형설, 원인망 모형설이 있다.

(1) 역학적 삼각형(Epidemiologic triangle) 모형

건강과 질병은 숙주, 병인, 환경 등의 상호작용에 의하여 결정되며 인간인 숙주의 생활 행태, 연령, 성, 민족적 특성, 방어기구, 체질과 유전, 심리적, 생물학적 특징 등과 병원체인 병인 사이에 균형이 깨어질 때 질병이 발생한다고 본다. 환경은 물리・화학적, 생물학적, 사회적, 문화적, 경제적 환경을 통틀어 말하며, 인간과 병인 사이에서 지렛대 역할을 한다[그림 3-1]. 인간이 우세하거나 환경이 인간에게 유리하게 작용하면 건강이 증진되고, 병인이 우세하거나 환경이 인간에게 불리하게 작용하면 평형이 파괴되어 건강이 저해되고 질병이 되며, 이 삼자가 평형을 이룰 때 건강을 유지하게 된다. 이들 3요소는 인간이 질병에 이환되는 것을 설명하는데 있어서 질병에 따라 세 가지 요소가 차지하는 비중은 다르나 질병발생을 설명하는데 좋은 모형이다. John Gordon의 Lever Theory가 대표적이다.

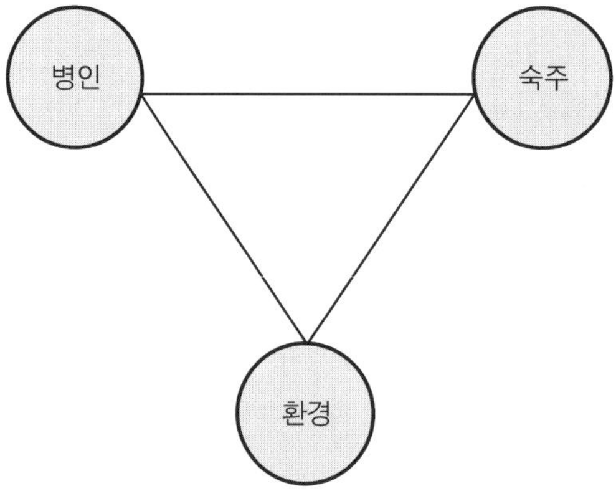

[그림 3-1] 질병 발생 역학적 삼각형 모형

이모형은 감염병의 발생에 잘 맞는 장점이 있는 한편 선천성 질환 등 유전적 소인이 있는 질병이나 많은 비감염성 질환의 발생을 설명하는 데는 한계가 있다.

(2) 원인망(거미줄, Wheel wed of causation) 모형

이 모형은 MacMahon과 그 동료들이 제창한 것으로 질병은 발생이 한 가지 원인에 의해서는 이루어지지 않으며 병원체의 존재하에 그 질병의 발생과 관계되는 여러 가지 복합한 원인들이 서로 거미줄처럼 얽혀 있다는 질병 발생의 다인설이다. 따라서 이러한 복잡한 원인 요소의 망 중 가능한 몇몇 단계에서 차단을 하면 해당 질병을 예방할 수 있으며, 비감염성 질환의 발생을 이해하는데 효과적이다.

(3) 수레바퀴(Wheel) 모형

질병 발생 과정에 대한 인간과 환경과의 상호관계를 설명하려는 또 하나의 모형은 수레바퀴 모형이다. 수레바퀴의 중심 부분은 숙주가 되며 다시 중심 부분의 핵심은 인간의 유전적 요인이 차지한다. 숙주를 중심으로 그 밖을 외적 요인인 생물학적, 사회적, 물리적인 환경이 싸고 있다.

이 모형에서 질병의 발생에 기여하는 비중은 질병에 따라서 다르다. 예로 유전성 질환인 경우는 핵심 부위에 있는 유전적 요인이 큰 비중을 차지하며, 감염성 질환은 적은 비중을 차지한다[그림 3-2].

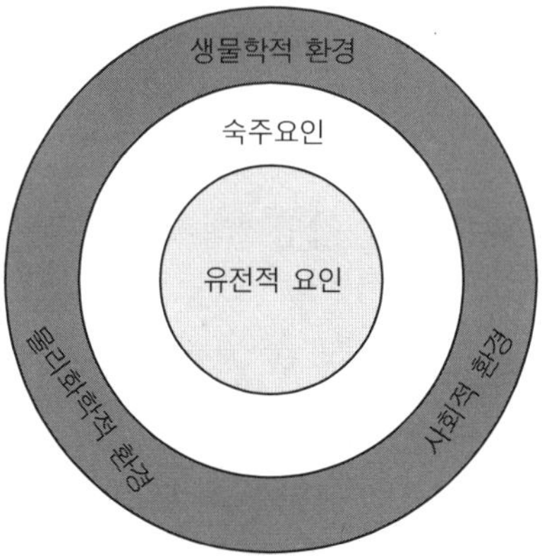

[그림 3-2] 숙주와 환경 사이의 상호작용에 관한 수레바퀴의 모형

2) 감염병의 생성 과정

일반적으로 감염병이 유행을 하려면 병원체, 환경 및 숙주의 3요소가 상호 관련되며, 이를 좀 더 세분화 해보면 병원체 - 병원소 - 병원소로부터 병원체의 탈출 - 전파 - 새로운 숙주로의 침입 - 숙주의 감수성의 6개 요소가 연쇄적으로 작용한다. 이 6개 요소 중 어느 한 가지만 차단되어도 감염병은 발생되지 않는다.

(1) 병원체(Causative agent)

병원체는 감염병을 일으키는 병인으로, 바이러스(소아마비, 유행성 일본뇌염, 인플루엔자, 홍역, 유행성 이하선염, 광견병), 리케차(Rickettsia : 발진티푸스, 발진열, 양충병 등), 세균(구균, 간균, 나선균, 방선균), 진균(버섯, 효모, 곰팡이 등), 스피로체타, 원충 등을 들 수 있다. 어떤 미생물이 어떤 특정한 병의 병원체가 되기 위해서는 ㉠ 발병 중에는 언제나 그 병의 병변부에서 그 미생물이 발견되는 점, ㉡ 그 미생물은 그 병에 한해서 발견되는 점, ㉢ 순수 배양을 해서 채집된 그 미생물을 대를 거듭해서 배양한 후 다시 그것을 건강체에 접종했을 때 전과 같은 병이 발현되는 점, ㉣ 면역학적으로 보아 그 미생물이 항원이 되어 혈청 속에 항체를 생기게 하는 점 등의 조건이 만족되어야 한다.

[1] 병원체의 종류

병원체는 질병 발생에 핵심적 역할을 하는 부분이다. 병원체의 종류를 특성별로 분류하면 영양소, 외인성 화학물질, 내인성 화학물질, 유전적 소인, 물리적 요인 생물병원체가 있으며 생물병원체는 단세포인 바이러스로부터 다세포인 기생충에 이르기까지 매우 다양하다. 감염병을 일으키는 생물병원체와 관련되는 주요 감염병의 종류는 다음과 같다.

① 세균(Bacteria) : 육안으로 직접 관찰할 수 없는 작은 생물로 단세포로 형태에 따라 3종류로 구분하다.

- 간균 : 막대 모양으로 장티푸스, 디프테리아, 결핵균 등이 이에 속한다.
- 구균 : 형태가 원형으로 폐렴균, 임균, 포도상 구균, 연쇄상구균 등이

속한다.

- 나선균 : S자형 또는 나선형인 구균을 총칭하여 콜레라균이 이에 속한다.

② Virus : 병원체 중에서 가장 작아 전자현미경으로만 볼 수 있고 열에 약하다. DNA와 RNA 중 하나만 가지고 있으며, 살아 있는 조직세포 내에서만 증식하며 자기 여과기를 통과하기 때문에 여과성 병원체라고 한다. AIDS, 폴리오, 일본뇌염, 인플루엔자, 홍역, 유행성 이하선염, 광견병 등과 관련된다.

③ Rickettisia : 세균과 바이러스의 중간 크기로 세균과 유사한 화학적 성분을 가지고 있으며 화학요법제에 대해 감수성이 있는 점이 바이러스와 다르다. 발진티푸스, 발진열, 쯔쯔가무시 병, 록키산 홍반열을 일으킨다.

④ 진균 또는 사상균(Fungus) : 진균은 아포형성 식물로서 광합성이나 운동성이 없는 생물로 버섯, 곰팡이, 효모 등을 예로 들 수 있으며 무좀 등 피부병 등을 일으킨다. 사상균의 대표적인 예로는 Penicillum을 들 수 있으며 이로부터 항생물질인 페니실린을 만든다.

⑤ 기생충(Parasite) : 말단세포 동물로서 대체로 중간숙주에 의해 전파되며, 면역이 생기는 일이 드물며 적합하지 못한 조건에서도 장기간 생존이 가능하다. 대표적인 질환으로는 말라리아, 아메바성 이질, 아프리카 수면병 등이 있다.

⑥ 후생동물(Metazoa) : 단세포 원생동물을 제외한 모든 동물에 대한 총칭으로, 많은 세포로 이루어져 있다. 육안으로 볼 수 있으며 크기와 형태가 다양하다. 회충, 십이지장충 등이 있다.

2 감염력(Communicabilily), 병원성(Pathogenesis), 병독성(Virulence)

병원체가 숙주의 체내에 자리 잡고 발육 또는 증식하여 조직반응이 나타나는 것을 감염이라고 하며 감염의 결과 숙주가 병적인 이상 현상을 나타내는 것을 발병이라고 한다.

감염력(감염력 : Communicabilily)은 감염을 일으킬 수 있는 최소량의 수로서 나타내며, 병원성(병인성 : Pathogenesis)이란 감염된 숙주에게 질병을 일으킬 수 있는 능력을 말하며, 병독성(독력 : Virulence)이란 병원체가 숙주에 대하여 심한 질병을 일으키게 하는 능력, 즉 질병의 중등도를 나타낸다.

(2) 병원소(Reservoir of infection)

병원소란, 일종의 감염원으로 병원체가 증식하며 생존을 계속하여, 다른 숙주에게 전파될 수 있는 상태로 저장되는 장소를 말하며, 감염원 중에서도 궁극적인 감염원이라 할 수 있다.

병원소의 종류는 인간 병원소(환자-현성, 불현성 감염자, 보균자), 동물병원소, 토양이 있다. 병원체가 생존하고 증식하기 위해서는 병원체 나름대로 특정한 병원소를 필요로 한다.

1 **환자 및 보균자**

병원균이 사람 몸에 침입하였을 때 증상의 정도는 대단히 다양하다. 심한 경우에는 사망에서부터 감염을 느끼지 못할 정도로 가벼운 불현성 감염에 이르기까지 감염의 경중에는 넓은 차이가 있다.

① 현성감염(유증상자) : 병원체가 숙주의 체내에 침입하여 질병을 일으키는 경우를 감염이라고 하며, 환자는 병원체에 감염되어 자각적 또는 타각적으로 임상적인 증상을 보인 사람을 말한다. 역학적인 면에서 질병에 이환되어 있는 것을 쉽게 인지할 수 있어 관리가 수월하다. 그러나 홍역과 같은 감염병은 현성 감염자만 감염원으로 작용하나 감염성이 아주 강한 특성이 있다.

② 불현성 감염(무증상자) : 어떤 질병에 감염되어 숙주 내에서 병원성 미생물이 증식은 하나 임상적인 증상이 나타나지 않은 것으로서 미생물학 및 면역학적 방법에 의해서만 발견이 가능하다. 이는 감염병 관리상 대단히 중요하게 다루어져야 한다. 그 이유는 첫째, 상당히 많은 질병에서 불현성 감염이 현성 감염보다 훨씬 많기 때문에 이를 알지 않고서는 질병의 규모와 발생 양상을 정확하게 파악할 수 없다는 것이다.
둘째는 불현성 감염환자라도 현성 감염환자와 마찬가지로 감염력이 있다는 것이다. 현성감염환자는 임상적인 증상으로 인해 활동력이 줄어들고 질병에 감염되었다는 사실이 외부로 나타나므로 남에게 감염시킬 기회가 그만큼 적은 데 반하여 불현성 감염환자는 감염되었다는 사실이 외부로 나타나지 않고 활동력도 건강한 사람과 차이가 없으므로 전할 기회가 훨씬 많기 때문이다.

③ 보균자(Carrier)의 역학적 의미와 종류 : 병원체를 체내에 가지고 있으면서 임상적인 증상 없이 병균을 배출하여 감염원으로 작용하는 감염자를 말한다. 따라서 보균자의 발견과 처치는 감염병 관리상 매우 중요하다. 감염병 예방법에서는 병원체 보유자라는 말을 사용하여 환자에 준한 것으로 취급하는데, 일반적으로 보균자를 넓은 의미로 해석하여 병원체 보균자와 같은 의미로 다루고 있다. 보균자는 몇 가지 유형으로 나눌 수 있다.

- 잠복기 보균자 : 어떤 질환에 감염된 후 임상적인 증상이 나타나기 전인 잠복기간 중에 병원체를 배출하는 경우이다. 디프테리아, 홍역, 백일해, 유행성이하선염, 폴리오 등이 해당된다.
- 회복기 보균자 : 임상증상이 모두 없어졌다 하더라도 체내의 일부에 병원체가 남아 있어서 환자가 계속 균을 배출하는 경우이다. 이런 경우에는 병후 보균자라고도 하며, 특히 장티푸스에 가장 많고 파라티푸스, 티프테리아, 이질 등에도 있다.
- 건강 보균자 : 감염되어 증세를 보이지 않는 불현성 감염으로 보균자가 되는 경우이다. 이것을 불현성 감염보균자라고 하며 외

관상 건강한 사람과 다름없으나 병원체를 배출하는 보균자로서 티프테리아, 폴리오, 일본뇌염 등에서 볼 수 있다.

2 동물 병원소

동물이 병원체를 가지고 있다가 인간숙주에게 감염시키는 감염원 역할을 하는 경우이며, 사람과 가축에 공통적으로 옮기는 질병을 통칭하여 인수공통감염병이라고 한다. 이 경우 척수동물이 병원소의 역할을 하게 된다. 해당 동물과 감염병은 다음과 같다.

- 쥐 : 페스트, 살모넬라증, 서교증, 발진열
- 소 : 결핵, 탄저, 파상열
- 개 : 광견병, 톡소플라스마증
- 돼지 : 일본뇌염, 탄저, 살모넬라증, 렙토스피라증, 파상열
- 고양이 : 살모넬라증, 톡소플라스마증
- 양 : 탄저, 파상열

3 토양

토양은 진균류의 병원소로서 작용하는데, 파상풍과 hisplasmosis, blatomycosis 등이 이에 해당된다.

(3) 병원체의 탈출

병원소에서 증식한 병원체는 그 병원소에서 탈출한 기회를 가져야만 계속 생존할 수 있다. 이 때 그 탈출경로는 균에 따라서 다양하여 탈출경로는 다음과 같이 5가지로 분류된다.

1 호흡기계 탈출

호흡기계 감염병이 주가 되며 병원체가 코, 비강, 인후기도, 기관지, 폐, 기침, 재채기 등을 통하여 전파된다. 해당 감염병으로는 폐결핵, 폐렴, 천연두, 수두, 백일해, 홍역 등이 있다.

2 소화기계 탈출

위장관을 통한 탈출로 소화기계 질환 병원체가 주가 되며 분변이나 토사

물을 통해 탈출 전파된다. 콜레라, 장티푸스, 세균성 이질, 폴리오 등이 해당된다.

3 비뇨기계 탈출

주로 소변이나 생식기 분비물을 통하여 배출된다.

4 기계적 탈출

말라리아, 발진티푸스, 발진열 등이 이에 해당되며 곤충의 흡혈에 의해 그리고 주사기를 통해 탈출된다.

5 개방병소로 직접 탈출

신체 표면의 농양, 피부병 등의 상처부위를 통해서 병원체가 직접 탈출하는 것을 말하며 나병이 그 대표적인 예이다.

(4) 감염병의 전파 방식(Mode of transmission)

병원소로부터 탈출한 병원체는 다른 숙주에게 감염을 시켜야만 성장 및 증식이 가능하다. 탈출한 병원체가 새로운 숙주에 운반되는 과정을 전파라고 하며 크게 직접전파와 간접전파가 있다.

1 직접 전파

감염균이 감염된 숙주나 병원소로부터 새로운 숙주에게 직접 전파되는 경우로서 신체적 접촉(성병, 나병)이나 기침, 재채기 등으로 인한 비말감염(감기, 홍역, 결핵)이 여기에 해당된다.

2 간접 전파

배출된 병원체가 병원소 밖에서 오랫동안 생존할 수 있어야 전파된다. 병원체와 숙주 간에 밀접한 관계없이 중간 매체를 통해 숙주에게 전파되는 경우이며 대부분이 세균감염이다. 매개체는 무생물인 비활성 매체와 활성 매체로 나눌 수 있다.

① 비활성전파 : 병원체가 식품, 물, 생활용구, 완구, 수술기구 등 무생물에 의한 전파를 말한다. 소화기계 감염병의 전파체로서 식품의 관리

는 감염병 관리에 있어서 매우 중요하며 기생충 질환도 식품을 매개로 하여 대부분 감염되고 있다. 물은 수인성 감염병 관리에 매우 중요하다. 개달물에 의한 감염병의 전파를 개달물 감염이라 하며, 완구의 수입 등으로 검역상의 문제가 발생하는 경우가 있다.

② 활성 전파 : 활성전파체는 보통 매개곤충으로 이, 벼룩, 모기, 진드기 등의 절지동물이 대표적이다. 단지 가교역할만 하는 기계적 전파와 매개곤충의 숫자적인 증식 및 형태적 변화를 하는 생물학적 전파가 있다. 생물학적 전파는 병원체가 매개곤충 내에서 성장이나 증식을 한 뒤에 전파되는 경우로써 매개곤충 자체가 전파과정에서 생물학적으로 중요한 역할을 담당하게 된다. 병원체가 매개곤충에게도 피해를 입히는 경우를 장관감염 전파라고 한다.

③ 공기 전파 : 재채기, 기침, 대화 시에 환자의 코와 입으로부터 생성된 비말 핵에 의해 전파되는 경우를 말한다. 또한 토양이나 생활환경으로부터 비산된 먼지에 의해서 전파되는 경우도 있다.

(5) 새로운 숙주로의 침입

병원성 미생물이 숙주의 표면장벽을 뚫고 침입하였을 때 감염이 시작되었다고 할 수 있다. 병원체의 침입양식은 병원체가 병원소로부터 탈출하는 경로와 대체로 일치한다. 호흡기계 감염병은 호흡기례로 침입하고 소화기계 감염병은 경구 침입을 하고 비뇨생식기계, 점막 및 피부 등을 통해서 침입된다.

(6) 숙주의 저항력

숙주 내에 병원체가 침입하였다고 해서 모두가 감염이 되거나 발병하는 것은 아니다. 숙주의 저항력이 감염이나 발병여부에 크게 작용한다. 저항력에는 특정한 병원체에 국한되지 않고 전반적인 저항력을 말하는 비특이적인 저항력과 특정한 병원체에 대한 저항력인 특이적 저항력이 있는데 특이적 저항력은 면역이라 한다.

1 감수성

숙주에 침입한 병원체애 대하여 감염이나 발병을 막을 수 없는 상태를 감수성이라 한다. 감수성에 대하여 Gottstein은 접촉에 의하여 전파되는 급성 호흡기계 감염병의 경우에 그 질환에 폭로되었던 적이 없는 미감염자가 병원체에 접촉되어 발병하는 율이 대체적으로 일정하다고 하였는데 이를 감수성지수라고 하였으며, 이를 De Rudder는 %로 나타냈다. Rudder의 감수성 지수는 두창과 홍역 95%, 백일해 60~80%, 성홍열 40%, 디프테리아 10%, 폴리오 0.1% 이하로서 두창과 홍역이 가장 높고 폴리오가 가장 낮다.

2 면역

신체의 제3차 방어기전인 면역은 어떤 특정한 감염균에 대하여 자기 몸을 방어하며, 임상적인 증상을 없애거나 가볍게 하는 능력을 말한다. 면역에는 크게 보면 선천적 면역과 후천적 면역으로 구분한다.

① 선천면역 : 선천면역은 날 때부터 갖고 있는 자연 면역으로 종족(인종)간에 차이가 있는 경우와 개인 차이에 따라 면역이 형성되는 것을 말한다.

[표 3-1] 면역의 종류

<table>
<tr><td>선천적 면역</td><td colspan="3">인종, 종족, 개인적 특성에 따라 감수성이 다르다.</td></tr>
<tr><td rowspan="3">후천적 면역</td><td>능동면역</td><td colspan="2">자연능동면역 : 질병이완 후 얻어지는 면역(장티푸스, 성홍열, 백일해, 페스트, 두창, 홍역, 수두, 풍진, 유행성 이하 선염)</td></tr>
<tr><td>수동면역</td><td>인공능동면역
(접종에 의해
획득한 면역)</td><td>생균백신 : 폴리오, 홍역, 풍진, 결핵, 황열, 탄저, 공수병, 유행성 이하 선염
사균백신 : 백일해, 콜레라, 일본뇌염</td></tr>
<tr><td>수동면역</td><td>자연수동면역
인공수동면역</td><td>홍역, 폴리오 등의 태반면역, 모유면역
면역혈청 접종 후 얻어지는 면역</td></tr>
</table>

② 후천적 면역 : 병원체의 감염을 받아 질병을 앓거나 또는 불현성 감염으로 지나치는 경우, 백신 또는 독소의 접종을 받는 경우, 또는 면역 항체를 주사하여 후천적으로 얻는 면역을 말하며 특정한 항원, 즉

병원체에 대하여 특이적으로 작용하는 항체를 얻는다.

4. 감염병 예방과 관리

감염병은 예방하는 것이 가장 중요하며 효과적이다.

감염병은 생성 요인 중에서 하나만 완전히 제거하면 발생하지 않으며, 이들 요인 중에서 어느 요인을 제거하느냐는 각 질병의 특성에 따라 다르다. 따라서 감염병 발생 요인 중 하나를 제거하는 것이 감염병 예방의 원칙이다.

1) 병원소 제거

병원소의 종류에 따라 관리방법이 달라진다. 병원소가 가축일 경우는 예방접종을 하거나 도살시키는 방법을 사용하며, 이러한 방법은 브루셀라 병(Brucellosis)이나 우형결핵에서 성공적으로 적용되고 있다. 그러나 병원소가 야생동물일 경우는 위의 방법을 적용하기가 어려워진다.

병원소가 사람일 경우는 감염균이 존재하는 장기를 제거하거나(장티푸스의 만성보균자에서 담낭절제술 시행) 환자를 격리하거나 건강 격리하는 방법을 사용한다.

환자격리란 환자를 감염력이 있는 기간 동안 격리하는 것을 말한다. 그러나 이러한 방법이 효력을 발생할 수 없는 경우도 많다. 즉, 폴리오와 같은 현성 감염보다 불현성 감염이 더 많은 경우나 세대기가 잠복기보다 짧아 환자로 알려져 격리하기 전에 이미 다른 말은 사람에게 감염시켰을 경우에는 효력이 없다.

2) 감염 경로의 차단

전파과정을 단절하는 방법이란, 환경적인 요소를 개선시키려는 노력을 말한다. 오염된 물, 우유 또는 음식을 섭취함으로써 발생되는 질환은 상수도 및 우유의 소독, 음식물의 적절한 보관방법 등의 발달로 상당히 효과가 거두었으며 매개충의 매개로 인한 질환들도 매개충의 적절한 관리로 효과를 볼 수 있다. 그러나 이와 같이 환경을 개선한다는 것은 한 국가 또는 사회의 경제 상태와 직결되며, 상당한 시간과 노력과 경제적인 문제가 수

반된다. 환경조건의 개선으로 큰 효과를 볼 수 없는 것은 대개 호흡기 질환 특히 감기, 인플루엔자, 홍역 등이 있다.

3) 숙주의 면역 증강

숙주의 질병에 대한 저항력을 강화시키는 방법으로는 대개 인공능동면역을 사용한다. 인공능동면역 중에서 일반적으로 생균에 의한 것이 더 효과적이며 특히 천연두나 홍역 등의 예방주사는 상당히 효과가 있다.

그 외에 면역혈청이나 v-globulin을 단기적인 효과를 보기 위해서 사용하기도 한다.

3-2 감염병 분류

감염병은 발생률에 따라 크게 급성 감염병과 만성 감염병으로 나눌 수 있다. 급성 감염병은 만성 감염병에 비해 발생률이 높고 유병률이 낮은 것이 특징이다. 대부분의 감염병은 급성감염병이며 결핵, 한센병, 성병, 후천성면역결핍증 증은 만성감염병에 속한다. 인체로의 침입은 주로 소화기계, 호흡기계, 피부점막기계 등을 통하여 이루어진다. 소화기계 감염병은 식품이나 식수로 인하여 경구로 침입하며, 호흡기계 감염병은 공기를 통하여 기도로 침입하며, 피부점막기계 감염병은 주로 피부나 점막으로 침입한다[표 3-2].

[표 3-2] 감염병 분류

소화기계 감염병	호흡기계 감염병	동물매개 감염병	접촉성감염병
장티푸스	감기	일본뇌염	성병
파라티푸스	인플루엔자	말라리아	후천성 면역 결핍증
콜레라	수족구병	유행성 출혈열	한센병
세균성 이질	디프테리아	발진티푸스	트라코마
폴리오	홍역	페스트	급성 출혈성 결막염
간염	백일해	광견병	단순포진
	유행성 이하선염	탄저병	대상포진
	풍진	렙토스피라증	
	결핵	서교열	
	성홍열		

1. 소화기계 감염병

소화기계 감염병은 환자 또는 보균자의 대변으로 배설된 병원체에 의해 오염된 식품이나 식수를 통해 경구침입으로 감염된다. 그러므로 수인성 감염병이라 부르기도 한다.

1) 장티푸스(typhoid fever)

후진국형 감염질환으로 위생수준이 낙후된 지역의 상수오염, 집단급식, 오염된 약수 등으로 인하여 발생할 수 있으며 연령별로 청장년층에, 계절별로는 여름철에 빈발하는 것이 특징이다. 장티푸스는 수인성 감염병의 대표적 예가 된다.

[1] 증상

지속적인 발열, 무력감, 식욕부진, 근육통 등의 비특이적 증상을 보인다. 질병이 진행됨에 따라 두통, 관절통, 전신통, 복부 불편감, 구토, 비장과 간의 비대, 전신홍반, 림프조직의 병변 등을 나타내며 합병증으로 장출혈, 장천공 등을 수반할 수 있는 질환이다.

[2] 병원체

Salmonella typhi로 아포, 협막이 없는 간상균이다.

[3] 병원소

병원소는 환자와 보균자이다.

[4] 전파

감염원은 환자의 구토물과 대소변에 의해 탈출되어 오염된 식품이나 식수이며, 환자와 보균자의 구토물과 대소변에 의해 오염된 식품 및 식수를 매개로 한 간접 전파가 대부분이다. 잠복기는 1~3주 정도이다.

5 감수성과 면역

감수성은 전반적으로 높으며, 질병이 회복되면 영구면역을 얻는다. 화학요법으로 치료한 경우는 영구면역을 얻기가 힘들므로 인공능동면역인 사균백신을 사용한다.

6 관리

전파과정을 차단하는 방법으로는 환자를 먼저 격리시키는 것이다. 의심되는 식품은 버리고 안전한 음료수의 제공, 어패류와 기타 식품의 위생적인 처리, 환경 위생관리, 예방접종, 보균자의 확인 및 감독을 철저히 하여 다른 사람에게 전파되는 것을 적극적으로 막아야 한다. 제1종 법정 감염병이므로 보건당국에 신고한다. 치료제로는 Chloramphenicol을 투여하며 그 외 전해질 균형유지, 진정제 투여, 식이요법을 병행한다.

2) **파라티푸스(paratyphiod fever)**

임상적으로 장티푸스와 비슷하나 증상이 미약하고 경과가 경한 편이다.

1 증상

계속적인 고열, 두통, 비장종대, 피부발진과 설사가 나타나며, 장티푸스와 비슷한 증세를 보이나 대체로 기간이 짧고 증상이 미약하다.

2 병원체

Salmonella paratyphi A, B, C 세 가지 형태이다.

3 병원소

병원소는 환자와 보균자이다.

4 전파

환자 또는 보균자의 배설물에 직접, 간접으로 접촉할 때 전파되며 병원체는 오염된 식품 등에 의하여 경구침입 되거나, 오염된 손 등에 의하여 직접 감염된다. 잠복기는 1~3주이며, 감염기간은 경구증상이 나타날 때부터 회복기까지이다.

5 감수성과 면역

감수성은 보편적이고, 한번 앓고 나면 면역을 가지게 된다.

6 관리

증상을 나타내는 환자는 격리수용이 필요하며 만성 보균자에 대한 관리, 식품관리, 환경관리, 예방접종을 철저히 해야 한다. 환자가 머물던 장소와 사용한 물품, 화장실 등의 소독을 해야 한다. 음식물이나 음료수를 취급하는 사람들이 가장 위험하므로 환자가 발생하였을 경우에는 잠복기 동안에 먹은 음식물과 접촉한 사람을 잘 확인하여 감염원을 찾도록 한다.

3) 콜레라(Cholera)

1883년 Robert Koch에 의하여 발견된 제1종 급성 감염병 질환으로 발병 후 수시간 이내에 사망하는 경우도 있다.

1 증상

갑작스런 구토, 설사로 진행되며, 하루 20~30회 정도의 설사가 나타나 탈수가 심해진다. 쌀뜨물 같은 설사변이 특징이다.

2 병원체

병원체는 Vibrio cholerae로 단간균이다.

3 병원소

병원소는 환자이며, 감염원은 환자의 대변, 구토물에 의해 오염된 식수, 오염된 음식, 오염된 식기구 등이다.

4 전파

유행이 시작될 때에는 오염된 물에 의해 전파되고 후에는 환자로부터 직접 접촉으로 감염된다. 오염된 식수, 음식물을 하여 감염되며, 날 것, 또는 설익은 어패류가 주원인이 된다. 잠복기는 수시간에서 보통 2~3일 정도이다.

5 감수성과 면역

감수성은 전반적으로 높으며 병이 회복된 후에는 수년간의 면역이 생기고, 인공능동면역으로 사균백신이 효과적이다.

[6] 관리

유행 시에는 식수를 반드시 끓여 먹고 물과 우유뿐만 아니라 모든 음식물을 끓여서먹도록 하며, 환자의 격리와 소독을 철저히 한다. 음식점이나 단체급식소의 위생적인 하수처리와 시설관리가 가장 중요하다. 환자에게는 급속도로 상실된 체액의 보충이 필요하며 환자가족 등 감염될 위험성이 많은 사람들은 예방접종을 실시한다.

4) 세균성 이질(Bacillary dysentery)

위생상태가 나쁘고 인구가 밀접한 지역에서 발생하며 주로 여름철에 많이 유행한다.

[1] 증상

발열, 심한 복통, 구토, 경련이 있고 심한 경우 혈액, 점액 또는 농이 섞인 변을 보게 되며, 하루에도 수십 회의 설사를 한다.

[2] 병원체

Shigella dysenteria, Shigella flexneri, Shigella boydii, Shigella sonnei 등이 있으며 단간균이다.

[3] 병원소

병원소는 환자이고, 감염원은 환자의 대변이다.

[4] 전파

이질균은 발병한 지 1주일이 지나면 보통 대변에서는 없어지며 잠복기간은 1~7일이며, 보통 2~3일 정도로 짧다. 전파는 대변에서 병원체가 탈출하여 파리나 불결한 손에 의한 음식물 등을 통해 경구적으로 침입한다. 물, 우유, 음식물에 의하여 전파되거나 환자로부터 직접 전파된다.

[5] 감수성과 면역

감수성은 높으며, 질병 회복 후의 면역은 약한 편이다.

6 관리

환자, 회복기 환자 및 보균자의 배설물의 위생적인 처리, 식전과 배변 후 손씻기가 중요하며 날음식을 삼가고 끓인 음식만 섭취한다. 수분과 전해질을 충분히 공급하여 탈수를 예방한다. 식품의 위생적 처리와 환경위생에 유의하도록 한다.

5) 폴리오(Poliomyelitis, 소아마비, 급성회백수염)

바이러스에 의한 감염병으로 모든 연령층에서 발생할 수 있으나, 소아의 발생률이 높고 마비를 일으키므로 소아마비라고 불린다. 중추신경계의 손상으로 영구적인 마비를 일으키는 것이 특징이다.

1 증상

37~38℃의 발열과 두통, 구토, 복통 등을 보이는 전구기는 2~5일 정도이며, 이어서 마비전기에 해당하는 3~4일 동안 증세가 심해지며 지각과민과 사지의 통증이 나타난다. 마비기는 열이 내리고 골격근의 운동마비가 나타나며 근육마비는 하지에서 가장 많이 발생한다.

2 병원체

폴리오 바이러스로 Ⅰ, Ⅱ, Ⅲ형이 있다.

3 병원소

병원소는 환자 및 불현성 감염자이다.

4 전파

병원체는 환자의 인후두의 분비물과 대변으로 배출되며 환자와의 직접 접촉이나 비말감염으로 전파된다. 잠복기는 7~14일 정도이다.

5 감수성과 면역

일반적으로 소아기에 면역을 획득하며, 이환 후에는 평생면역을 가진다.

6 관리

예방접종이 제일 좋은 예방법이며, 예방접종은 혼합형 sabin vaccine의 사용이 좋다. 환자와 접촉한 사람은 적어도 잠복기간 동안은 다른 사람과의 접촉을 삼가고, 증상의 유무를 주의 깊게 관찰하고, 이상 소견 시 즉시 침상에서 안정을 취하도록 한다. 회복다음의 마비된 근육에 대한 치료가 문제가 된다.

6) 간염(Hepatitis)

간염은 간세포의 변성과 염증성 변화가 생기는 질병으로 간의 종대와 둔통을 호소하고 황달이 생긴다.

1 관리 증상

A형 간염은 발열, 전신권태, 오심, 식욕부진 및 복부 불쾌감 등의 갑작스런 전신증상을 나타내며 황달이 나타나 1~2주 경과되기도 하고 수개월 지속되기도 한다. B형 간염은 식욕부진, 가벼운 복부 불쾌감, 오심, 구토, 관절통이 나타난다.

2 관리 병원체

A형 간염 바이러스, B형 간염 바이러스, C형 간염 바이러스

3 관리 병원소

환자

4 관리 전파

환자의 분변을 통하여 탈출, 식품 등의 음식물 오염으로 경구적 침입이 되거나 수혈을 통해서 감염이 성립되나.

5 관리 감수성과 면역

전반적으로 완쾌 후 다소의 저항성이 있다.

6 관리

환경위생의 강화와 능동예방 접종은 없으며 수동면역으로 "감마 글로블린"의 주사가 효력이 있는 것으로 알려지고 있다.

2. 호흡기계 감염병(Air borne disease)

호흡기계 감염병은 환자나 보균자의 객담, 콧물 등으로 배설되어 감염되는 비말감염과 공기 전파로 이루어지는 비말 핵 감염 및 먼지에 의한 공기 전파 감염이 있다.

비말은 담화시 1m, 재채기 할 때 3m의 범위까지 영향을 미치게 된다. 호흡기계 감염병은 환경개선으로는 효과가 없으므로 감염원 및 감수성 보유자 대책이 중요하다. 호흡기계 감염병에는 디프테리아, 백일해, 인플루엔자, 홍역, 두창, 결핵 등이 있다.

1) 디프테리아

디프테리균의 감염에 의하여 일어나는 급성 감염병으로 제2군 법정 감염병이다. 주로 코, 인두, 편도, 후두 및 그 주위 조직에 위막을 형성하며, 호흡기의 점막이 침해를 받기 쉽고 어린이에게 많다. 생후 6개월이내에는 잘 걸리지 않지만 4세 미만의 환자가 전체 환자의 60%를 차지한다. 유행기는 겨울이며, 도시에서는 연중 볼 수 있으나 최근에는 비교적 보기 어려운 병이다. 예방접종은 생후 2, 4, 6, 18개월과 4~6세의 5회에 걸쳐서 실시한다.

[1] 관리 증상

증상은 침범 부위에 따라 다르다. 독소에 의한 가장 무서운 합병증은 심근염이다. 심근염은 대체로 디프테리아의 급성증세가 호전되는 5~12일 사이에 생긴다.

[2] 관리 병원체

Corynebacterium diphtheiae로 무아포 형성 그람 양성간상균이며, 곤봉모양 등 다형태성이며, 운동성이 없으며 60℃에서 10분이면 죽고, 소독약에 약하다.

[3] 관리 병원소

환자나 보균자이며, 특히 보균자에 의한 전파가 많다.

[4] 관리 전파

환자나 보균자의 콧물, 인후 분비물, 기침 또는 피부의 상처를 통하여 직접 전파된다. 잠복기는 평균 3~5일이다.

5 관리 감수성 및 면역성

모체로부터 받은 면역은 생후 수개월간이며, 병쾌 후에는 일반적으로 영구면역을 얻게 되나 제발되는 경우도 있다. 감수성 여부는 schick test로 판정한다.

6 관리

환자 발생 보고가 있으면 다른 환자나 보균자를 찾아내도록 한다. 비위생적인 환경에서 발생률이 높으므로 격리와 소독을 철저히 한다.

2) 홍역(Measles)

홍역은 2~3년에 한번씩 유행하며 홍반성 발진이 특징인 바이러스성 급성감염병이다. 홍역은 일반적으로 1~2세에 많이 감염된다. 4~6월에 가장 많이 발병한다.

1 증상

잠복기는 10일 내지 14일로 잠복기가 지나면 38.5~40℃의 코감기, 두통, 고열, 기침, 근육통, 권태감 등이 나타나며 눈의 충혈이나 눈꼽도 나타나는 경우도 있으며, 영유아는 구토나 설사를 하는 일도 있다. 발병 후 2~3일 정도에는 입 속을 보면 볼 안쪽에 좁쌀알 크기의 하얗고 작은 수포가 몇 개에서 몇 십 개 보인다. 이것을 코플릭(Koplik)반점이라고 하여 홍역에서만 볼 수 있는 특징적인 증세이다. 일반적으로 감기와 같은 증세가 3~4일 정도 계속된 다음 열은 37도로 내려오지만, 1일 정도로 다시 상승하기 시작하고 피부에는 발진도 나타나서 본격적인 홍역의 증세가 시작된다.

2 병원체

Virus

3 병원소

환자

4 전파

홍역 환자의 객담, 비인후 분비물의 비말 감염 또는 환자의 배설물로 오염된 물건들을 통해 간접적으로 감염에 의하여 전파된다. 감염성이 강해서 접촉한 사람의 90%이상이 발병한다. 잠복기는 9~11일이다.

5 감수성 및 면역

신생아는 모체로부터 받은 면역으로 잠시 저항력을 가지나 선천적 면역은 없으며 병쾌 후에는 영속 면역을 갖는다. 전형적인 임상양상은 전구기, 발진기, 회복기의 3기를 거친다.

6 관리

특이요법은 없고 MMR 백신으로 예방접종하면 예방이 가능하다.

3) 백일해(Whooping cough)

백일해는 법정 감염병이며 소아의 감염성 질병 중에서 감염력이 가장 강한 편이다. 백일해는 호흡기의 급성 감염병으로 호발연령은 만 1~5세에 많이 발생한다. 기관지와 모세기관의 병변으로 인한 심한 기침이 특징이다. 계절적으로는 겨울에서 봄까지 유행한다.

1 증상

백일해는 6~20일 정도의 잠복기가 지나면 6~8주에 걸쳐서 3단계의 임상 경과를 취하게 되는데 카타르, 발작기, 회복기의 과정을 겪게 된다.

- 카타르기 : 1~2주 지속되며, 경미한 기침, 낮은 발열, 콧물, 결막염, 눈물 등의 가벼운 상기도염 증세 등을 보이며 카타르기 때가 가장 감염력이 강한 시기이다.
- 발작기 : 짧은 호기성 기침이 발작적으로 계속되다가 끝에 길게 숨을 들이쉴 때 '흡'하는 소리가 나는 특징적인 발작성 기침이 나타나고 이러한 현상이 2·4주 계속되며 기침 끝에 구토가 동반되고 점액성 가래가 나오기도 한다.
- 회복기 : 기침의 정도와 횟수, 구토가 점차 감소하며 약 1~2주 지속된다.

② 병원체

Bordetella pertussis이고, 그람 음성균이다.

③ 병원소

환자이며 잠복기는 보통 1주일 이내이며 21일을 초과하지 않는다.

④ 전파

호흡기계를 통한 비말감염을 하나 환자의 객담오염에 의한 간접전파도 가능하다. 백일해 환자는 발병 후 약 3주 동안 기침과 재채기로 많은 양의 백일해균을 전파시키므로 호흡기를 격리 시켜야 한다.

⑤ 감수성 및 면역

감수성은 전반적이며, 이환된 후에는 영구면역을 가진다.

⑥ 관리

환자는 발병 후부터 기침이 가라앉을 때까지 격리시키고, 발작적 기침을 완화시키기 위해서 진정제가 필요하며, 실내 습도를 높여 준다. 구토로 인한 탈수가 나타날 경우 수액요법이나 유동식을 하도록 한다.

4) 유행성 이하선염(Mumps)

급성 감염성 질환으로 양쪽 또는 한쪽 이하선에 비화농성 종대가 특징적인 증상이며, 피부와 후두부를 통해 침입되나. 법정 감염병으로 계절적으로는 겨울에서 이른 봄에 발생률이 높으며 어린이에게 빈발하고, 감염력은 발병하기 4일 전부터 약 1주일 후까지이다.

① 증상

감기증상과 같은 발열, 타액선 부위의 종창과 압통, 두통, 근육통, 식욕부진 등이 나타나며, 처음에는 한쪽 이하선만 붓다가 며칠 후 양쪽 이하선이 모두 붓게 되어 통증을 호소한다. 보통 1주 정도 지속되다가 가라앉는다.

② 병원체

paramyxo virus에 속하는 RNA virus

③ 병원소

원숭이와 사람이 병원소이고 유정란과 양막강에서 증식된다.

④ 전파

환자의 비말에 의해 전파된다.

⑤ 감수성 및 면역

일단 감염이 되면 영구면역이 되고 수동면역은 모체로부터 아기에게 전달되므로 생후 6개월부터 12개월까지 면역이 존재한다.

⑥ 관리

발열초기부터 해열 후의 1주일 까지는 감염의 위험이 있으므로 유치원이나 학교를 쉬게 해야 한다. 만 1세가 지나면 약독 생균 vaccine 1회 접종으로 96% 항체가 생기며, 관리는 격리가 좋다.

5) 풍진(German measles, Rubella)

호흡기를 통한 비말 감염으로 인한 급성감염병으로 홍역과 비슷한 발진이 생기나 홍역보다 증상이 가볍다. 임신초기에 이환되면 태아에게 심각한 영향을 주게 되므로 각별한 주의를 요한다.

① 증상

가벼운 발열이 2~3일 정도 있으며, 목뒤의 림프절이 커지면서 발진이 얼굴에서 시작하여 전신으로 퍼진다. 발진은 3~5일간 나타나다가 호전된다. 특히 목뒤, 귀 뒤, 후두부의 림프선 종창으로 만지면 통증이 있고 약 1주일간 계속된다.

② 병원체

Rubella virus이다.

③ 병원소

병원소는 환자이다.

④ 전파

기침이나 재채기 또는 말할 때에 튀어 나오는 작은 침방울로 전파된다.

5 감수성과 면역

감수성은 높으며, 이환 후 영구 면역을 가진다.

6 관리

환자는 안정을 취하고 대증요법으로 회복을 돕는다. 임신초기에 이환되면 태아에게 심각한 영향을 주게 되므로 각별한 주의를 요한다. 임산부에게는 예방접종을 금해야 하며, 임신전의 여성은 예방접종을 통해 면역력을 얻도록 해야 한다.

6) 성홍열(Scarlet fever)

성홍열은 피부발진을 일으키는 감염성 질환이다. 계절적으로는 여름보다 겨울철에 많이 발생하며, 특히 우리나라는 5~6월에 발생률이 높다.

1 증상

성홍열은 갑자기 시작되는 구토, 복통, 오한, 발열, 두통, 인후염 등이 특징이며, 발진은 주증상이 있은 후 12~48시간 뒤에 성홍색의 작은 구진이 목, 겨드랑이, 사타구니에서 나타나 온몸으로 퍼져 나간다. 합병증 없이 치료하지 않은 환자는 10~21일, 화농성 분비물이 분비되는데 미 치료자는 수주에서 수개월 감염성이 있다. 페니실린 기타 항생제로 치료하면 감염성은 24시간 후 없어진다.

2 병원체

화농성 연쇄상 구균이다.

3 병원소

병원소는 환자와 보균자이다.

4 전파

환자나 보균자의 비말에 의한 직접전파가 가장 많고 손이나 물체에 의해 간접 전파된다. 보통 3~5일에 증상이 나타난다.

5 감수성 및 면역

성홍열에 대한 감수성은 대체로 보통이다.

⑥ 관리

평상시 환경위생과 개인위생을 잘 해야 한다. 화농성 분비물과 오염된 물건은 소독을 해야 하며, 유행상태에서는 환자와 접촉한 가족은 검사하고 격리가 필요하다.

3. 동물 매개 감염병

1) 광견병(Rabies)

법정 감염병으로 환자의 물린 위치에 따라 증상은 차이가 있지만 신경증세를 보이는 것이 특징이다.

① 증상

잠복기를 지난 후 처음 1~2일간은 침입 부위의 피부가 저리거나 쑤시는 경우가 있으며, 그 후에는 불안해하거나 우울해진다. 질병이 진행함에 따라 근육에 경련이 일어나며 침을 많이 흘리고, 인후 및 경부 근육에 경련을 일으키기도 한다. 결국에는 경련, 마비, 혼수상태에 이르며, 호흡근 마비로 사망하게 된다.

② 병원체

Rubies virus

③ 병원소

공수병에 감염된 개, 야생동물, 여우, 늑대, 환자

④ 전파

제 2종 법정 감염병으로 감염된 동물이 물어서 전파시킨다. 사람에서 사람으로의 전파기록도 있으나 드물다. 잠복기는 개는 3~8일, 사람은 10일~5개월, 보통 2~8주이다.

⑤ 감수성 및 면역

온혈동물은 모두 감수성이 있다.

6 관리

물린 부위를 비누 등을 사용하여 철저히 씻어주는 것이 중요하며, 물린 후 필요에 따라 인면역글로블린(HRIG)과 백신을 투여할 수 있다. 또한 파상풍 예방접종을 실시하며, 상처는 특별한 경우를 제외하고는 봉합하지 않는 것이 원칙이다.

2) 탄저병(anthrax)

법정 감염병 제 3군인 탄저는 인수공통감염 감염병으로 소, 말, 산양, 양 등의 가축에 급성 패혈증을 일으킨다.

1 증상

증상은 고열, 피부의 농양, 기침, 가래, 호흡곤란, 구토, 설사 등 다양하다.

2 병원체

탄저균(Bacillus anthracis)

3 병원소

병원소는 소, 양, 산양, 말 등이다.

4 전파

가축의 감염은 오염사료를 통한 경구감염이 되고 사람은 양털을 깎을 때 기도 감염이 되는데 이것이 폐탄저이다. 탄저는 피부, 장, 폐탄저 등이 있다.

5 감수성 및 면역

사람은 자연면역이 안 되나 개, 고양이, 조류는 상당한 면역이 있다.

6 관리

가축 취급자의 위생적 관리, 감염 동물의 도살처리가 필요하다.
가축의 경우 예방접종을 하고, 오염된 것은 소각 또는 소독해야한다.

3) 렙토스피라증(Leptospirosis)

광범위한 혈관염에 의한 급성 열성 감염병이다.

1 증상

급성 열성 질환, 폐출혈, 뇌막염, 간, 신장 기능 장애, 황달 등이 나타난다.

2 병원체

Leptospira interohemorrhagiae

3 병원소

병원소는 쥐, 소, 돼지 등이다.

4 전파

오염된 음료수를 통한 경구감염, 피부창상을 통하여 경피로도 감염이 가능하다. 인수공통 감염병으로 고열, 오한, 황달, 유산 등이 있다.

5 감수성

6 관리

쥐를 박멸하고 도축업자와 농부 등은 피부상처를 주의한다. 발생지에서는 예방접종을 실시하고 치료제는 Penicillin, Tetracyciline이 유효하다.

4) **일본뇌염(Japanese encephalitis)**

일본뇌염은 모기에 의하여 전파되는 바이러스성 감염병이다. 호발연령은 15세 이하, 특히 4~8세에서 가장 많이 발생하며, 유행시기는 모기가 많은 8~10월 사이이다.

1 증상

초기에는 구토, 두통, 발열 및 설사 등 소화기 증상이 나타나며, 병이 진행되면 의식장애, 고열, 혼수, 마비를 일으키고 사망할 수도 있으며, 치사율은 5~10%이다. 4~14일의 잠복기를 지나 전구기(2~3일), 급성기(3~4일), 아급성기(7~10일), 회복기(4~7주) 등 4기에 걸친 전형적인 임상 경과를 밟는다.

2 병원체

일본뇌염 바이러스(arbo virus)이다.

③ 병원소

일본뇌염은 작은 빨간집모기가 감염된 돼지의 피를 빨아들인 뒤 인체에 옮기는 급성 계절성 감염병이다.

④ 전파

일본뇌염의 전파경로는 감염 모기에 의해 매개되며, 대부분은 불현성 감염이다. 잠복기간은 5~14일이다.

⑤ 감수성 및 면역

이환 후에는 영구면역을 가진다.

⑥ 관리

유행시 모기구제를 철저히 해야 하고, 모기에 물리지 않도록 각별히 주의하도록 한다. 특히 어린이들은 수면부족이나 과로로 인해 피곤하지 않도록 건강관리와 위생관리를 잘 해야 하며 예방접종을 꼭 실시하도록 한다.

5) 말라리아(Malaria)

말라리아는 감염된 모기에 의하여 전파되며 장마와 강수량의 증가로 매개체인 모기의 활동이 증가되는 7, 8월에 많이 발생한다.

① 증상

주기적 열 발작이 전형적인 임상증상이며, 심한 경우에는 황달, 응고불량, 간 및 신부전, 급성 뇌병증, 혼수로 진행될 수 있다. 특히 불편감, 두통, 피로, 근육통, 발열 등의 증상을 보인 경우 최근에 열대 지역이나 휴전선 인근지역을 여행한 경력이 있으면 말라리아를 의심할 필요가 있다.

② 병원체

3일열 말라리아(양성 3일열 원충 : Plasmodium vivax), 4일열 말라리아(P. malariae), 열대성 말라리아(악성 3일열 원충 : P. falciparum), 난형열 말라리아(P. ovalae)가 있다.

③ 병원소

환자 및 보균자

④ 전파

감염모기가 사람을 물어서 전파된다. 수혈 혹은 오염된 주사기 바늘을 통하여 전파되기도 한다. 우리나라에서는 3일열 말라리아(P.vivax)만이 유행한다. 잠복기는 3일열과 난형열은 13~15일, 열대열은 12일, 4일열은 30일이다.

⑤ 감수성 및 면역

감수성은 보통이며, 면역은 형성되지 않은 것으로 보인다.

⑥ 관리

모기를 없애기 위한 구충작업과 함께 모기에 물리지 않도록 주의하는 것이 중요한 예방대책이다. 환자의 경우 말라리아 원충이 쉽게 사멸되지 않으므로 지속적인 치료와 함께 재발에 주의하여야 한다.

6) 페스트(Pest)

페스트는 제1군 법정 감염병으로 쥐벼룩에 의해 전파되는데, 1345~1350년 사이 유럽에서 4.300만 명이 사망한 바 있고 현재도 야생 서족에서 존재하며 벼룩에 의해 전파된다.

① 증상

폐페스트는 폐페스트 환자가 배출하는 비말을 통해서 감염될 수 있으며, 1~3일의 잠복기를 거쳐 폐렴 증세와 오한을 동반하는 발열, 두통 등이 나타나며, 선페스트는 오염된 쥐벼룩에 물린 뒤, 물린 부위의 가피, 통증을 동반한 림프절 종창, 발열, 빈맥, 저혈압 등의 전신증상이 나타난다. 패혈증 페스트는 림프절 종창이나 폐렴의 증세가 없이 바로 뇌막염, 뇌염의 증세로 시작해서 1~2일 사이에 사망한다.

② 병원체

Pasteurella pestis이다.

③ 병원소

병원소는 야생 설치류, 특히 쥐가 병원소가 된다.

4 전파

사람에서 사람으로 전파는 되지 않으며, 감염된 쥐, 벼룩에 물리거나 간접 감염된 동물의 고름에서 직접 감염된다. 폐페스트는 비말감염된다. 폐페스트는 2~4일이며, 림프절 페스트는 2~6일이다.

5 감수성 및 면역

감수성은 일반적이며, 이환 후에는 일시적 면역을 가진다.

6 관리

벼룩 구제를 철저히 해야 하며, 격리, 소독, 구충을 실시한다. 환자 발생 시 신속히 보고해야 한다.

7) 발진티푸스(Epidemic typhus)

고열, 근육통, 발진이 특징인 급성 열성 감염병이다. rickettsia가 혈액을 통하여 전신에 퍼져, 특히 뇌, 심근의 모세혈관에 혈전과 괴사가 생길 수 있다. 발열기간은 약 2주이며 매개곤충인 이가 발생하기 쉬운 군대, 형무소, 전쟁터 등에서 발생률이 높다.

1 증상

40℃ 이상의 고열이 나면서 발병 후 4~6일경에 몸통에서 시작하여 사지에 퍼지는 발진이 생긴다.

2 병원체

Rickettsia prowazeki

3 병원소

병원소는 환자이다.

4 전파

보통은 사람에게 사람으로는 전파는 되지 않는다. 감염된 이의 리케차가 사람의 피부 상처나 찰과상을 통해 감염된다. 발열할 때와 체온이 정상화되는 2~3일간이 감염 기간이다.

5 감수성 및 면역

보편적이다. 어린이와 백신을 접종한 성인은 경증 또는 불현성 감염으로 되며 이환후 영구면역이 된다.

6 관리

발생시 신속한 보고, 유행지역에 있는 감수성자는 예방접종, 몸, 침상 및 옷에 10% DDT나 1% lindane을 도포, 자주 목욕을 하고, 세탁을 하여 생활조건을 향상시킨다.

4. 접촉성 감염병

접촉성 감염성 질환에는 매독, 임질, 연성하감, 서혜림프 육아종증, 비임균성 요도염 등의 성병과 급성 출혈성 결막염, 후천성 면역결핍증 등이 속한다.

1) 매독

매독은 서인도제도의 지방병으로 존재하던 질환인데, 1493년 C. 콜럼버스의 원정 때 일행이 유럽으로 가져왔고, 후일에 동양으로 전파되었다는 설과 구대륙에 그 전부터 존재했었다는 설이 있다. 1905년 Schandin과 Hoffmann에 의해서 발견된 병원체가 성교나 키스에 의해 피부조직 내로 침입하여 생기는 질환으로 신체의 모든 부위를 침범할 수 있다.

1 병원체

Treponema pallidium이다. 건조와 온도변화에 대해서 민감한 혐기성 균이다.

2 병원소

환자(사람)

3 전파

성적 접촉에 의해 발생하며, 수혈을 통해 전파될 수도 있다.

4 감수성 및 면역

폭로 후 10%만 감염되지만 감수성은 누구나 가지고 있다. 자연면역은 존재하지 않는다.

5 관리

모든 단계의 매독환자에게 치료제를 사용하며, 상대자도 함께 치료한다.

2) 임질(gonorrhea)

임균의 감염에 의하여 일어나는 성병으로 가장 오래전에 알려진 그리고 흔한 성병의 하나이다. 주로 보균자와의 성교에 의하여 감염되고 남성은 임균성 요도염, 여성은 요도염 외에 자궁 경관염도 보인다. 또한 임균은 요도, 자궁, 눈의 점막 등을 잘 침범한다.

1 병원체

Neisseria gonorrhea로 쌍구균이다.

2 병원소

병원소는 환자이다.

3 전파

불결한 성생활을 통하여 감염되며, 감염된 부위로부터 분비물이나 배설물에 의해 전파된다.

4 감수성 및 면역

감수성은 전반적으로 높고, 면역이 갖지 않으므로 반복 감염이 가능하다.

5 관리

매독의 예방법과 동일하고 신생아의 안염을 예방하기 위해서 1% 질산은 용액을 넣도록 한다.

3) 후천성 면역결핍증후군

후천성 면역결핍증은 현대사회에서 가장 우려되는 바이러스성 질환이다. 면역기능이 상실되어 각종 병원균에 대해 방어기전의 장애로 면역기능에 이상을 보이는 것이 특징이다.

1 증상

에이즈는 모든 사람에게 나타나는 특징적인 조기 증상은 없지만, 감염자 가운데 30~50%의 환자에서 감염수주가 지난 후 감기가 독감 비슷한 증상이 나타날 수 있다. 에이즈에 걸리면 10일 이상 계속 나고 심한 피로감을 느끼며 설사증세가 나타나고 피부에 부스럼이 생긴다. 그리고 일단 생긴 부스럼은 치료가 되지 않고 점점 퍼진다. 그래서 결국엔 전신쇠약, 체중감소 등으로 1~2년 이내에 사망한다. 드물게는 피부에 붉은 반점이 나타나기도 하고 사람에 따라선 구역질 등 위장 증세를 동반하는 일도 있다. 그러나 별다른 증상을 보이지 않는 경우도 많다. 이와 같은 증상들은 1~6주가 지나면 치료하지 않아도 저절로 낫기 때문에 대부분의 사람들은 감기와 한번 왔다가 나간 것으로 착각하게 되고, 이와 같은 급성 감염기와 지나가면 대개 에이즈의 특징적인 위독한 증세가 나타날 때까지 아무런 증상 없이 정상인과 같은 생활을 하게 된다. 하지만 이때에도 혈액이나 성접촉으로 다른 사람을 감염시킬 수 있다.

2 병원체

virus로서 보통 HIV(human immunodeficient virus)라고도 한다.

3 병원소

환자

4 전파

에이즈의 감염은 혈청속에 존재하던 HIV 바이러스가 타인에게 감염될 수 있는 모든 경로에서 가능하다. 주로 성교에 의한 정액이나 질 분비물을 통해 감염이 된다.

초기에는 마약중독자, 동성연애자 등에 의한 감염이 대부분이었으나 이제는 이성간의 성접촉이 대부분인 것으로 나타나고 있는데, WHO 보고에 의하면 성인의 75%이상이 이성간 성접촉에 의해 감염된다고 보고하고 있다.

여성 감염자의 증가는 신생아 감염이라는 심각한 문제를 안고 있다. 실제로 에이즈 감염자 수의 10%가 소아이며 이들 중 80~90%는 감염된 산모로부터 감염된 것으로 보고 있다.

5 감수성 및 면역성

감수성은 정확하게 밝혀져 있지 않다.

6 관리

에이즈를 예방할 수 있는 가장 중요한 것이 건전한 성문화의 정착이다.

감염자도 자신의 감염 사실을 혈청검사를 시행해 보지 않고는 모르는 경우가 많다. 따라서 가장 중요한 것은 AIDS 보건교육을 통하여 지식의 제공, 태도와 행위의 변화를 꾀하는 것이다. 이를 통해 문란한 성생활을 피하고, 콘돔을 사용하며, 주사기 등의 공용을 피하는 등이다.

3-3 법정 감염병 종류

"감염병"이라 함은 제1군, 제2군, 제3군, 제4군, 지정 감염병을 말한다(법 제 2조 제1항). "감염병환자"라 함은 감염병의 병원체가 인체 내에 침입하여 증상을 나타내는 자로서 감염병예방법 제 4조 제2항의 진단기준에 의한 의사의 진단 또는 보건복지부령이 정하는 기관의 실험실 검사를 통하여 확인된 자를 말한다(법 제2조제2항).

▶ 감염병의 신고와 보고 규정

【감염병예방법】

제11조 【의사 등의 신고】 ① 의사나 한의사는 다음 각 호의 어느 하나에 해당하는 사실(제16조제5항에 따라 표본감시 대상이 되는 감염병으로 인한 경우는 제외한다)이 있으면 소속 의료기관의 장에게 보고하여야 하고, 해당 환자와 그 동거인에게 보건복지부장관이 정하는 감염 방지 방법 등을 지도하여야 한다. 다만, 의료기관에 소속되지 아니한 의사 또는 한의사는 그 사실을 관할 보건소장에게 신고하여야 한다.<개정 2010.1.18>

1. 감염병환자등을 진단하거나 그 사체를 검안(檢案)한 경우

2. 예방접종 후 이상 반응자를 진단하거나 그 사체를 검안한 경우
3. 감염병환자 등이 제1군감염병부터 제4군감염병까지에 해당하는 감염병으로 사망한 경우

② 제1항에 따라 보고를 받은 의료기관의 장은 제1군감염병부터 제4군감염병까지의 경우에는 지체 없이, 제5군감염병 및 지정감염병의 경우에는 7일 이내에 관할 보건소장에게 신고하여야 한다.

③ 육군, 해군, 공군 또는 국방부 직할 부대에 소속된 군의관은 제1항 각 호의 어느 하나에 해당하는 사실(제16조제5항에 따라 표본감시 대상이 되는 감염병으로 인한 경우는 제외한다)이 있으면 소속 부대장에게 보고하여야 하고, 보고를 받은 소속 부대장은 관할 보건소장에게 지체 없이 신고하여야 한다.

④ 제16조제1항에 따른 감염병 표본감시기관은 제16조제5항에 따라 표본감시 대상이 되는 감염병으로 인하여 제1항제1호 또는 제3호에 해당하는 사실이 있으면 보건복지부령으로 정하는 바에 따라 보건복지부장관 또는 관할 보건소장에게 신고하여야 한다.<개정 2010.1.18>

⑤ 제1항부터 제4항까지의 규정에 따른 감염병환자등의 진단 기준, 신고의 방법 및 절차 등에 관하여 필요한 사항은 보건복지부령으로 정한다.<개정 2010.1.18>

제12조 **【그 밖의 신고의무자】** ① 다음 각 호의 어느 하나에 해당하는 사람은 제1군감염병 감염병환자등 또는 제1군감염병이나 그 의사증(擬似症)으로 인한 사망자가 있을 경우와 제2군감염병부터 제4군감염병까지에 해당하는 감염병 중 보건복지부령으로 정하는 감염병이 발생한 경우에는 의사나 한의사의 진단이나 검안을 요구하거나 해당 주소지를 관할하는 보건소장에게 신고하여야 한다.<개정 2010.1.18>

1. 일반가정에서는 세대를 같이하는 세대주. 다만, 세대주가 부재중인 경우에는 그 세대원
2. 학교, 병원, 관공서, 회사, 공연장, 예배장소, 선박·항공기·열차 등 운

송수단, 각종 사무소·사업소, 음식점, 숙박업소 또는 그 밖에 여러 사람이 모이는 장소의 관리인, 경영자 또는 대표자

② 제1항에 따른 신고의무자가 아니더라도 감염병환자등 또는 감염병으로 인한 사망자로 의심되는 사람을 발견하면 보건소장에게 알려야 한다.

③ 제1항에 따른 신고 및 제2항에 따른 통보의 방법과 절차 등에 관하여 필요한 사항은 보건복지부령으로 정한다.<개정 2010.1.18>

[표 3-3] 법정 감염병의 종류

	제1군	제2군	제3군	제4군	제5군
특성	발생즉시 환자격리 및 방역대책 필요 (6종)	국가예방접종대상 (10종)	모니터링 및 예방홍보 중점 (19종)	국내 유입으로 인한 방역대책 긴급수립 (17종)	정기적인 조사 및 감시 필요 (6종)
질환	콜레라 장티푸스 파라티푸스 세균성이질 장출혈성대장균 감염증 A형간염	디프테리아 백일해 파상풍 홍역 유행성이하선염 풍진 폴리오 B형간염 일본뇌염 수두	말라리아 결핵 한센병 성홍열 수막구균성수막염 레지오넬라증 비브리오패혈증 발진티푸스 발진열 쯔쯔가무시증 렙토스피라증 브루셀라증 탄저 공수병 신증후군출혈열 인플루엔자 AIDS 매독 크로이츠펠트(야콥병)	페스트 황열 뎅기열 바이러스성 출혈열 두창 보툴리눔독소증 중증 급성호흡기 증후군(SARS) 조류인플루엔자 인체감염증 신종인플루엔자 야토병 큐열 웨스트나일열 신종감염병증후군 라임병 진드기매개뇌염 유비저 치쿤구니야열	회충증 편충증 요충증 간흡충증 폐흡충증 장흡충증
신고 시기	즉시	즉시	1주 이내	즉시	1주 이내

1. 제1군 감염병

감염속도가 빠르고 국민건강에 미치는 위해 정도가 너무 커서 발생 또는

유행 즉시 방역대책을 수립하여야 하는 감염병을 말한다.

1) 콜레라(cholera)

콜레라는 토착성 감염병이 아니므로 육로, 해상, 항공로 등을 통한 수입병의 하나이며, 일종의 빈민병으로 알려져 있다. 우리나라에서 쥐통, 괴질, 괴진, 진질, 도하진질, 호열자 등으로 알려졌고 1960년 이후에는 고전적 콜레라보다 훨씬 임상적으로 경과가 경미한 엘토 콜레라만이 발생해 왔다.

콜레라는 법정 감염병 제1군으로 갑작스런 발병과 복통을 동반하지 않은 급성 수양성 설사와 구토 등으로 탈수상태(dehydration)에 빠지고 산독증과 순환성 허탈증(circulatory collapse)에 빠지는 급성 장관 질환이다. 발병 후 수 시간 내에 죽는 경우도 있으며 치료하지 않는 경우에 치사율은 50%를 넘지만, 특히 어린 아이일 경우 단지 설사만을 하는 경증일 때 잘 치료하면 1% 이내로 줄일 수 있다.

위생시설 및 환경위생이 나쁜 곳에서 주로 발생되는데, 특히 오염된 상수도원에 의해 집단으로 발생된다.

우리나라에서는 최근에는 1980년, 1991년, 1995년에 유행 발생했다. 1917년 이래로 일곱 차례의 세계적인 유행이 있었으며, 1960년대 초반과 1970년대에 걸쳐 아프리카, 서유럽, 필리핀, 동남아시아 등지에서 발생했다.

1 병원체

Vibrio cholerae

2 전파 양식

오염된 물 및 음식물을 매개로 하여 감염되며, 날것 또는 설익은 해산물, 특히 최근에는 조개, 새우, 게 등의 패류가 원인이 된다.

3 잠복기

잠복기는 6시간에서 길게는 5일 정도이며, 대개 24시간 내외에 발생한다.

4 예방대책

콜레라 세균은 과거에는 월동을 하지 않는다고 하였으나 월동의 가능성이 보고되고 있다. 유행지역 해외여행 중에는 음식물은 반드시 끓여 먹고,

콜레라 예방접종을 받아야 한다. 콜레라는 제1군 법정 감염병이므로 환자가 발생하면 보건소에 환자발생 사실을 보고하고, 반드시 환자는 격리치료를 해야 한다.

최근 들어 해외여행을 하는 사람들이 증가하고 있어 우리나라에 입국하는 항공기나 선박의 승객에 대한 검역을 강화함으로써 콜레라 오염지역으로부터 입국하는 해외여행자의 콜레라 국내유입을 차단할 수 있다.

2) 장티푸스(typhoid fever)

장티푸스는 염병, 열병, 장질부사라고도 하며, 여름철 수인성 감염병의 대표적인 질병으로 제1군 감염병 중 발생률이 가장 높다. 증상으로는 발열, 두통, 권태감, 식욕부진 및 간종대, 전신홍반, 림프조직의 병변 및 설사 후의 변비 등을 나타내는 열성 전신질환이다. 특별한 증세가 없는데도 고열이 4주간 정도 계속되고 전신이 쇠약해지는 질환이다.

환경위생이 불량한 곳에서 주로 다발하며 발생계절은 사계절을 통해 발생하나 특히 하절기(6~8월)에 집중되어 있다. 사망률은 약 2%내외인 것으로 보고되고, 장출혈 또는 장천공 등 합병증이 전체 원인의 75%를 차지하고 있다.

1 병원체

Salmonella typhi

2 전파 양식

감염자의 분뇨로 배설되어 음식물 및 물을 통하거나 파리, 바퀴 등의 곤충매개로 전파된다.

3 잠복기

보통 1~3주이나 균의 수에 따라서 다르다.

4 예방대책

제1군 감염병이기 때문에 즉시 관할 보건소장을 거쳐 시장, 군수, 구청장에게 신고하여야 하며, 접촉자와 감염원을 조사한다. 공통 또는 개별감염원, 전파된 환자 및 보균자 또는 오염된 식품, 물, 우유 또는 어패류를 조사하여 접촉자를 파악해야 한다.

환자는 격리수용하고 철저한 치료와 발병 1개월 후 24시간 간격으로 분리검사를 하여 3회 이상 음성으로 된 후 퇴원 및 격리 해제한다. 만약 1회 양성이면 발병 후 12개월 동안 한 달 간격으로 3회 이상 음성이어야 한다.

그리고 환자와 접촉한 가족이나 각 병원의 예방접종 실시의 효과는 의심스럽다. 단 접촉한 가족은 음성이 증명될 때까지 식품취급업에 종사하지 못한다. 또한 의심나는 식품은 버리고 식품 및 환경위생을 관리한다.

3) 파라티푸스(paratyphiod fever)

지속적인 고열, 두통, 비장종대, 발진, 설사 등 장티푸스와 유사하다. 치명률은 낮으며, 대체로 경과가 경한 편이다. 때로는 위장염을 일으켜서 식중독과 같이 급성으로 나타난다. 파라티푸스 C형은 장티푸스와 같은 증상을 나타내나 경과가 짧고 치명률이 낮다. 우리나라의 경우 파라티푸스의 유행은 1 : 10~20 정도로 B형의 유행이 많고 C형은 거의 없다.

1 병원체

살모넬라 균체의 세 가지 형태가 원인이다. 즉 Salmonella paratyphi A, B, C 등이다.

2 전파 양식

파라티푸스 균은 장티푸스 균과 마찬가지로 환자나 보균자의 대변으로부터 전파되나, 오염된 물보다는 오염된 음식 즉 고기, 우유제품, 조개 등으로부터 전파된다.

3 잠복기

보통 수일이며 짧은 것은 24시간일 때도 있다.

4 예방대책

장티푸스와 같은 대책을 세우면 된다.

4) 세균성 이질(Shigellosis)

이질은 원인체에 따라 세균성, 아메바성, 바이러스성으로 구분되는데, 세균에 의한 감염을 세균성 이질이라고 한다. 제1군 법정 감염병으로 갑자기 심한 복통, 구토, 경련, 이급후증이 있고 고열과 함께 설사가 특징적인 대장의 병변으로 하루에도 수십회 일어나는 급성 세균성 질환이다. 심하면 혈액과 점액, 농이 섞인 대변을 본다. 진단은 대변이나 rectal swab를 하여 Shigella균을 분리하여 진단할 수 있다. 응집반응으로 혈청검사를 실시해 균별을 분류한다.

우리나라에서는 여러 차례의 유행을 겪으면서 항생제의 도입과 생활수준 향상에 따라 생활환경 위생의 개선으로 감소 추세를 보이고 있다. 주로 위생상태가 나쁘고 인구가 조밀한 지역에서 발생한다.

1 병원체

Shigella dysenteriae(A군), Sh. flexneri(B군), Sh. boydii(C군), Sh. sonnei(D군) 등 4종의 혈청형이 있다. 이질균은 단간균으로 편모가 없고 그람음성균이며, 아포 및 협막을 만들지 않는다. Shigella dysenteriae는 이질 중 가장 심하고, Sh. sonnei(D군)이 가장 경미하다.

2 전파 양식

분변으로 탈출하여 파리나 불결한 손을 통하여 음식물 등으로 경구침입된다. 그리고 위생곤충에 의한 것도 있다.

3 잠복기

1~7일이며 보통 1~3일이다.

4 예방대책

장티푸스와 동일하다.

5) 장출혈성 대장균감염증

출혈성 장염을 일으키는 질환으로 발열을 동반하지 않는 급성 출혈성 설사와 경련성 복통이 특징이다. 설사는 경증으로 혈액을 포함하지 않는 것에서부터 대부분 혈액만 나오는 상태까지 다양하다. 발열이 없고 설사 변에 백혈구가 없는 것이 다른 질환과 감별할 수 있는 특징이다. 대개 1주일이면 치유된다.

1 병원체

Enterohemorrhagic Escherichia coli

2 전파 양식

주된 원인은 오염된 갈은 고기이다. 충분히 멸균되지 않은 우유, 주스나 오염된 야채, 샐러드도 원인이 될 수 있다. 오염된 호수, 풀장에서의 수영이나 염소 소독이 충분하지 않은 물을 마셔 수인성 전파가 일어날 수 있다.사람 간 전파도 쉽게 일어날 수 있는데, 특히 밀집된 환경에서 2차 감염이 잘 일어나므로 소아 집단 시설에서의 관리가 어려운 점이 있다.

3 잠복기

보통 3~4일이나 짧게는 1~2일에서 길게는 5~8일에 이를 수 있다.

4 예방대책

육류제품은 충분히 익혀 섭취하고, 날 것으로 섭취하는 야채류는 염소 처리한 청결한 물로 잘 씻어 섭취하고, 주된 병원소인 소를 비롯하여 가축 사육 목장에 대한 종합적인 방역 감시와 도축장 및 육류 가공처리 과정에 대한 오염방지책을 수립하고 위험 식품에 대한 지속적 감시 체계가 마련되어야 하고, 무엇보다 철저한 개인 위생 수칙의 준수가 필요하다.

6) A형 간염

A형 간염 바이러스에 오염된 음식이나 물을 섭취함으로써 감염된다. 특히 개인위생 관리가 좋지 못한 저개발 국가에서 많이 발병되지만, 최근에는 위생적인 환경에서 자란 20~30대에서도 발병률이 급증하는 양상을 보인다.

1 병원체

hepatitis A virus

2 전파 양식

A형 간염 바이러스에 감염된 환자와 접촉한 경우에 감염되며, 직접적인 원인은 아니지만 A형 간염을 가지고 있는 모체가 출산하는 과정에서 태아

에게 감염될 수 있고, 수혈을 통해서 또는 남성 동성애자 등에서 비경구적인 감염에 의해서도 올 수 있다. 대부분의 경우 감염자의 대변에 오염된 물이나 음식 등을 섭취하면서 경구를 통해 감염되며, 집단으로 발병하는 경우는 오염된 식수원이나 급식 등으로 인한 경우이다.

3 잠복기

A형 간염 바이러스에 감염되면 30일 정도의 잠복기 후에 피로감이나 메스꺼움, 구토, 식욕부진, 발열, 우측 상복부의 통증 등 일차적인 전신증상이 나타난다. 그 후 일주일 이내에 특징적인 황달 징후가 나타나는데 황달 증상은 2주 정도 지속된다.

4 예방대책

A형 간염은 대변으로부터 경구로 감염되는 질환이기 때문에 개인위생관리가 가장 중요하다. 일반적으로 A형 간염 바이러스는 85도 이상에서 1분만 가열해도 사라지기 때문에 끓인 물을 마시거나 충분한 익힌 음식을 섭취하는 것으로 예방이 가능하다. 화장실을 사용한 후와 외출 후에는 반드시 손을 깨끗이 씻는 것도 예방에 중요하다. A형 간염의 유행지로 여행을 가거나 집단 활동을 하는 경우에는 면역 글로불린 주사를 접종하는 것이 예방에 큰 도움이 된다.

2. 제2군 법정 감염병

예방접종을 통하여 예방 또는 관리가 가능하여 국가예방접종사업의 대상이 되는 질환이다.

1) 디프테리아(Diphtheria)

디프테리아균의 감염에 의하여 일어나는 급성감염병으로 제2군 법정 감염병이다. 주로 코, 인두, 편도, 후두 및 그 주위에 위막을 형성하며, 호흡기의 점막이 침해를 받기 쉽고 어린이에게 많다. 생후 6개월이내에는 잘 걸리지 않지만 4세미만의 환자 전체 환자의 60%를 차지한다. 유행기는 겨울이며, 도시에서는 연중 볼 수 있으나 최근에는 비교적 보기 어려운 병이다. 예방접종은 2, 4, 6, 18개월과 4~6세의 5회에 걸쳐서 실시한다.

1 병원체

Corynebacterium diptheriae

2 전파 양식

환자나 보균자의 콧물, 인후 분비물, 기침 또는 피부의 상처를 통하여 직접 전파된다.

3 잠복기

2~7일이다.

4 예방대책

예방접종이 중요하다.

기초접종은 DTaP로 생후 2개월, 4개월, 6개월에 3회에 걸쳐서 한다. 이후 15~18개월에 4차, 만 4~6세에 5차 추가접종을 DTaP로 하고 만 14~16세에 6차 추가접종을 Td로 한 이후부터는 10년 마다 Td를 접종받도록 하고 있다. 그러나 아직까지 국내에 Td도입이 안 되어 Td 도입시까지 유보하고 있다.

2) 백일해(whooping cough)

전 세계에 걸쳐 유행하는 질병으로, 제2군 법정 감염병이며 환자의 기침이나 재채기 등의 비말감염으로 일어나는 어린이의 급성 기도감염증이다. 감염력이 강하고 경련성의 기침이 특징이며, 4계절을 통해 볼 수 있으나, 계절적으로는 겨울에서 봄까지 유행 발생한다. 연령적으로는 1세에서 5세에 많고, 특히 1세 이하에선 치명률이 가장 높다. 성별로는 남성에 비해 여성에게 많다. 진단은 카탈기나 초기 경련기 때 입에서 15cm 떨어진 곳에서 cough plate하는 법과 nasopharyngeal swab를 하여 whooping 때 백혈구수를 검사하면 대단히 높게 나타난다. 중추신경계도 침입하여 중이염이 자주 생긴다. 가장 문제가 되는 것은 폐렴이고 사망자의 대부분을 차지한다.

1 병원체

Bordetella pertussis

② 전파 양식

호흡기계를 통한 비말감염을 하나 환자의 객담오염에 의한 간접전파도 가능하다. 백일해 환자는 발병 후 약 3주 동안 기침과 재채기로 많은 양의 백일해균을 전파시키므로 호흡기 격리시켜야 한다.

③ 잠복기

보통 1주일 이내이며 21일을 초과하지 않는다.

④ 예방대책

정기예방접종으로 DPT를 시행하고 있는데, 생후 1~2개월부터 시작하여 8주 간격으로 3회 접종한다. 추가접종은 18개월과 5~6세에 한다. 7세 이상의 어린이는 DT만 접종해야 한다.

3) 파상풍(Tetanus)

전 세계적으로 흙에서 파상풍균이 발견되며, 동물이나 사람의 대변에서도 균이 발견된다. 토양이나 동물분변에 오염된 피부나 점막의 상처로 균의 아포가 들어가서 혐기적 조건하에서 번식한다.

파상풍균이 생산하는 테타노스파스민(tetanospasmin) 독소가 신경계를 침범하여 근육의 긴장성 연축을 일으키는 질환이다.

전신증상은 증상발현 후 1~4일 만에 나타난다. 과민, 두통, 미열, 오한, 전신성 통증이 나타난다. 더 진행되면 경련성의 근육 수축이 일어나며, 안면 경련이 나타나 입이 바깥쪽으로 끌려서 비웃는 듯한 표정이 나타난다. 신생아의 탯줄을 끊을 때 감염되어 발생하는 신생아 파상풍이 비위생적인 환경에 사는 저개발국에서 많이 발생한다.

① 병원체

Clostidium tetani

② 전파 양식

녹슨 못에 의한 특히 깊은 관통상이나 조직 괴사를 일으킨 상처에서 흔히 발생한다. 동물에게 물려서 감염되기도 하고, 상처에 괴사조직이 있거나 이물이 있으면 균의 번식이 쉽다.

3 잠복기

3~21일이며 평균 10일이다. 상처의 크기, 부위, 들어간 균량에 따라 달라진다.

4 예방대책

파상풍 흡착 톡소이드 예방접종을 실시하여 능동면역을 실시해야 하며, 창상이 있는 경우 개방적으로 철저히 치료해서 파상풍에 걸리지 않도록 해야 한다. 일차 및 추가접종이 완료된 경우 10년 마다 (DPT백신, 7세 이상은 DT백신) 접종한다.

4) 홍역(measles)

홍역은 paramyxoviridae과에 속하는 홍역바이러스에 의한 소아의 급성감염병으로, 제2군 법정 감염병이며 대부분의 사람이 한번쯤 걸리는 급성감염병으로 마진이라고도 한다. 일반적으로 1~2세에 많은 감염이 되며, 발열과 발진을 주증세로 하고 병원체는 홍역 바이러스이며 신고감염병의 하나이다. 홍역의 유행은 주기적이어서 대개 2~3년 간격으로 많은 유행을 하며, 도회지에서는 5~6월, 지방에서는 4~6월과 12월에서 이듬해 1월 사이에 많이 볼 수 있는데, 유행은 매년 균일하지 않고 대도시에서는 2~4년 주기로, 또 인구밀도가 낮은 지역에서는 보다 긴 간격으로 유행한다. 합병증으로는 중이염, 폐렴, 뇌염 등이 있다.

최근 들어 항생제의 발달로 큰 문제가 되지 않고 있다.

1 병원체

Measles virus

2 전파 양식

홍역 환자의 객담, 비·인후 분비물의 비말 감염 또는 환자의 배설물로 오염된 물건들을 통해 간접적으로 감염에 의하여 전파된다. 감염성이 강해서 접촉한 사람의 90%이상이 발병한다. 잠복기는 9~11일이다. 우리나라에서는 1993~1997년에 학동기전 소아연령층에서 유행이 발생했다.

③ 잠복기

7~14일이다.

④ 예방대책

특이요법은 없고 MMR 백신으로 예방접종하면 예방이 가능하다.

5) 유행성이하선염(mumps)

이하선(주로 귀밑샘)이 단단하게 부어올라 동통과 압통을 느끼게 되며, 붓기 시작한 후 1~3일 째 최고조에 도달해서 3~7일 이내에 차차 가라앉는다. 합병증으로는 뇌수막염, 고환염, 부고환염, 난소염, 췌장염 등이 발생할 수 있다. 특히 5~15세 소아에게서 빈발하고 감염자의 약1/3은 불현성 감염으로 무증상을 보인다.

① 병원체

Mumps virus

② 전파 양식

직접적인 접촉이나 비말 또는 다른 오염된 물질이 코나 입으로 들어가서 감염된다.

③ 잠복기

약 2~3주간이며 보통 18일이다.

④ 예방대책

예방으로는 발열 초기부터 해열 후의 1주일까지는 감염의 위험이 있으므로 유치원이나 학교를 쉬게 해야 한다. 만 1세가 지나면 약독생균 vaccine 1회 접종으로 96% 항체가 생기며, 관리는 격리가 좋다.

6) 풍진(German measles, Rubella)

홍역과 비슷한 발진이 생기는 급성감염병으로 홍역보다 증상은 가벼우나 감염력이 강하며, 3~10살 어린이에게 많이 발병하며, 영구면역이 얻어진다. 대개는 열이나며 목 뒤의 림프절이 커지면서 발진이 생긴다. 특히 목 뒤,

귀 뒤, 뒷머리의 림프절이 부어서 만지면 아프고 약 2~7일간 계속된다. 발진이 얼굴과 목에 생기기 시작하여 다음날 희미해지면서 가슴, 등 및 팔에 나타나는 것이 특이한 증세이다. 유행성 이하선염과 마찬가지로 비강과 후두부로 체내침입하며 비말, 공기감염으로 이루어지는데, 특히 임신초기에 이환되면 태아에게 영향을 주게 되므로 주의를 요하는 질병이다.

1 병원체

rubella virus

2 전파 양식

기침이나 재채기 또는 말할 때에 튀어 나오는 작은 침방울로 전파된다.

3 잠복기

잠복기는 9~18일이다.

4 예방대책

예방접종이 가장 좋은 방법으로 약독화 된 생균백신 1회 피하주사로 35% 이상 항체가 생성된다. 임산부에게는 예방접종을 금해야 하며 임신초기 이환 시에는 감마글로불린을 주사하며 일반적으로 정기 예방접종한다. 치료에는 유효한 항바이러스제가 없고 안정과 대증요법만 실시된다.

7) 폴리오(Polio myelitis)

폴리오는 Picornaviridae과에 속한 Poliovirus1, 2, 3에 의해 중추신경계가 영향을 받는 감염증이다. 폴리오는 주로 소아에게 나타나며, 소아마비라고도 불리 운다. 중추신경계의 손상으로 영구적인 마비를 일으키는 급성 감염성 질환이다. 세계적으로 분포하며, 특히 인도에 많고 우리나라에서는 거의 발생하지 않는다.

1 병원체

폴리오 바이러스로 면역학적으로 1, Ⅱ, Ⅲ형의 3종이 있다. Ⅰ형이 마비형 폴리오와 관계가 있다.

2 전파 양식

호흡기계 분비물, 분변 등을 통해 탈출, 오염 음식물을 통해 경구적으로 침입된다.

3 잠복기

마비형은 3~35일이며, 보통 7~14일 사이이다.

4 예방대책

예방 접종이 제일 좋은 예방책이며, 예방접종은 경구투여용으로 Sabin vaccine의 사용이 좋으나 불가능하면 주사용으로 Salk vaccine을 사용한다. 예방접종은 생후 1개월부터 1~2개월 간격으로 3회 실시하고 추가접종은 18개월에 실시한다.

8) B형 간염

바이러스 간염의 종류에는 A형, B형, C형이 있는데, 최근에는 delta형도 발견되었다. 이중 A형은 주로 어린 연령층에서 급성간염을 일으키나 대부분이 쉽게 회복되는 반면, B형 간염은 치료가 잘 안 되고 만성 간염으로의 이환율이 높아 말기에는 간경변이나 간암으로 되기 때문에 치사율이 매우 높다. 우리나라의 B형 간염의 감염률이 세계 최고이며 최고 보고에 의하면 간염과 B형 간염 관련 질환으로 인한 사회경제적 손실이 연간 1조원이 넘는 것으로 추계된다.

1 병원체

B형 간염 Virus

2 전파 양식

B형은 감염된 병원소의 분비물, 배설물 또는 혈액이나 개달물(수건, 칫솔, 면도기 등)에 의해 피부나 경구 또는 성교에 의해서도 전파된다. 이는 보균자의 침이나 생식기의 분비물에서도 바이러스가 발견되기 때문이다.

3 잠복기

45~108일이며 평균 2~3개월이다. 급성기에는 물론이고 만성 간염 상태나 건강 보균자도 감염력이 있다.

4 예방대책

B형 간염은 현재까지는 특별한 치료제가 개발되지 않아 예방접종을 통한 예방이 가장 중요하다. 특히 감염의 위험성이 높은 환경을 개선하고 수건이나 식기, 칫솔, 면도기 등을 각자 따로 쓰도록 한다. 특히 우리나라의 음주문화나 식생활습관은 간염예방 차원에서 많은 개선이 요구되고 있다.

9) 일본뇌염(Japanese encephalitis)

유행성 뇌염이라고도 하며 뇌, 척수, 척수막을 부분적으로 침범하는 급성 염증성 질환이다. 감염자 1000명 중에 1~2명만이 임상증상을 나타내는 현성 감염자이고 대부분이 불현성 감염자이다. 호발연령이 15세 이하, 특히 4~8세에서 가장 많이 발생하며, 유행 시기는 8~10월 사이 이다. 증상으로는 고열과 빠른 맥박이 있고 환자의 90%가 두통을 호소하고, 고열(39~40℃), 현기증, 구토, 복통, 지각이상 등을 보인다. 진행하면 의식장애, 경련, 혼수에 이르며 대개 발병 10일 이내에 사망한다. 경과가 좋은 경우에 약 1주를 전후로 열이 내리며 회복된다.

1 병원체

Arbo virus

2 전파 양식

감염모기에 의해서 전파된다. 우리나라의 일본뇌염 유행 시기는 7월 중순부터 10월 초순이며 특히 8월 하순부터 9월 중순까지 1개월 사이에 전체의 80%가 발생하고 있다.

3 잠복기

7~20일간이다.

4 예방대책

기초 접종(생후 12~13개월 1~2주 간격으로 2회, 기본 접종 후 12개월 뒤 1회 접종) 및 만 6세, 12세에 각각 1회씩 추가 접종을 한다.

10) 수두(chicken pox)

수두는 대상포진 바이러스(varicella-zoster virus)에 의한 급성 바이러스성 질환이다. 증상은 급성 미열로 시작되고 신체 전반이 가렵고 발진성 수포가 생긴다. 증상이 가볍거나 비전형적인 감염형, 불현성 감염도 있지만, 성인에게서는 발열과 전신 감염 증상이 심하게 나타난다.

1 병원체

Varicella-zoster virus

2 전파 양식

수두나 대상포진의 수포에서 나오는 액의 직접 접촉 또는 공기를 통해서 전파된다. 감염자의 타액(침)을 통해서도 전파될 수 있다. 수포는 발생 초기일 수록 감염성이 강하고, 딱지가 생기면 감염되지 않는다.

3 잠복기

잠복 기간은 2~3주, 보통 13~17일 후에 증상이 나타나기 시작한다.

4 예방대책

감수성이 높은 신생아나 면역억제 환자는 수두 환자와 접하지 않도록 주의한다. 병원이나 각종 시설 등에서는 피부의 병적인 증상이 처음 발생한 후 5일간 혹은 수포가 마를 때까지 환자를 격리한다. 학교에서도 같은 기간 학생이 등교하지 않도록 해야 하며, 면역 억제 환자가 있는 병원이나 병동에서는 중증의 수두를 방지하기 위해 수두에 걸린 환자를 철저히 격리해야 한다.

3. 제3군 법정 감염병

간헐적인 유행할 가능성이 있어 지속적으로 그 발생을 감시하고 방역 대책의 수립이 필요한 감염병을 말한다.

1) 결핵(Tuberculosis)

법정 감염병 제3군인 결핵은 유사 이전의 인류와 결핵과의 관계는 독일의 하이델베르그 에서 발견된 석기시대의 인골에 척추 카리에스의 흔적이 남아 있는 것으로 미루어 이미 그때부터 인류에게는 결핵이 존재하였던 것으로 보인다. 결핵은 후진국형 질병으로 결핵으로 인한 연간 사망률은 세계적으로 300만 명에 이르는 것으로 보고되고 있다. 우리나라는 인구 10만명당 남자 10.5명, 여자 3.7명이 결핵으로 사망, 경제협력개발기구 회원국 중 가장 높은 사망률을 보이고 있으며, 북한에서는 매년 인구 10만 명당 80명이 결핵으로 목숨을 잃어 결핵사망률이 세계 1위인 것으로 나타났다. 결핵은 신체의 거의 모든 부분에 침범할 수 있는 감염병으로 특히 폐에 많이 감염되는 세균성 만성 감염병이다.

1 병원체

Mycobacterium tuberculosis으로 그람 양성의 항산성 간균.

2 전파 양식

일차적으로 사람이며 지역에 따라서는 결핵에 걸린 소일수도 있다.

3 잠복기

2~12주

4 예방대책

우리나라에서는 모든 영유아를 대상으로 BCG 예방접종을 받도록 하고 있다. 생후 4주 이내에 접종하고 늦어도 첫 번째 생일 이전까지는 접종을 받도록 권장하고 있다.

2) 한센병(Leprosy)

한센 균(Mycobacterium leprae)에 의해 감염되는 만성 감염성 질환이다. 1871년 노르웨이의 의사 A.G.H.한센이 나환자의 나결절의 조직에서 결핵균 비슷한 세균이 모여 있는 것을 발견하여, 74년 Bacillus leprae라 명명함으로써 유래하였다. 말초신경과 피부에 주로 침범하고, 경우에 따라서는 기타 부위의 조직에 침범하기도 한다. 나병은 고유증상이 나타나기 전에 미열, 권태, 관절통, 소화장애, 불면증 등의 일정하지 않는 전신성 전구증상이 있는 것이 보통이다.

대한 나병관리협회 통계에 따르면 99년 현재 전국에 등록된 나병환자 수는 75년 3만2천152명, 80년 2만7천964명, 85년 2만5천594명, 90년 2만3천833명, 95년 2만1천185명으로 해마다 줄어들어 2002년 1만7천255명으로 집계되었다. 2002년 중 신규중독은 64명이었으며 457명이 감소되었다. 98년 말을 기준으로 한 유병률은 인구 1천 명당 0.42명이었으며 환자의 평균연령은 61.4세로 고령화 하는 추세를 보였다.

1 병원체

Mycobacterium leprae

2 전파 양식

감염병소의 배설물, 분비물을 통한 간접전파와 사람에서 사람의 접촉에 의한 직접전파로 감염된다.

3 잠복기

잠복기는 최단기간이 7개월이고 2~10년이며 평균 3~5년이다.

4 예방대책

유행지역에서는 조기 진단을 위해서 검진을 시행하고, 조기치료를 시행한다.

나병환자와 접촉한 사람에게 BCG를 투여하면 결핵양형의 발생을 줄인다는 연구 결과와 dapsone이나 acedapsone을 이용한 화학예방으로 접촉자의 50%에서 예방효과가 있다는 보고가 있으나, 의료진이 집중 관찰할 수 없으면 그다지 권장되지 않는다.

3) 수막구균성 수막염(meningcoccal meningitis)

급성으로 발열, 심한 두통, 구토, 경부 경직이 생기며, 분홍색의 점상반이 잘 나타난다. 과거에는 사망률이 50%에 이르렀으나, 조기진단과 치료에 의해 5~15%로 저하되었다. 무증상 감염자가 5~10% 있는 것으로 알려져 있는데 비인두에 보균하고 있다.

보균자 중 25% 이상에서 선행하는 현성감염이 없다. 폐쇄된 환경에서는 약 반수가 감염되기도 한다. 수막염 증상 없이 패혈증을 일으키기도 하는

데, 이 경우 점상출혈반이나 백혈구 증가를 동반하는 원인 불명의 급성 열병으로 다루어진다. 중증 균혈증 에서는 신속한 치료에도 불구하고 사망률이 높다.

1 병원체

Neisseria meningitidis A, B, C, 기타의 군이 있다.

2 전파 양식

감염자의 코, 목구멍의 호흡기 분비물에 의한 비말 감염 또는 직접 감염에 의해 전파된다.

3 잠복기

2~10일 이며 보통은 3~4일간이다.

4 예방대책

사람들이 밀집한 환경을 피한다. 만일 밀집한 환경에서 발생하면 신속히 접촉자와 비접촉자를 나눈다. 집단적으로 예방적 항생제를 투여하면 내성균 발생을 증가시킬 수 있다.

4) 레지오넬라증(Legionellosis)

현재 임상적, 역학적 특성으로 분명히 구분되는 두 개의 급성 세균성 질환이다. 레지오넬라 폐렴과 폰티악열(Pontiac fever)의 두 가지 임상 양상이 있다. 레지오넬라 폐렴은 식욕부진과 권태감, 근육통이나 두통으로 시작하며 낮 동안에 오한과 함께 급격히 39~40.5℃까지 열이 오른다. 건성 기침이 생기고, 설사, 오심, 구토나 복통이 일어난다. 폰티악 열 증상은 폐렴형과 같지만 폐렴이 생기거나 사망하지도 않는다. 치료하지 않아도 대개는 2~5일, 길어도 1주일 이내에 자연치유 된다.

고령자가 감수성이 높아 대부분 50세 이상에서 발생하며, 20세 이하에서는 드문 편이다. 흡연자, 당뇨, 만성 폐질환자, 신 질환자, 면역 억제제 사용자나 장기 이식 환자 등에서 발생률이 높다. 병원 내 집단 발생 예도 있다.

1 병원체

Legionella pneumophila

2 전파 양식

균에 오염된 물의 미립자에 의해 감염된다. 오염된 물을 사용한 흡인 감염도 있다. 사람 간에 감염이 전파되지는 않는다.

3 잠복기

폐렴의 경우 5~6일, 폰티악열의 경우 24~48시간 정도이다.

4 예방대책

- 사용하지 않을 때에는 에어컨 냉각탑의 물은 비워 놓는 것이 좋다. 사용 중에는 정기적으로 물때를 청소하고, 물때나 진흙이 가라앉지 않도록 한다.
- 가습기나 의료용 흡입장치에 수돗물을 사용해서는 안된다. 물의 온도를 50℃ 이상으로 올리면 감염의 위험을 줄일 수 있다.
- 레지오넬라증이 발생하면 감염원을 조사하여 원인이 된 장치를 개선하고 정기적인 보수를 철저히 해야 한다.
- 병원 내 감염 발생 시에는 감염원을 밝혀 대책을 세우도록 한다.
- 정기적인 검사와 1년에 1회 이상 주변 환경 점검을 실시한다.
- 염소농도를 2~6ppm으로 올리도록 하고, 구리·은 이온화 시스템을 배수 시설에 도입하는 방법 등이 효과적이다.

5) 비브리오 패혈증(Vibrio)

1979년 미국 질병관리센터에서 Vibrio Vulnificus로 균 이름이 명명된 후 세계적으로 해안가 지역에서 보고되고 있으나 큰 유행은 없었다. 1979년 호남지역에서 속칭 피부괴질로 사회적 물의가 있었으며 1985년 여름에는 상당히 유행하였다.

원발성 패혈증균은 Vibrio균에 감염된 어패류를 생식할 때 전파되며, 특히 40대 이후 남성이 만성간염, 당뇨, 결핵 등 만성 소모성 질환으로 건강이 악화되었을 때 많이 발생하고 있다.

경구침입한 균은 십이지장을 통하여 20% 정도는 구토 및 설사도 병행한다. 발병 후 12시간 이내에 대부분 전이성 피부병소가 발생하여 괴사하며 혈관의 폐쇄로 괴저가 일어난다. 이러한 원발성 환자의 대부분은 간질환 환자였으며 대부분 입원 후 48시간 이내에 사망하였고, 치명률은 50%나 된다. 또한 상처 감염군은 해수에 접촉하거나 어패류를 취급할 때 발생한 상처를 통하여 균이 침입하여 상처부위에 발적, 종창이 급속히 퍼져 수포와 괴사를 동반한다.

오한 및 열이 나며 적절한 항생제 치료 등으로 회복되지만 만성 질환이나 면역기능이 저하되어 있을 때는 패혈증으로 악화될 수 있다.

1 병원체

Vibrio Vulnificus

2 전파 양식

여름철 해안지역을 중심으로 발생하며, 만성 간질환 등 저항력이 약한 허약자들이 어패류를 생식하거나 해안지역에서 낚시 또는 어패류 손질시 균이 오염된 해수 및 갯벌 등에서 피부 상처를 통해서도 감염된다.

3 잠복기

16~24일미며 보통 20시간 전후이다.

4 예방대책

예방을 위해 어패류를 56℃ 이상의 열로 가열하여 충분히 조리한 후 섭취해야 하며, 특히 음주를 많이 하고 간에 질환이 있는 사람들은 생선회를 먹지 말아야 한다. 그리고 여름철 해변에 갈 때 피부에 상처가 나지 않도록 주의하며, 상처가 났을 때는 맑은 물에 씻고 소독을 한다.

6) 발진열(Murine typhus)

세계적으로 발생하며 특히 사람과 쥐가 함께 사는 건물과 쥐들이 많은 곳에서 주로 발생하며 늦은 여름과 가을에 다발한다. 증세는 갑자기 또는 서서히 발생하며 두통, 근육통, 발열(38.5~40℃)이 나타나고 초기에는 기침을 하는 환자가 많지만 가래는 없다. 발병한 지 3~5일이 되면 환자의 6

0~80%에서는 반점상의 발진이 복부, 흉부에 나타나며 이어서 배부, 상지로 퍼지고 시간이 흐르면 반점상구진이 되고 4~8일이 지나면 없어진다. 이러한 피부의 변화는 발진티푸스에 비하면 지속시간이 짧고 출혈성인 경우도 적다. 항생제가 없던 시대에는 10~15일이 지나면 해열되기 시작하며 2~3일 내에 완전하게 해열되고 치명률은 2%이다.

1 병원체

Ricketsia typhi

2 전파 양식

주로 가려워서 긁는 등의 이유로 피부에 상처가 나면 몸 속으로 감염된 쥐벼룩의 대변에 있는 리케차가 침투해서 발병한다.

3 잠복기

6~14일이며 보통은 12일 정도이다.

4 예방대책

쥐벼룩에 물리지 말아야 하며, 잔류효과가 있는 살충제(10% DDT, 린덴)를 쥐의 통로, 쥐구멍, 쥐집 등에 뿌려서 발진열 리케차의 숙주인 쥐를 없애야 한다. 환자로부터 직접 전파되는 일은 없으므로 환자의 격리나 소독은 필요 없다.

7) 쓰쓰가무시병(tsutsugamushi disease)

동부, 중부, 동남아시아에 주로 토착화되어 있다. 주로 새로운 거주지, 벌목된 지역 제초작업 등 좀 진드기가 서식하는 환경에서 일하는 농부, 군인, 야외활동을 주로 하는 사람들에게 주로 발생한다.

우리나라에서는 1984년 이후 전국적으로 많은 환자가 발생된다고 하며 환자발생은 10월, 11월에 주로 많이 발생한다.

1~2주의 잠복기를 거쳐서 고열, 오한, 두통, 피부 발진 및 림프절 비대가 나타나며, 피부 발진은 발병 후 5~8일경에 몸통에 주로 생기고 간비종대, 결막충혈 등이 나타날 수가 있다. 치료를 하지 않으면 열은 약 14일 가량 지속된다. 진드기가 문 곳에 피부 궤양이나 특징적인 가피 형성을 볼

수 있다. 고령자에서 사망률이 높다.

1 병원체

Orientia tsutsugamushi

2 전파 양식

관목 숲에서 살고 있는 매개충인 진드기의 유충이 그 지역을 지나가던 사람의 피부에 우연히 부착하게 되면 조직액을 흡인하게 된다. 이때 O. tsutsugamushi는 인체 내로 들어가서 그 부위에서 증식하면서 구진이 생기고 이어 궤양이 된 다음에 가피가 되고 건조된다.

3 잠복기

10~12일이다.

4 예방대책

- 유행성 지역의 관목 숲이나 유행지역에 가는 것을 피할 것
- 들쥐 등과 접촉하는 환경을 피할 것
- 밭에서 일할 때에는 되도록 긴 옷을 입을 것
- 야외활동 후 귀가 시에는 옷에 묻은 먼지를 털고 목욕을 할 것
- 진드기에 물린 상처가 있거나 피부발진이 있으면서 급성발열증상이 있으면 쓰쓰가무시병을 의심하고 서둘러 치료를 받을 것

8) 브루셀라증(Brucellosis)

일명 파상열이라고도 하며 급성 혹은 서서히 발병하며, 지속적 혹은 간헐적으로 일정하지 않은 기간 계속되는 발열이 특징이다. 치료하지 않을 경우, 사망률은 2% 이하이고 대개는 심내막염으로 사망한다.

1 병원체

B. melitenisis(염소), B. abortus(소), B. suis(돼지) 이 중 B. melitenisis(염소)가 사람에게 가장 병원성이 높다.

2 전파 양식

경피감염 또는 식품(유제품 등)을 통해 경구감염된다.

③ 잠복기

5~60일이며 보통은 1~2개월이다.

④ 예방대책

우유나 유제품의 멸균이 효과적이다. 또 병원소가 되는 동물에게 백신을 접종하여 병원소를 근절하는 방법도 실용화되어 있다.

9) 신증후군출혈열(Hemorrhagic fever with renal syndrome)

세계적인 분포를 하고 있으며 늦가을(10~11월)과 늦봄(5~6월) 건조기에 많이 발생한다. 야외활동이 많아 감염기회가 많은 젊은 연령층 남자가 잘 감염되며, 최근에는 소아에서도 환자가 나타나고 있다. 국내에서 발생되는 출혈열은 이전에는 모두가 먼저 발견된 Hantaan virus로 생긴다고 생각되었으나 최근에 환자로부터 Hantaan virus(야외형)와는 구분되는 Seoul virus(도시형)가 분리, 동정된 바 있다.

① 병원체

Hantaan virus

② 전파 양식

들쥐의 72~90%를 차지하는 등줄쥐의 배설물이 건조되면서 호흡기를 통해 전파된다고 추정된다. 도시의 시궁쥐, 실험실의 쥐도 바이러스를 매개한다.

③ 잠복기

9~35일 정도로 평균 약 2~3주 정도이다.

④ 예방대책

- 유행 지역의 산이나 풀밭에 가는 것을 피할 것, 특히 늦가을(10~11월)과 늦봄(5~6월) 건조기에는 절대 잔디 위에 눕거나 잠을 자지 말 것
- 들쥐의 배설물에 접촉을 피할 것
- 잔디 위에 침구나 옷을 말리지 말 것
- 야외활동 후 귀가 시에는 옷에 묻은 먼지를 털고 목욕을 할 것
- 가능한 한 피부의 노출을 적게 할 것

- 감염위험이 높은 사람(군인, 농부 등)은 적기에 예방접종을 받을 것
- 신증후군출혈열 의심시 조기에 치료를 받을 것

10) 인플루엔자(Influenza)

유행성 감기라고도 하며 세계적으로 유행하는 급성호흡기계 감염병으로 젊은 사람은 물론 노인과 신체 쇠약자 등 저항력이 약해진 경우에 잘 발생한다. 유행성 감기의 특징은 갑작스런 발열(38~40℃), 오한, 두통, 근육통, 기침, 인후통 및 전신 쇠약의 증상을 나타내며 감염력이 매우 강하다. 교통수단이 고도로 발달된 현대사회에서는 세계 각지로 신속하게 유행하여 퍼지게 되며 온대지역은 주로 겨울에 유행하고 우리나라에서도 이미 여러 번 유행하였다.

용혈성 연쇄상 구균의 감염과 폐렴 등의 합병증을 유발할 수 있다.

1 병원체

Influenza virus의 A, B, C형 중 주로 A, B형에 의해 발생한다.

2 전파 양식

호흡기 비말 등을 통한 공기매개로 감염된다.

3 잠복기

1~3일이다.

4 예방대책

유행 시에는 대중이 많이 밀집한 장소에는 가지 않아야 하며, 예방접종으로 A형과 B형을 혼합한 백신이 있다. 유행 시 같은 형의 균이면 면역효과가 있으나 다른 유형의 균이면 면역효과를 기대하기 어렵다.

4. 제4군 감염병

국내에서 새로 발생한 신종감염병증후군, 재출현감염병 또는 국내 유입이 우려되는 해외유행감염병으로서 이 법에 의한 방역대책의 긴급한 수립이 필요하다고 인정되어 보건복지부령이 정하는 감염병을 말하며, 페스트, 황열, 뎅기열, 바이러스성 출혈열, 두창, 보툴리눔독소증, 중증 급성호흡기

증후군(SARS), 조류인플루엔자 인체감염증, 신종인플루엔자, 야토병, 큐열, 웨스트나일열, 라임병, 진드기매개뇌염, 유비저, 치쿤구니야열, 급성 증상을 나타내는 신종감염병 증후군 등이 이에 속한다.

5. 제5군 감염병

기생충에 감염되어 발생하는 감염병으로서 정기적인 조사를 통한 감시가 필요하며 보건복지부령으로 정한 감염병으로 회충증, 편충증, 요충증, 간흡충증, 폐흡추증, 장흡충증 등이 있다.

6. 지정 감염병

제1군 내지 제5군 감염병 외에 유행여부의 조사를 위하여 감시활동이 필요하다고 인정되어 보건복지부장관이 지정하는 감염병을 말한다.

3-4 법정 감염병 예방조치

【제51조(소독의무)】

① 특별자치도지사 또는 시장 · 군수 · 구청장은 감염병을 예방하기 위해 보건복지부령이 정하는 바에 따라 청소나 소독을 실시하거나 쥐 · 위생해충 등의 구제조치(이하 "소독"이라 한다)를 하여야 한다.

【규칙 제19조(감염병환가 등의 청소 · 소독 대상 등)】

1. 감염병 환자 등의 청소 · 소독의 대상

1) 콜레라, 장티푸스, 파라티푸스, 세균성이질

① 분뇨, 토사물 및 이의 처치에 사용한 기구, 천, 종이 등
② 시체
③ 감염병 환자 또는 시체에 사용한 의류, 침구, 운반기구 등
④ 간호인 또는 감염병환자와 접촉한 자 및 이들이 사용한 의류, 침구 등
⑤ 감염병환자가 사용한 식기, 감염병 환자의 음식물 찌꺼기, 기구, 서적 등
⑥ 병실의 깔기 등

⑦ 우물, 주방, 주방기구, 물통 등
⑧ 변소, 수세변기구, 쓰레기통, 하수구 등 불결한 장소
⑨ 옥내 및 옥외에 대한 청소
⑩ 고인물이나 습기가 찬 장소에 대한 매몰 또는 배수
⑪ 충분한 실내의 채광 및 환기

2) 성홍열, 디프테리아, 수막구균성 수막염

① 콧물, 가래침, 고름, 부스럼딱지 및 이의 처치에 사용한 기구, 천, 종이 등
② 시체
③ 감염병 환자 또는 시체에 사용한 의류, 침구, 운반기구 등
⑤ 감염병환자가 사용한 식기, 감염병 환자의 음식물 찌꺼기, 기구, 서적 등
⑥ 병실의 깔기, 기구, 벽 등
⑦ 옥내 및 옥외에 대한 청소
⑧ 고인물이나 습기가 찬 장소에 대한 매몰 또는 배수
⑨ 충분한 실내의 채광 및 환기

3) 발진티푸스

① 콧물, 가래침, 고름, 부스럼딱지 및 이의 처치에 사용한 기구, 천, 종이 등
② 시체
③ 감염병 환자 또는 시체에 사용한 의류, 침구, 운반기구 등
⑤ 감염병환자가 사용한 식기, 감염병 환자의 음식물 찌꺼기, 기구, 서적 등
⑥ 병실의 깔기 등
⑦ 이의 서식이 용이한 물건
⑧ 옥내 및 옥외에 대한 청소
⑨ 고인물이나 습기가 찬 장소에 대한 매몰 또는 배수
⑩ 충분한 실내의 채광 및 환기

4) 페스트

① 콧물, 가래침, 고름, 부스럼딱지 및 이의 처치에 사용한 기구, 천, 종이 등

② 시체
③ 감염병 환자 또는 시체에 사용한 의류, 침구, 운반기구 등
⑤ 감염병환자가 사용한 식기, 감염병 환자의 음식물 찌꺼기, 기구, 서적 등
⑥ 병실의 깔기, 기구, 벽 등
⑦ 옥내 및 옥외에 대한 청소
⑧ 고인물이나 습기가 찬 장소에 대한 매몰 또는 배수
⑨ 충분한 실내의 채광 및 환기
⑩ 서족이 서식하거나 통행하는 장소
⑪ 이의 서식이 용이한 물건 또는 장소

5) 일본뇌염

① 하수구, 고인물, 잡초 등
② 기타 모기의 발생 및 서식이 용이한 장소
③ 옥내 및 옥외에 대한 청소
④ 고인물이나 습기가 찬 장소에 대한 매몰 또는 배수
⑤ 충분한 실내의 채광 및 환기

2. 청소 및 소독과 쥐 · 벌레 등을 없애는 조치의 방법

1) 청소

오물 또는 오염되었거나 오염되었으리라고 생각되는 각종 물건을 수집하여 폐기물관리법의 규정에 의하여 위생적인 방법으로 안전하게 처리하여야 한다.

2) 소독

1 소각

오염되었거나 오염되었으리라고 의심되는 소독대상물건 중 소각하여야 할 물건을 불에 완전히 태워야 한다.

2 증기소독

유통증기를 사용하여 소독기안의 공기를 배제하고 1시간 이상 100℃ 이상의 습열소독을 실시하여야 한다. 다만, 증기소독을 실시함에 있어 오손의 우려가 있는 물건은 증기소독을 하지 아니할 수 있다.

3 자비소독

소독할 물건을 30분 이상 100℃ 이상의 물속에 넣어 살균하여야 한다.

4 약물소독

다음의 약품을 소독대상물건에 뿌려야 한다.

- 석탄산수(석탄산 3% 수용액)
- 크레졸수(크레졸액 3% 수용액)
- 승홍수(승홍 0.1%, 식염수 0.1%, 물 99.8% 혼합액)
- 생석회(대한약전 규격품)
- 크롬칼키수(크롬칼키 5% 수용액)
- 포르말린(대한약전 규격품)
- 기타의 소독약을 사용하고자 할 때에는 석탄산 3% 수용액에 해당하는 소독력이 있는 약제를 사용하여야 한다.
- 일광소독 : 의류, 침구, 용구, 도서, 기타 물건으로서 증기소독이나 자비소독의 소독 방법을 실시할 수 없는 경우에는 일광소독을 하여야 한다.

3) 쥐, 벌레 등을 없애도록 하는 조치

① 서식장소를 완전히 없애 산란 또는 어미벌레 등이 서식하지 못하게 하여야 한다

② 애벌레 또는 어미벌레 등의 발생이나 출입을 막기 위하여 적절한 시설을 갖추어야 한다.

③ 쥐잡기, 벌레잡기용 약제를 사용하여 쥐, 벌레 등을 없애야 한다.

④ 쥐, 벌레 등의 먹이가 되는 음식물의 찌꺼기 등을 없애야 한다.

⑤ 기타 쥐, 벌레 등을 없애는데 필요한 사항은 보건복지부장관이 따로 정하는 바에 의한다.

3-5 감염병 예방법 요약

1. 목적(법 제1조)

(1) 감염병의 발생과 유행방지
(2) 국민보건의 향상증진

2. 용어의 정의(법 제2조)

(1) “감염병”이라 함은 다음 각호의 1에 해당하는 질환을 말함
① 제1군 감염병 : 감염 속도가 빠르고 국민건강에 미치는 위해 정도가 너무 커서 발생 또는 유행 즉시 방역대책을 수립하여야 하는 감염병(6종)
② 제2군 감염병 : 예방접종을 통하여 예방 또는 관리가 가능하여 국가 예방접종사업의 대상이 되는 질환(10종)
③ 제3군 감염병 : 간헐적으로 유행할 가능성이 있어 지속적으로 그 발생을 감시하고 방역대책의 수립이 필요한 감염병(19종)
④ 제4군 감염병 : 국내에서 새로 발생한 신종감염병증후군, 재출현감염병 또는 국내 유입이 우려되는 해외유행감염병으로서 이 법에 의한 방역대책의 긴급한 수립이 필요하다고 인정되어 보건복지부령이 정하는 감염병(17종)
⑤ 제5군감염병 : 기생충에 감염되어 발생하는 감염병으로서 정기적인 조사를 통한 감시가 필요하여 보건복지부령으로 정하는 감염병(6종)
⑥ 지정 감염병 : 제1군 내지 제5군 감염병 외에 유행여부의 조사를 위하여 감시활동이 필요하다고 인정되어 보건복지부장관이 지정하는 감염병

(2) “감염병 환자”라 함은 감염병의 병원체가 인체에 침입하여 증상을 나타내는 자로서 제11조 제5항의 진단기준에 의한 의사의 진단 또는 보건복지부령이 정하는 기관의 실험실 검사를 통하여 확인된 자
(3) “감염병 의사 환자”라 함은 감염병 병원체가 인체 내에 침입한 것으로 의심되나 의사의 진단 또는 보건복지부령이 정하는 기관의 실험실 검사

를 통하여 확인되기 전 단계의 자

▶ 감염병 환자 및 감염병의사환자를 진단할 수 있는 기관

- 질병관리본부
- 국립검역소
- 서울특별시 · 광역시 또는 도(이하 "시 · 도"하 한다) 보건 환경연구원
- 시 · 군 · 구 보건소
- 의료법에 의한 의료기관중 임상병리과 전문의가 상근하는 기관
- 의과대학
- 결핵의 경우 대한결핵협회(시 · 도지부를 포함한다)
- 한센병의 경우에는 한국한센복지협회(시 · 도지부를 포함한다)

(4) "감염병병원체보유자"라 함은 임상적인 증상은 없으나 감염병병원체를 보유하고 있는 자

(5) "역학조사"하 함은 감염병환자 · 의사환자 또는 병원체 보유자(이하 "감염병환자" 등이라 한다)등이 발생한 경우 감염병의 차단과 확산방지 등을 위한 감염병환자 등의 발생 규모 파악 및 감염원 추적 등의 활동 또는 감염병예방접종부작용 사례가 발생한 경우 그 원인을 규명하기 위한 활동

3. 의사 등의 신고(법 제11조)

의사 또는 한의사가 감염병환자 등을 진단하였거나 그 시체를 검안하였을 때에는

① 제1항에 따라 보고를 받은 의료기관의 장은 제1군감염병부터 제4군감염병까지의 경우에는 지체 없이, 제5군감염병 및 지정감염병의 경우에는 7일 이내에 관할 보건소장에게 신고하여야 한다.

② 육군, 해군, 공군 또는 국방부 직할 부대에 소속된 군의관은 제1항 각호의 어느 하나에 해당하는 사실이 있으면 소속 부대장에게 보고하여야 하고, 보고를 받은 소속 부대장은 관할 보건소장에게 지체 없이 신고하여야 한다.

4. 기타 신고 의무자(법 제12조)

(1) 제1군감염병 감염병환자등 또는 제1군감염병이나 그 의사증(擬似症)으로 인한 사망자가 있을 경우와 제2군감염병부터 제4군감염병까지에 해당하는 감염병 중 보건복지부령으로 정하는 감염병이 발생한 경우에는 의사나 한의사의 진단이나 검안을 요구하거나 해당 주소지를 관할하는 보건소장에게 신고하여야 한다.

① 일반가정 : 세대를 같이 하는 호주 또는 세대주. 다만 호주 또는 세대주가 부재중일 때는 그 가족

② 학교, 병원, 관공서, 회사, 흥행장, 예배장, 선박, 각종의 사무소 또는 사업소, 음식점, 여관, 기타 다수인이 집합하는 장소 : 그 기관의 장, 관리인, 경영자 또는 대표자

③ 육, 해, 공군소속부대 : 그 소속부대의 장

(2) 신고사항

① 신고인의 주소, 성명, 감염병환자 등 또는 사망자와의 관계

② 감염병 환자 등의 사망자의 주소, 성명, 주민등록번호, 직업

③ 감염병환자 등의 주요증상(사망자의 경우 : 사망이전의 주요 증상)

④ 감염병 환자 등 또는 사망자의 발병연월일

5. 보건소장 등의 보고(법 제13조)

(1) 감염병 환자 등에 관한 신고 또는 보고를 받은 보건소장은 그 내용을 관할 시장・군수・구청장에게 보고하여야 하며

(2) 시장・군수・구청장은 이를 특별시장・광역시장 또는 도지사(이하 시・도지사하 한다)에게 보고하여야 하며

(3) 시・도지사는 보건복지부령이 정하는 바에 의하여 보건복지부장관에게 보고하여야 한다(보건복지부령은 국립보건원장에게 보고하도록 되어 있다).

▶ 감염병환자 등의 보고

- 제1군 및 제4군 감염병 : 신고 또는 보고 받은 후 즉시

- 제 5군 감염병 및 지정감염병 : 매주 1회

6. 감염병 발생 감사(법 제16조)

(1) 국립보건원장 또는 시・도지사는 국내외 감염병의 발생을 감사하고 감염병에 관한 정보를 수집・관리하여야 한다.

(2) 국립보건원장은 지역별로 보건의료기관・시설 또는 단체(이하 "표준감사의료기관"이하 함)를 정하여 감염병 발생 감시를 하게 할 수 있다.

(3) 국립보건원장 또는 시・도지사는 수집한 정보 중 국민건강에 관한 중요한 정보를 관련 기관・시설・단체 또는 국민들에게 제공하여야 한다.

(4) 감시의 대상이 되는 감염병의 지정 및 표본감시의료기관의 지정 등에 관하여 필요한 사항은 보건복지보령으로 정한다.

1 표본감시대상감염병

- 제3군 감염병 중 인플루엔자
- 지정 감염병
- 제5군 감염병

2 표본감시 의료기관 지정 등

표본감시 감염병별로 시・도지사의 추천을 받아 국립보건원장이 지정한다.

- 인플루엔자 : 소아과・내과・가정의학과 또는 이비인후과 진료과목이 있는 의료기관 및 보건소
- 지정감염병 : 보건의료원, 종합전문의료기관, 의과대학 및 지정감염병에 관한 연구 및 학술발표 등을 목적으로 결성된 학회
- 제5군감염병 : 보건환경연구원, 보건소, 제5군감염병에 관한 연구 및 학술발표 등을 목적으로 결성된 학회 또는 제5군감염병의 예방 및 관리를 목적으로 설립된 비영리법인

7. 역학조사(법 제18조)

(1) 제1군 감염병이 발생하였거나 제2군 내지 제4군, 제5군 또는 지정감염병이 유행할 우려가 있다고 인정되는 경우 : 지체 없이 실시(누가 :

국립보건원장 또는 시・도지사)

(2) 역학조사반 : 국립보건원 및 시・도에 둔다.

1 역학조사의 시기

① 국립보건원장이 역학조사를 하여야 하는 경우

- 2 이상의 시・도의 역학조사가 동시에 필요한 경우
- 특정지역에서의 감염병 발생 또는 유행 여부의 조사가 긴급히 필요한 경우
- 시・도지사의 역학조사가 불충분하였거나 불가능하다고 판단되는 경우

② 시・도지사가 역학조사를 하여야 하는 경우

- 관할구역 안에서 제1군감염병이 발생하였거나 제2군 내지 제4군 또는 지정감염병이 유행할 우려가 있는 경우
- 관할구역 밖의 제1군감염병의 발생 또는 제2군 내지 제4군 또는 지정감염병의 유행이 관할구역과 역학적 연관성이 있다고 의심되는 경우

2 역학조사의 내용

① 감염병의 역학조사에 포함되어야 하는 사항

- 감염병 환자 등의 발생 일시, 장소
- 감염병 환자 등의 성별, 연령별 현황
- 감염병의 감염원인 및 경로

② 예방접종 부작용에 관한 역학조사에 포함되어야 하는 사항

- 예방접종 후 이상반응자의 인적 사항
- 예방접종기관, 접종일시, 예방접종 후 이상반응 진단기관의 명칭, 주소, 전화번호
- 예방접종 후 이상반응의 증상 및 그 정도
- 예방접종약에 관한 사항
- 예방접종 후 이상반응과 예방접종과의 관련여부

③ 역학조사반의 구성

국립보건원 : 중앙역학조사반(국립보건원장이 임명 또는 위촉)

시 · 도 : 시 · 도 역학조사반(시 · 도지사가 임명 또는 위촉)

- 방역 또는 역학조사에 관한 업무를 담당하는 공무원
- 농어촌보건의료를 위한 특별조치법에 의하여 임명된 공중보건의사
- 역학조사분야 전문가
- 예방접종분야 전문가
- 의료인으로 구성

④ 역학조사반의 임무

- 역학조사의 계획수립, 시행 및 평가
- 역학조사 실시기준 및 방법의 개발
- 역학조사능력 개발을 위한 훈련, 교육
- 감염병 유행사례의 수집, 분석 및 제공
- 시 · 도 역학조사 활동에 대한 기술지도와 예방접종 후 이상 반응에 대한 조사 · 연구(중앙역학조사반에 한함)

8. 건강진단

1) 성병에 관한 건강진단

성병의 예방을 위하여 보건복지부령이 정하는 직업에 종사하는 자와 성병에 감염되어 그 감염을 매개할 상당한 우려가 있다고 시장 · 군수 · 구청장이 인정한 자는 보건복지부령이 정하는 바에 의하여 성병에 관한 건강진단을 받아야 한다.

① 보건복지부령이 정하는 직업에 종사하는 자(위생분야종사자 등의 건강진단 규칙 제3조)

② 시장 · 군수 · 구청장은 성병에 감염되어 그 감염을 매개할 상당한 우려가 있다고 인정된 자에 대하여 성병에 관한 건강진단을 받을 것을 통지하여야 하며, 그 통지를 받은 자는 지체 없이 성병에 관한 진단을 받아야 한다.

2) 건강진단 등의 명령

시장 · 군수 · 구청장은
① 감염병에 감염되었으리라고 의심되는 충분한 이유가 있는 자
② 감염병에 감염되기 쉬운 환경에 있는 자에 대하여 건강진단이나 예방접종을 받을 것을 명할 수 있다(기피 또는 방해 시 200만원 이하의 벌금)

- 감염병 환자의 가족 또는 그 동거인
- 감염병 발생지역에 거주하는 자 또는 그 지역에 출입하는 자로서 감염병에 감염되었으리라고 의심되는 자
- 감염병환자와 접촉하여 감염병에 감염되었으리라고 의심되는 자

9. 예방접종

1) 정기 예방접종(법 제11조)

시장 · 군수 · 구청장은 다음의 질병에 관하여 예방접종을 실시하여야 한다.
① 디프테리아
② 폴리오
③ 백일해
④ 홍역
⑤ 파상풍
⑥ 결핵
⑦ B형간염
⑧ 유행성이하선염
⑨ 풍진
⑩ 수두
⑪ 일본뇌염
⑫ 기타 보건복지부장관이 지정하는 감염병

2) 임시 예방접종

특별자치도지사 또는 시장 · 군수 · 구청장은
① 보건복지부장관이 감염병 예방을 위하여 특별자치도지사 또는 시장 ·

군수 · 구청장에게 예방접종을 실시할 것을 요청한 경우
② 특별자치도지사 또는 시장 · 군수 · 구청장이 감염병 예방을 위하여 예방접종이 필요하다고 인정하는 경우

3) 예방접종의 공고

① 예방접종을 시행하고자 할 때에는 시장 · 군수 · 구청장은 기일, 장소, 예방접종의 종류, 예방접종을 받을 자의 범위를 정하여 접종일 10일 전까지 불특정 다수인에게 전달될 수 있는 방법(신문, 게시판 등)으로 공고하여야 한다.
② 제1군 감염병이 발생하였거나 발생할 우려가 있는 지역의 주민에 대하여는 공고없이 즉시 예방접종을 시행할 수 있다.

4) 예방접종약의 생산계획

보건복지부장관은 일정양의 예방접종약을 의약품제조업자로 하여금 미리 생산하게 할 수 있으며, 그 소요대금의 전부 또는 일부를 미리 지급할 수 있다.

5) 예방접종 증명서

① 특별자치도지사나 시장 · 군수 · 구청장은 예방접종을 받은 자에게 예방접종 증명서를 교부하여야 한다
② 특별자치도지사나 시장 · 군수 · 구청장은 보건복지부령이 정하는 바에 의하여 당해 예방접종 시행자로 하여금 예방접종증명서를 교부하게 할 수 있다.

6) 예방접종에 관한 기록 및 보고 등

① 시장 · 군수 · 구청장은 예방접종에 관한 기록을 작성하여 5년간 보존하여야 한다.
② 시장 · 군수 · 구청장 외에 자가 예방접종을 시행한 때는 시장 · 군수 · 구청장에게 매월의 실적을 다음달 5일까지 제출, 보고하여야 한다.
③ 보고받은 시장 · 군수 · 구청장은 이를 5년간 보존하여야 한다.

④ 예방접종 후 이상반응의 보고

- 의사는 예방접종 후 이상반응을 보이는 자를 진단하였거나 이로 인하여 사망한 것으로 추정되는 자를 검안한 경우에는 그 사실을 즉시 관할보건소장을 거쳐 시장·군수·구청장에게 보고하여야 한다.
- 보고 또는 통보를 받은 시장·군수·구청장은 이를 즉시 관할 시·도지사에 보고하고 시·도지사는 즉시 이상반응 발생의 원인·경과 등에 관한 기초조사를 실시한 후 그 결과를 보건복지부장관에게 보고하여야 한다.

7) 예방접종 완료 여부의 확인

① 시장·군수·구청장은 초등학교의 장에게 학교보건법 제10조의 규정에 의한 예방접종 완료여부에 대한 검사자료의 제출을 요청할 수 있다.

② 시장·군수·구청장은 요청한 자료를 확인하여 예방접종을 완료하지 못한 학생이 있는 경우에 당해 학생에 대하여 예방접종을 실시하여야 한다(본조의 규정은 2005년 3월 1일부터 시행).

10. 예방시설

(1) 시·도지사 또는 시장·군수·구청장은 보건복지부령이 정하는 바에 의하여 감염병의 예방·감염병 환자 등의 진료 및 입소에 필요한 감염병원·격리병사·격리소·요양소 또는 진료소(이하 감염병 예방시설이라 함)를 설치할 수 있다.

(2) 감염병 예방시설의 규모

① 감염병원 : 병원에 해당하는 시설을 갖추어야 함

- 병원 : 입원환자 30인 이상을 수용할 수 있는 시설을 갖추고 주로 입원환자에 대하여 의료를 행할 목적으로 개설하는 의료기관

② 격리병사 : 의원에 해당하는 시설을 갖추어야 함

- 의원 : 의사·치과의사·한의사가 각각 그 의료를 행하는 곳으로 진료에 지장이 없는 시설을 갖추고 주로 외래환자에 대하여 의료를 행할 목적으로 개설하는 의료기관

③ 격리소 : 의원에 해당하는 시설, 임시숙박시설 및 간이진료시설을 갖

추어야 함

(3) 제3군 감염병 환자의 예방 · 진료 및 입소에 필요한 진료소의 시설 규모
① 요양진료를 행하는 진료소 : 병원에 해당하는 시설
② 일반진료를 행하는 진료소 : 의원에 해당하는 시설(진료에 필요한 검사시설 포함)

(4) 시장 · 군수 · 구청장은 공 · 사립의료기관의 전부 또는 일부를 일정한 기간 제1군 감염병의 격리병사 또는 제3군감염병의 진료소로 대용할 수 있다.

(5) 감염병 예방시설의 관리자는 정당한 사유 없이 제1군 감염병 환자의 입소를 거절할 수 없다.

11. 환자 및 환가

1) 격리 환자

① 제1군 감염병 환자 등은 감염병예방시설이나 시장 · 군수 · 구청장이 지정하는 의료기관 등(종합병원 · 병원 · 한방병원)의 장소에서 격리수용되어 치료를 받아야 한다.
② 격리 수용기간은 감염병환자로 진단받은 때부터 치료를 통하여 주요증상이 쇠퇴하여 미생물학적 검사결과 그 병원체를 발견할 수 없을 때까지로 한다.
③ 제3군 감염병 환자 중 자가 치료를 함으로써 타인에게 감염시킬 우려가 있거나, 부랑 · 걸식 · 치료거부 등으로 타인에게 감염시킬 우려가 있다고 시장 · 군수 · 구청장이 인정 한 자는 격리수용 되어 치료를 받아야 한다.

2) 업무 종사의 일시적 제한

① 감염병 환자는 보건복지부령이 정하는 바에 의하여 업무의 성질상 공

중과 접촉이 많은 직업에 종사할 수 없다.

▶ 제한 대상

제1군 감염병 환자 또는 제3군 감염병 환자 중 결핵, 한센병, 성병환자

▶ 제한업종

- 의료업
- 식품접객업
- 교육기관, 흥행장, 사업장 기타 다수인이 집합하는 장소에서 직접 공중과의 접촉이 빈번하여 감염병의 전파가 우려된다고 시장・군수・구청장이 인정하는 직업

② 성병에 관한 건강진단을 받아야 할 자가 건강진단을 받지 아니한 때에는 당해 직업에 종사할 수 없으며, 당해 영업을 영위하는 자는 건강진단을 받지 아니한 자를 그 영업에 종사하게 하여서는 아니 된다.

3) 제1군 감염병 환자에 대한 방역 조치

시장・군수・구청장은 제1군 감염병 환자에 대하여 다음 각 호의 사항을 시행하게 하여야 한다.

① 감염병환자 등이 있는 장소 또는 감염병원체에 오염되었다고 인정되는 장소의 교통을 일정한 기간 차단하는 것

② 감염병원체에 감염된 의심이 있는 자를 적당한 장소에 일정한 기간 격리시키는 것

③ 감염병원체에 감염되었거나 또는 오염된 의심이 있는 물건의 사용, 수수, 이전, 유기 또는 세척을 금지하거나 그 물건의 소각 또는 폐기 처분하는 것

④ 감염병원체에 오염된 장소에 대한 소독 또는 기타 필요한 조치를 명하는 것

⑤ 일정한 장소에서의 세탁을 금지하거나 또는 일정한 장소에 오물을 처리할 것을 명하는 것

4) 소독 의무

감염병환가 또는 병원체에 오염되었다고 의심되는 장소에는 의사 또는 당해 공무원의 지시에 의하여 소독 또는 기타 필요한 조치를 하여야 한다.

12. 예방조치

1) 제1군 감염병 예방조치

시・도지사는 제1군 감염병 예방법상 필요가 있을 때에는 다음 각 호의 전부 또는 일부를 시행하여야 한다.

① 시가, 촌락의 전부 또는 일부의 교통을 차단하는 것
② 흥행, 집회, 제례 기타 다수인의 집합을 제한 또는 금지하는 것
③ 건강진단 또는 시체검안을 시행하는 것
④ 감염병 전파의 위험성이 있는 음식물의 판매, 수수를 금지하며 또는 그 폐기 기타 필요한 처분을 명하는 것
⑤ 감염병 전파의 매개가 되는 물건의 소지, 이동을 제한 또는 금지하거나 그 물건을 폐기, 소각 기타 필요한 처분을 명하는 것
⑥ 선박, 기차, 자동차, 사업장 기타 다수인이 집합하는 장소에 의사의 배치 또는 예방 상 필요한 시설의 설치를 명하는 것
⑦ 공중위생에 관계있는 시설 또는 장소에 소독 또는 기타 필요한 조치를 명하며, 또는 상수, 하수, 우물, 쓰레기장, 변소의 신설, 개조, 변경, 폐지 또는 사용을 금하는 것
⑧ 쥐, 벌레 기타 감염병 매개동물의 구제 또는 구제시설의 설치를 명하는 것
⑨ 일정한 장소에서의 어로, 수영 또는 일정한 우물의 사용을 제한 또는 금지하는 것
⑩ 감염병 매개의 중간숙주가 되는 동물류의 포획 또는 생식을 금지하는 것
⑪ 감염병 유행기간 중 의료업자 기타 필요로 하는 의료관계 요원을 동원하는 것
⑫ 감염병에 오염된 건물에 대한 소독 기타 필요한 조치를 명하는 것
⑬ 콜레라, 페스트의 감염병 병원체에 감염된 의심이 있는 자를 적당한

장소에 일정한 기간 격리시키는 것

2) 소독조치

① 시장 · 군수 · 구청장은 보건복지부령이 정하는 바에 의하여 감염병 예방법상 필요한 청소, 소독과 쥐, 벌레 등의 구제조치를 실시하여야 한다.

② 공동주택, 숙박업소 등 다수인이 거주 또는 이용하는 시설 중 대통령령이 정하는 시설을 관리 · 운영하는 자는 보건복지부령이 정하는 바에 의하여 감염병예방에 필요한 소독을 실시하여야 하며, 소독업의 신고를 한 자로 하여금 소독하게 하여야 한다.

▶ 소독을 실시하여야 하는 시설과 소독횟수
- 4월부터 9월까지 -

- 1월 1회 이상 : 숙박업소(객실 20실 이상), 관광숙박업소, 식품접객업소(연면적 300㎥ 이상), 고속버스 · 시내버스 · 시외버스 · 전세버스 · 장의자동차 · 항공기 · 여객선 · 대합실(연면적 300㎥ 이상), 여객운송차량 및 여객 대합실, 도매시장 · 일반소매시장 · 백화점 · 쇼핑센터 · 종합병원 · 병원 · 치과병원 · 한방병원(10월부터 3월까지는 2월 1회 이상)
- 2월 1회 이상 : 집단급식소, 기숙사 및 합숙소(50인 이상 수용), 공연장(300석 이상), 사물실용 건축물, 복합건축물, 체육관 및 사설강습소(10월부터 3월까지는 3월 1회 이상)
- 3월 1회 이상 : 공동주택(300세대 이상)(10월부터 3월까지는 6월 1회 이상)

3) 소독업무대행

시장 · 군수 · 구청장은 감염병예방법에 규정된 소독업무를 효과적으로 시행하기 위하여 소독업의 신고를 한 자로 하여금 그 업무를 대행하게 할 수 있다.

4) 제1군 감염병에 관한 강제처분

시 · 도지사는 당해공무원으로 하여금 제1군감염병환장 등이 있다고 인정되는 저택, 선박 기타 장소에 들어가 필요한 조사, 진찰을 행하게 할 수 있으며 진찰의 결과 감염병환자로 인정될 때에는 이를 동행하여 치료 또는 격리시킬 수 있다.

5) 제1군 감염병 예방조치

육·해·공군, 학교, 회사, 관공서, 흥행장, 예배장, 선박, 각종의 사무소 또는 사업소, 음식점, 여관 기타 다수인이 집합하는 장소에 제1군 감염병환자가 발생 또는 발생할 우려가 있을 때에는 법 제5조에서 규정한 신고의무자는 소독 또는 기타 필요한 조치를 실시하고 시장·군수·구청장과 협의하여 예방조치를 실시하여야 한다.

13. 방역관, 검역위원 및 예방위원

1) 방역관

① 감염병 예방에 관한 사무를 처리하기 위하여 국립보건원 및 시·도에 방역관을 둔다.

② 시·도지사는 필요시 방역관을 시·군·구에 배치할 수 있다.

2) 검역위원

① 시·도지사는 제1군 감염병 예방법상 필요가 있을 때에는 검역위원을 두어 검역예방에 관한 사무를 담당하게 하며 특히 선박, 기차, 자동차, 전차의 검역을 실시하게 할 수 있다.

② 시·도지사는 보건·위생분야에 종사하는 소속 공무원 중에서 검역위원을 임명한다.

3) 예방위원

① 감염병이 유행하거나 유행할 우려가 있을 때 시장·군수·구청장은 시·군·구에 예방위원을 둘 수 있다.

② 예방위원은 무보수로 한다. 다만 인구 2만 명에 1인의 비율로 유급위원을 둘 수 있다.

③ 예방위원의 자격

- 의사, 한의사, 수의사 또는 약사
- 교육법에 의한 대학에서 공중보건 분야의 학과를 졸업한 자
- 공중보건 분야에 근무하고 있는 소속 공무원
- 기타 공중보건 분야에 관한 학식과 경험이 풍부하다고 인정하는 자

14. 경비

1) 시·군·구가 부담하는 경비

① 예방접종의 시행에 소요되는 경비
② 시장・군수・구청장이 설치하는 감염병예방시설에 관한 경비
③ 예방위원에 관한 경비
④ 시・군・구에서 방역 상 실시하는 소독 기타 필요한 조치에 관한 경비
⑤ 예방구료에 종사한 자에 대한 수당금, 치료비 또는 조제료
⑥ 시・군・구에서 실시하는 쥐・벌레의 구제비
⑦ 교통차단 또는 격리로 말미암아 일시 자활할 수 없는 자에 대하여 지출할 부조료
⑧ 식수공급에 요하는 경비
⑨ 한센병의 예방 및 진료업무를 수행하는 법인 또는 단체에서 소요되는 경비의 일부
⑩ 기타 시・군・구에서 시행하는 예방사무에 필요한 경비
※ 시・군・구가 지출하는 경비의 3분의 2는 시・도가 부담한다.

2) 시・도가 부담하는 경비

① 시・도지사가 설치하는 감염병예방시설에 관한 경비
② 교통차단 또는 격리로 말미암아 일시 자활할 수 없는 자에 대하여 지출할 부조료
③ 건강진단에 요하는 경비
④ 대용병사 및 대용진료소에 관한 경비
⑤ 격리된 환자 등에 관한 경비, 제1군 및 제2군의 감염병예방에 소요되는 방역재료에 요하는 경비

⑥ 검역위원에 관한 경비
⑦ 한센병의 예방 및 진료업무를 수행하는 법인 또는 단체에서 소요되는 경비의 일부
⑧ 기타 감염병 예방법에 의하여 시·도지사가 시행하는 예방사업에 관한 제경비

3) 국고부담 경비

① 예방접종약의 생산비
② 국립예방시설에 관한 경비
③ 감염병 예방 선전에 관한 경비
④ 예방접종으로 인한 피해보상을 위한 경비
⑤ 역학조사요원의 교육·훈련에 관한 경비

4) 국고에서 보조하여야 할 경비

① 감염병예방시설에 소요되는 경비의 2분의 1 이상
② 시·군·구와 시·도가 부담할 경비 중 감염병예방시설에 관한 경비를 제외한 나머지 경비의 2분의 1이상
③ 사립 제3군 감염병 요양소에서 소요되는 경비의 일부
④ 한센병의 예방 및 진료업무를 수행하는 법인 또는 단체에서 소요되는 경비의 일부

5) 본인 또는 그 보호자로부터 경비 징수

① 보건복지부장관, 시·도지사는 제3군감염병 요양소 또는 대용진료소에 있어서 진료에 요하는 다음의 경비를 본인 또는 그 보호자로부터 징수할 수 있다.

- 진찰비, 처치료, 검사료
- 시약비
- 수술비
- 입원료, 요양비
- 기타 진료에 소요된 경비

② 시장·군수·구청장은 다음의 경비를 본인 또는 그 보호자로부터 징수할 수 있다.

- 요양소 또는 진료소에 있어서의 진료에 소요되는 경비
- 제1군 감염병에 관한 강제처분에 의한 청결, 치료비

6) 예방접종으로 인한 피해에 대한 국가보상

① 감염병 예방법의 규정에 의하여 예방접종을 받은 자가 그 예방접종으로 인하여 피해를 입었을 때, 국가는 다음의 보상을 하여야 한다.

- 질병에 걸려 진료를 받은 자 : 그 진료비 전액과 정액 간병비
- 장애인이 된 자 : 일시보상금
- 사망한 자 : 일시보상금 및 장례비

chapter 4. 미용 관계법규의 시대별 변천 과정

1. 제도적 보장 이전

우리나라에서 현대적 미용업은 일제시대부터 시작되었으나 1961년12월 5일 '이용사 및 미용사법'이 제정되기 전까지는 미용업에 대한 제도적보장이 없이 기술만 있으면 자유롭게 영업을 할 수 있었다.

2. 1961년 12월 5일 - 이용사 및 미용사법(법률 제798호)

이용사 및 미용사법이 제정·공포되어 이용사 및 미용사의 자격과 영업에 관한 사항을 규정함으로써 국민보건 향상에 기여하도록 하고 미용업소 개설과 이전 시 시·도지사의 허가를 받도록 하는 등 미용사와 미용업에 관한 법률적 장치를 마련함으로써 미용사의 업무와 미용업이 법적으로 보장받기 시작하였다.

이용사 및 미용사법에서는 미용사 면허가 없는 사람도 미용업소를 개설할 수 있도록 허용하였으나 미용사면허 취득자만이 직접 미용업무를 행할 수 있도록 규정함으로써 업주가 무면허자인 경우 미용사면허 소지자를 종업원으로 채용하여 미용업을 할 수 있도록 하였다.

3. 1976년 12월 31일 - 이용사 및 미용사법 개정(법률 제2975호)

사회변화와 더불어 1976년 12월 31일 이용사 및 미용사법의 개정을 통하여 미용업 개설 절차를 허가제에서 신고제로 전환하고, 벌칙을 조정하였다.

4. 1981년 4월 13일 - 이용사 및 미용사법 개정(법률 제3441호)

이・미용업소의 폐쇄명령을 받은 자는 그 폐쇄명령이 있는 날부터 1년 이내에는 동일한 장소에서 동일한 영업을 할 수 없도록 하였다.

5. 1986년 5월 10일 - 공중위생법 제정(법률 제3822호)

국민보건을 위한 위생수준을 향상시키고자 1986년 5얼 10일 미용업이 공중위생관련 영업을 함께 규정하는 공중위생법 체계에 흡수되었고, 공중위생법의 부칙 제2조에 근거하여 이용사 및 미용사법이 폐지었다.

면허 취득자만이 미용업소를 개설토록 하였고, 미용의 업무범위가 머리의 파마, 머리의 커트, 머리모양내기, 머리피부손질, 머리염색, 머리세발, 손톱손질 및 화장, 피부미용, 얼굴손질 및 화장 등으로 확대 되었다.

6. 1990년 1월 13일 - 공중위생법 개정(법률 제4217호)

이・미용업소의 개설시 신고제를 허가제로 전환하여 퇴폐행위를 근절하고자 하였다.

7. 1995년 12월 29일 - 공중위생법 개정(법률 제4908호)

이・미용업의 개설시 허가제를 신고제로 개정하여 개설조건을 완화하였다.

8. 1998년 12월 30일 - 공중위생관리법 제정(법률 제5839호)

과거의 공중위생법은 공중위생관련 영업들의 규제내용상 풍속과 관련한 다른 법률과 중복된 규제내용이 있어 이를 완화하고 과도한 행정규제를 폐지하여 공중위생관련 영업소의 위생관리에 관한 사항만을 규제의 대상으로 삼아 공중에 대한 위생관리 서비스를 향상시키기 위하여 법률체계를 정비하였다.

미용업의 개설절차가 신고제에서 통보제로 바뀌면서 규제가 대폭 완화되어 자유업화 되었다.

9. 2000년 1월 12일 - 공중위생관리법 개정(법률 제6155호)

위생교육 등에 관한 업무를 관계전문기관 등에 위탁할 수 있도록 하였다.

10. 2002년 1월 19일 - 공중위생관리법 개정(법률 제6616호)

이·미용사의 면허대상자로 고등학교 또는 이와 동등의 학력이 있다고 교육인적자원부 장관이 인정하는 학교에서 이용 또는 미용에 관한 학과를 졸업한 자를 추가하였다.

11. 2002년 8월 26일 - 공중위생관리법 개정(법률 제6726호)

이·미용업소를 통보제에 의해 개설할 수 있도록 함으로써 업소난립으로 업소간 무질서와 음란·퇴폐행위가 증가하여 국민보건위생에 심각한 위협이 되고 있어 이를 개선하기 위해서 업소개설 통보제를 신고제로 전환하였다.

12. 2004년 1월 19일 - 공중위생관리법 개정(법률 제7147호)

공중위생영업자중 신규개설자 및 행정처분장에 한하여 실시하고 있는 위생교육을 모든 공중위생영업자를 대상으로 매년 실시하도록 한다.

공중위생영업소에 대한 영업시간을 제한할 수 있도록 한다.

13. 2005년 3월 31일 - 공중위생관리법 개정(법률 제7455호)

이용사 또는 미용사에 대한 면허업무가 시·도지사에서 시장·군수·구청장으로 이양되었고, 면허발급에 대하여 수수료를 납부하도록 하였다.

그리고 신종자유업종인 찜질시설서비스 영업을 목욕장업으로 편입하여 이를 제도적으로 관리하도록 하였다.

14. 2006년 9월 27일 - 공중위생관리법 개정(법률 제8003호)

공중위생영업자에 한하여 공중위생분야에 대한 업종별 위생교육을 반도록 하던 것을, 공중위생영업자 중 영업에 직접 종사하지 아니하거나 2 이상의 장소에서 영업을 하려는 자는 종업원 중 공중위생에 관한 책임자를 지정하여 그 책임자로 하여금 위생교육을 받게 할 수 있도록 함으로써 위생교육의 실효성을 높이려는 것이다.

15. 2007년 5월 25일 - 공중위생관리법 개정(법률 제8488호)

성매매·음란영업행위를 금지하고 있음에도 불구하고 공중위생업소에서 성매매 관련 불법행위가 발생하고 있음에 따라, 공중위생업자가 「성매매알선 등 행위의 처벌에 관한 법률」을 위반한 때에는 영업의 정지 또는 일부 시설의 사용중지를 명하거나 영업소폐쇄 등을 명할 수 있도록 하는 한편, 「성매매알선 등 행위의 처벌에 관한 법률」, 「풍속영업의 규제에 관한 법률」 또는 「청소년보호법」을 위반하여 영업소폐쇄명령을 받은 자는 그 폐쇄명령을 받은 후 2년이 경과하지 아니한 때에는 같은 종류의 영업을 할 수 없도록 하고, 폐쇄명령이 있은 후 1년이 경과하지 아니한 때에는 누구든지 그 폐쇄명령이 이루어진 영업장소에서 같은 종류의 영업을 할 수 없도록 함으로써 공중위생업소에서의 성매매·음란영업행위 등을 근절하려는 것이다.

16. 2007년 12월 14일 - 공중위생관리법 개정(법률 제8689호)

교육기회의 확대를 취지로 하는 「학점인정 등에 관한 법률」과 균형을 맞추기 위하여 같은 법률에 따라 이용 또는 미용에 관한 학위를 취득한 자에게도 이용 또는 미용에 관한 학과를 졸업한 자와 동일하게 이용사 또는 미용사의 면허를 취득할 수 있도록 하는 한편, 그 증세가 가벼운 정신질환자로서 전문의가 이용사 또는 미용사의 업무를 수행할 능력이 있다고 인정하는 경우에는 면허를 취득할 수 있도록 함으로써 국민의 보건 및 건강 보호에 관한 법익이 침해되지 아니하는 범위에서 그 증세가 가벼운 정신질환자의 헌법상 직업선택의 자유를 보장하려는 것이다.

17. 2008년 2월 29일 - 공중위생관리법 개정(법률 제8852호)

국경 없는 무한경쟁 시대에 국민에게 희망을 주는 일류 정부를 건설하기 위하여, 우리의 미래에 관한 전략기획기능을 강화하고, 정부의 간섭과 개입을 최소화하는 작은 정부 구축을 통하여 민간과 지방의 창의와 활력을 북돋우는 한편, 꼭 해야 할 일은 확실히 하되 나라살림을 알뜰하게 운영하여 국민부담을 줄이며 칸막이 없이 유연하고 창의적으로 일하는 정부를 구축할 수 있도록 기획예산처와 재정경제부를 통합하여 기획재정부를 신설하는 등 정부기능을 효율적으로 재배치하려는 것이다.

18. 2008년 3월 28일 – 공중위생관리법 개정(법률 제9026호)

무분별한 이용업소표시등 설치를 방지하기 위하여 이용업신고를 하지 아니하고 이용업소표시등을 설치한 자에 대하여 300만원 이하의 과태료를 부과하도록 하고, 공중위생영업자가 받아야 하는 위생교육의 내실화를 위하여 전문기관이 위생교육을 실시할 수 있도록 하려는 것이다.

19. 2009년 12월 29일 – 공중위생관리법 개정(법률 제9847호)

감염병의 예방 및 관리를 효율적으로 수행하기 위하여 「기생충질환 예방법」과 「감염병예방법」을 통합하여 법 제명을 「감염병의 예방 및 관리에 관한 법률」로 바꾸고, 감염병이라는 용어를 사람들 사이에 전파되지 않는 질환을 포괄할 수 있는 감염병이라는 용어로 정비하며, 최근 국제보건환경의 변화에 따라 세계보건기구가 마련한 「국제보건규칙」의 관리 대상 질환에 신종 감염병 등이 포함됨에 따라 세계보건기구 감시대상 감염병을 국가적으로 관리하도록 하고, 감염병의 예방·관리에 관한 주요사항을 심의하기 위하여 감염병관리위원회를 설치하는 한편, 감염병의 대유행이 우려되면 예방·치료 의약품 및 장비 등을 미리 비축하거나 구매를 위한 계약을 할 수 있도록 함으로써 신종 감염병 및 생물테러감염병 등에 효율적으로 대응할 수 있도록 하려는 것이다.

20. 2010년 1월 18일 – 공중위생관리법 개정(법률 제9932호)

보건복지가족부의 청소년·가족 기능을 여성부로 이관하여 종합적인 가족정책 기능을 수행할 수 있도록 여성부를 "여성가족부"로 확대 개편하고, 보건복지가족부는 보건복지정책 기능을 중심으로 재편하여 "보건복지부"

로 명칭을 변경하려는 것이다.

21. 2010년 3월 31일 - 공중위생관리법 개정(법률 제10219호)

지방세에 관한 기본적 사항과 부과·징수에 필요한 사항 및 위법 또는 부당한 처분에 대한 불복절차, 지방세 범칙행위에 대한 처벌에 관한 사항 등을 규정함으로써 지방세에 관한 법률관계를 분명하게 하고, 과세의 공정을 도모하는 한편, 지방자치단체 주민이 납세의무를 원활하게 이행할 수 있도록 기여하려는 것이다.

chapter 5. 공중위생관리법

제정 1999.2.8 법률 제5839호	개정 2001. 1. 12 법률 제6155호
개정 2001. 1. 29 법률 제6400호	개정 2002. 1. 19 법률 제6616호
개정 2002. 8. 26 법률 제6726호	개정 2004. 1. 29 법률 제7147호
개정 2005. 3. 31 법률 제7455호	개정 2006. 9. 27 법률 제8003호
개정 2007. 5. 25 법률 제8488호	개정 2007.12. 14 법률 제8689호
개정 2008. 2. 29 법률 제8852호	개정 2008. 3. 28 법률 제9026호
개정2009. 12. 29 법률 제9847호	개정 2010. 1. 18 법률 제9932호
	개정2010. 3. 31 법률 제10219호

제1조 【목적】 이 법은 공중이 이용하는 영업과 시설의 위생관리 등에 관한 사항을 규정함으로써 위생수준을 향상시켜 국민의 건강증진에 기여함을 목적으로 한다.

제2조 【정의】 ① 이 법에서 사용하는 용어의 정의는 다음과 같다.<개정 2005.3.31>

1. "공중위생영업"이라 함은 다수인을 대상으로 위생관리서비스를 제공하는 영업으로서 숙박업·목욕장업·이용업·미용업·세탁업·위생관리용역업을 말한다.
2. "숙박업"이라 함은 손님이 잠을 자고 머물 수 있도록 시설 및 설비 등의 서비스를 제공하는 영업을 말한다. 다만, 농어촌에 소재하는 민박 등 대통령령이 정하는 경우를 제외한다.

3. “목욕장업”이라 함은 다음 각목의 어느 하나에 해당하는 서비스를 손님에게 제공하는 영업을 말한다. 다만, 숙박업 영업소에 부설된 욕실 등 대통령령이 정하는 경우를 제외한다.
   가. 물로 목욕을 할 수 있는 시설 및 설비 등의 서비스
   나. 맥반석·황토·옥 등을 직접 또는 간접 가열하여 발생되는 열기 또는 원적외선 등을 이용하여 땀을 낼 수 있는 시설 및 설비 등의 서비스
4. “이용업”이라 함은 손님의 머리카락 또는 수염을 깎거나 다듬는 등의 방법으로 손님의 용모를 단정하게 하는 영업을 말한다.
5. “미용업”이라 함은 손님의 얼굴·머리·피부 등을 손질하여 손님의 외모를 아름답게 꾸미는 영업을 말한다.
6. “세탁업”이라 함은 의류 기타 섬유제품이나 피혁제품 등을 세탁하는 영업을 말한다.
7. “위생관리용역업”이라 함은 공중이 이용하는 건축물·시설물 등의 청결유지와 실내공기정화를 위한 청소 등을 대행하는 영업을 말한다.
8. “공중이용시설”이라 함은 다수인이 이용함으로써 이용자의 건강 및 공중위생에 영향을 미칠 수 있는 건축물 또는 시설로서 대통령령이 정하는 것을 말한다.

② 제1항제2호 내지 제7호의 영업은 대통령령이 정하는 바에 의하여 이를 세분할 수 있다.<개정 2005.3.31>

제3조 【공중위생영업의 신고 및 폐업신고】 ① 공중위생영업을 하고자 하는 자는 공중위생영업의 종류별로 보건복지부령이 정하는 시설 및 설비를 갖추고 시장·군수·구청장(자치구의 구청장에 한한다. 이하 같다)에게 신고하여야 한다. 보건복지부령이 정하는 중요사항을 변경하고자 하는 때에도 또한 같다.<개정 2008.2.29, 2010.1.18>

② 제1항의 규정에 의하여 공중위생영업의 신고를 한 자(이하 “공중위생영업자”라 한다)는 공중위생영업을 폐업한 날부터 20일 이내에 시장·군수·구청장에게 신고하여야 한다.<신설 2005.3.31>

③ 제1항 및 제2항의 규정에 의한 신고의 방법 및 절차 등에 관하여 필요한 사항은 보건복지부령으로 정한다.<개정 2005.3.31, 2008.2.29, 2010.1.18>

[전문개정 2002.8.26]

[제목개정 2005.3.31]

제3조의2 【공중위생영업의 승계】 ① 공중위생영업자가 그 공중위생영업을 양도하거나 사

망한 때 또는 법인의 합병이 있는 때에는 그 양수인·상속인 또는 합병 후 존속하는 법인이나 합병에 의하여 설립되는 법인은 그 공중위생영업자의 지위를 승계한다.<개정 2005.3.31>

② 민사집행법에 의한 경매, 「채무자 회생 및 파산에 관한 법률」에 의한 환가나 국세징수법·관세법 또는 「지방세기본법」에 의한 압류재산의 매각 그 밖에 이에 준하는 절차에 따라 공중위생영업 관련시설 및 설비의 전부를 인수한 자는 이 법에 의한 그 공중위생영업자의 지위를 승계한다.<개정 2005.3.31, 2010.3.31>

③ 제1항 또는 제2항의 규정에 불구하고 이용업 또는 미용업의 경우에는 제6조의 규정에 의한 면허를 소지한 자에 한하여 공중위생영업자의 지위를 승계할 수 있다.

④ 제1항 또는 제2항의 규정에 의하여 공중위생영업자의 지위를 승계한 자는 1월 이내에 보건복지부령이 정하는 바에 따라 시장·군수 또는 구청장에게 신고하여야 한다.<개정 2008.2.29, 2010.1.18>

[본조신설 2002.8.26]

제4조 【공중위생영업자의 위생관리의무 등】 ① 공중위생영업자는 그 이용자에게 건강상 위해요인이 발생하지 아니하도록 영업 관련 시설 및 설비를 위생적이고 안전하게 관리하여야 한다.

② 목욕장업을 하는 자는 다음 각호의 사항을 지켜야 한다. 이 경우 세부기준은 보건복지부령으로 정한다.<개정 2005.3.31, 2008.2.29, 2010.1.18>

1. 제2조제1항제3호 가목의 서비스를 제공하는 경우 : 목욕장의 수질기준 및 수질검사방법 등 수질 관리에 관한 사항
2. 제2조제1항제3호 나목의 서비스를 제공하는 경우 : 위생기준 등에 관한 사항

③ 이용업을 하는 자는 다음 각호의 사항을 지켜야 한다.<개정 2008.2.29, 2008.3.28, 2010.1.18>

1. 이용기구는 소독을 한 기구와 소독을 하지 아니한 기구로 분리하여 보관하고, 면도기는 1회용 면도날만을 손님 1인에 한하여 사용할 것. 이 경우 이용기구의 소독기준 및 방법은 보건복지부령으로 정한다.
2. 이용사면허증을 영업소 안에 게시할 것
3. 이용업소 표시 등을 영업소 외부에 설치할 것

④ 미용업을 하는 자는 다음 각호의 사항을 지켜야 한다.<개정 2008.2.29, 2010.1.18>

1. 의료기구와 의약품을 사용하지 아니하는 순수한 화장 또는 피부미용을 할 것
2. 미용기구는 소독을 한 기구와 소독을 하지 아니한 기구로 분리하여 보관하고, 면도기는 1회용 면도날만을 손님 1인에 한하여 사용할 것. 이 경우 미용기구의 소독기준 및 방법은 보건복지부령으로 정한다.
3. 미용사면허증을 영업소 안에 게시할 것

⑤ 세탁업을 하는 자는 세제를 사용함에 있어서 국민건강에 유해한 물질이 발생되지 아니하도록 기계 및 설비를 안전하게 관리하여야 한다. 이 경우 유해한 물질이 발생되는 세제의 종류와 기계 및 설비의 안전관리에 관하여 필요한 사항은 보건복지부령으로 정한다.<개정 2008.2.29, 2010.1.18>

⑥ 위생관리용역업을 하는 자는 사용 장비 또는 약제의 취급 시 인체의 건강에 해를 끼치지 아니하도록 위생적이고 안전하게 관리하여야 한다.

⑦ 제1항 내지 제6항의 규정에 의하여 공중위생영업자가 준수하여야 할 위생관리기준 기타 위생관리서비스의 제공에 관하여 필요한 사항으로서 그 각항에 규정된 사항외의 사항 및 감염병환자 기타 함께 출입시켜서는 아니되는 자의 범위와 목욕장내에 둘 수 있는 종사자의 범위 등 건전한 영업질서유지를 위하여 영업자가 준수하여야 할 사항은 보건복지부령으로 정한다.<개정 2005.3.31, 2008.2.29, 2009.12.29, 2010.1.18>

제5조 【공중이용시설의 위생관리】 공중이용시설의 소유자·점유자 또는 관리자(이하 "소유자등"이라 한다)는 시설이용자의 건강에 해가 없도록 다음 각호의 사항을 지켜야 한다. 다만, 위생관리에 관하여 다른 법령의 규정이 있는 경우에는 그러하지 아니하다.<개정 08.2.29, 2010.1.18>

1. 실내공기는 보건복지부령이 정하는 위생관리기준에 적합하도록 유지할 것2. 영업소·화장실 기타 공중이용시설 안에서 시설이용자의 건강을 해할 우려가 있는 오염물질이 발생되지 아니하도록 할 것. 이 경우 오염물질의 종류와 오염허용기준은 보건복지부령으로 정한다.

제6조 【이용사 및 미용사의 면허등】 ① 이용사 또는 미용사가 되고자 하는 자는 다음 각호의 1에 해당하는 자로서 보건복지부령이 정하는 바에 의하여 시장·군수·구청장의 면허를 받아야 한다.<개정 2001.1.29, 2002.1.19, 2005.3.31, 2007.12.14, 2008.2.29, 2010.1.18>

1. 전문대학 또는 이와 동등 이상의 학력이 있다고 교육과학기술부장관이 인정하는 학교에서 이용 또는 미용에 관한 학과를 졸업한 자

1의2. 「학점인정 등에 관한 법률」 제8조에 따라 대학 또는 전문대학을 졸업한 자와 동등 이상의 학력이 있는 것으로 인정되어 같은 법 제9조에 따라 이용 또는 미용에 관한 학위를 취득한 자
2. 고등학교 또는 이와 동등의 학력이 있다고 교육과학기술부장관이 인정하는 학교에서 이용 또는 미용에 관한 학과를 졸업한 자
3. 교육과학기술부장관이 인정하는 고등기술학교에서 1년 이상 이용 또는 미용에 관한 소정의 과정을 이수한 자
4. 국가기술자격법에 의한 이용사 또는 미용사의 자격을 취득한 자

② 다음 각호의 1에 해당하는 자는 이용사 또는 미용사의 면허를 받을 수 없다.<개정 2007.12.14, 2008.2.29, 2009.12.29, 2010.1.18>

1. 금치산자
2. 「정신보건법」 제3조제1호에 따른 정신질환자. 다만, 전문의가 이용사 또는 미용사로서 적합하다고 인정하는 사람은 그러하지 아니하다.
3. 공중의 위생에 영향을 미칠 수 있는 감염병환자로서 보건복지부령이 정하는 자
4. 마약 기타 대통령령으로 정하는 약물 중독자
5. 제7조제1항제1호 또는 제3호의 사유로 면허가 취소된 후 1년이 경과되지 아니한 자

제7조 【이용사 및 미용사의 면허취소등】 ① 시장·군수·구청장은 이용사 또는 미용사가 다음 각호의 1에 해당하는 때에는 그 면허를 취소하거나 6월 이내의 기간을 정하여 그 면허의 정지를 명할 수 있다. 다만, 제2호에 해당하는 경우에는 그 면허를 취소하여야 한다.<개정 2005.3.31>

1. 이 법 또는 이 법의 규정에 의한 명령에 위반한 때
2. 제6조제2항제1호 내지 제4호에 해당하게 된 때
3. 면허증을 다른 사람에게 대여한 때

② 제1항의 규정에 의한 면허취소·정지처분의 세부적인 기준은 그 처분의 사유와 위반의 정도등을 감안하여 보건복지부령으로 정한다.<개정 2008.2.29, 2010.1.18>

제8조 【이용사 및 미용사의 업무범위 등】 ① 제6조제1항의 규정에 의한 이용사 또는 미용사의 면허를 받은 자가 아니면 이용업 또는 미용업을 개설하거나 그 업무에 종사할 수 없다. 다만, 이용사 또는 미용사의 감독을 받아 이용 또는 미용 업무의 보조를 행하는 경

우에는 그러하지 아니하다.

② 이용 및 미용의 업무는 영업소외의 장소에서 행할 수 없다. 다만, 보건복지부령이 정하는 특별한 사유가 있는 경우에는 그러하지 아니하다.<개정 2008.2.29, 2010.1.18>

③ 제1항의 규정에 의한 이용사 및 미용사의 업무범위에 관하여 필요한 사항은 보건복지부령으로 정한다.<개정 2008.2.29, 2010.1.18>

제9조 【보고 및 출입·검사】 ① 특별시장·광역시장·도지사(이하 "시·도지사"라 한다) 또는 시장·군수·구청장은 공중위생관리상 필요하다고 인정하는 때에는 공중위생영업자 및 공중이용시설의 소유자등에 대하여 필요한 보고를 하게 하거나 소속공무원으로 하여금 영업소·사무소·공중이용시설 등에 출입하여 공중위생영업자의 위생관리의무이행 및 공중이용시설의 위생관리실태 등에 대하여 검사하게 하거나 필요에 따라 공중위생영업장부나 서류를 열람하게 할 수 있다.<개정 2002.8.26, 2005.3.31>

② 제1항의 경우에 관계공무원은 그 권한을 표시하는 증표를 지녀야 하며, 관계인에게 이를 내보여야 한다.

③ 제1항의 규정을 적용함에 있어서 관광진흥법 제4조제2항의 규정에 의하여 등록한 관광숙박업(이하 "관광숙박업"이라 한다)의 경우에는 당해 관광숙박업의 관할행정기관의 장과 사전에 협의하여야 한다. 다만, 보건위생관리상 위해요인을 방지하기 위하여 긴급한 사유가 있는 경우에는 그러하지 아니하다.

제9조의2 【영업의 제한】 시·도지사는 공익상 또는 선량한 풍속을 유지하기 위하여 필요하다고 인정하는 때에는 공중위생영업자 및 종사원에 대하여 영업시간 및 영업행위에 관한 필요한 제한을 할 수 있다.

제10조 【위생지도 및 개선명령】 시·도지사 또는 시장·군수·구청장은 다음 각호의 1에 해당하는 자에 대하여 즉시 또는 일정한 기간을 정하여 그 개선을 명할 수 있다.<개정 2005.3.31>

1. 제3조제1항의 규정에 의한 공중위생영업의 종류별 시설 및 설비기준을 위반한 공중위생영업자
2. 제4조의 규정에 의한 위생관리의무 등을 위반한 공중위생영업자
3. 제5조의 규정에 의한 위생관리의무를 위반한 공중위생시설의 소유자 등

제11조 【공중위생영업소의 폐쇄 등】 ① 시장・군수・구청장은 공중위생영업자가 이 법 또는 이 법에 의한 명령에 위반하거나 또는 「성매매알선 등 행위의 처벌에 관한 법률」・「풍속영업의 규제에 관한 법률」・「청소년보호법」・「의료법」에 위반하여 관계행정기관의 장의 요청이 있는 때에는 6월 이내의 기간을 정하여 영업의 정지 또는 일부 시설의 사용중지를 명하거나 영업소폐쇄 등을 명할 수 있다. 다만, 관광숙박업의 경우에는 당해 관광숙박업의 관할행정기관의 장과 미리 협의하여야 한다.<개정 2002.8.26, 2007.5.25>

② 제1항의 규정에 의한 영업의 정지, 일부 시설의 사용중지와 영업소폐쇄명령 등의 세부적인 기준은 보건복지부령으로 정한다.<개정 2008.2.29, 2010.1.18>

③ 시장・군수・구청장은 공중위생영업자가 제1항의 규정에 의한 영업소폐쇄명령을 받고도 계속하여 영업을 하는 때에는 관계공무원으로 하여금 당해 영업소를 폐쇄하기 위하여 다음 각호의 조치를 하게 할 수 있다.

1. 당해 영업소의 간판 기타 영업표지물의 제거
2. 당해 영업소가 위법한 영업소임을 알리는 게시물등의 부착
3. 영업을 위하여 필수불가결한 기구 또는 시설물을 사용할 수 없게 하는 봉인

④ 시장・군수・구청장은 제3항 제3호의 규정에 의한 봉인을 한 후 봉인을 계속할 필요가 없다고 인정되는 때와 영업자등이나 그 대리인이 당해 영업소를 폐쇄할 것을 약속하는 때 및 정당한 사유를 들어 봉인의 해제를 요청하는 때에는 그 봉인을 해제할 수 있다. 제3항 제2호의 규정에 의한 게시물 등의 제거를 요청하는 경우에도 또한 같다.

⑤ 삭제<2007.5.25>

제11조의2 【과징금처분】 ① 시장・군수・구청장은 제11조제1항의 규정에 의한 영업정지가 이용자에게 심한 불편을 주거나 그 밖에 공익을 해할 우려가 있는 경우에는 영업정지처분에 갈음하여 3천만원 이하의 과징금을 부과할 수 있다. 다만, 풍속영업의 규제에 관한법률 제3조 각호의 1 또는 이에 상응하는 위반행위로 인하여 처분을 받게 되는 경우를 제외한다.

② 제1항의 규정에 의한 과징금을 부과하는 위반행위의 종별・정도 등에 따른 과징금의 금액 등에 관하여 필요한 사항은 대통령령으로 정한다.

③ 시장・군수・구청장은 제1항의 규정에 의한 과징금을 납부하여야 할 자가 납부기한까지 이를 납부하지 아니한 경우에는 지방세체납처분의 예에 의하여 이를 징수한다.

④ 제1항 및 제3항의 규정에 의하여 시장・군수・구청장이 부과・징수한 과징금은 당해

시 · 군 · 구에 귀속된다.

제11조의3 【행정제재처분효과의 승계】 ① 공중위생영업자가 그 영업을 양도하거나 사망한 때 또는 법인의 합병이 있는 때에는 종전의 영업자에 대하여 제11조제1항의 위반을 사유로 행한 행정제재처분의 효과는 그 처분기간이 만료된 날부터 1년간 양수인 · 상속인 또는 합병후 존속하는 법인에 승계된다.

② 공중위생영업자가 그 영업을 양도하거나 사망한 때 또는 법인의 합병이 있는 때에는 제11조제1항의 위반을 사유로 하여 종전의 영업자에 대하여 진행중인 행정제재처분 절차를 양수인 · 상속인 또는 합병 후 존속하는 법인에 대하여 속행할 수 있다.

제11조의4 【같은 종류의 영업 금지】 ① 「성매매알선 등 행위의 처벌에 관한 법률」 · 「풍속영업의 규제에 관한 법률」 또는 「청소년보호법」(이하 이 조에서 "「성매매알선 등 행위의 처벌에 관한 법률」 등"이라 한다)을 위반하여 제11조제1항의 폐쇄명령을 받은 자(법인인 경우에는 그 대표자를 포함한다. 이하 제2항에서 같다)는 그 폐쇄명령을 받은 후 2년이 경과하지 아니한 때에는 같은 종류의 영업을 할 수 없다.

② 「성매매알선 등 행위의 처벌에 관한 법률」 등 외의 법률을 위반하여 제11조제1항의 폐쇄명령을 받은 자는 그 폐쇄명령을 받은 후 1년이 경과하지 아니한 때에는 같은 종류의 영업을 할 수 없다.

③ 「성매매알선 등 행위의 처벌에 관한 법률」 등의 위반으로 제11조제1항에 따른 폐쇄명령이 있은 후 1년이 경과하지 아니한 때에는 누구든지 그 폐쇄명령이 이루어진 영업장소에서 같은 종류의 영업을 할 수 없다.

④ 「성매매알선 등 행위의 처벌에 관한 법률」 등 외의 법률의 위반으로 제11조제1항에 따른 폐쇄명령이 있은 후 6개월이 경과하지 아니한 때에는 누구든지 그 폐쇄명령이 이루어진 영업장소에서 같은 종류의 영업을 할 수 없다.

제11조의5 【이용업소표시 등의 사용제한】 누구든지 시 · 군 · 구에 이용업 신고를 하지 아니하고 이용업소표시 등을 설치할 수 없다.

제12조 【청문】 ① 시장 · 군수 · 구청장은 제7조의 규정에 의한 이용사 및 미용사의 면허취소 · 면허정지, 제11조의 규정에 의한 공중위생영업의 정지, 일부 시설의 사용중지 및

영업소폐쇄명령 등의 처분을 하고자 하는 때에는 청문을 실시하여야 한다.
<개정 2002.8.26, 2005.3.31>

第13조 【위생서비스수준의 평가】 ① 시·도지사는 공중위생영업소(관광숙박업의 경우를 제외한다. 이하 이 조에서 같다)의 위생관리수준을 향상시키기 위하여 위생서비스평가계획(이하 "평가계획"이라 한다)을 수립하여 시장·군수·구청장에게 통보하여야 한다.
<개정 2005.3.31>

② 시장·군수·구청장은 평가계획에 따라 관할지역별 세부평가계획을 수립한 후 공중위생영업소의 위생서비스수준을 평가(이하 "위생서비스평가"라 한다)하여야 한다.
<개정 2005.3.31>

③ 시장·군수·구청장은 위생서비스평가의 전문성을 높이기 위하여 필요하다고 인정하는 경우에는 관련 전문기관 및 단체로 하여금 위생서비스평가를 실시하게 할 수 있다.<개정 2005.3.31>

④ 제1항 내지 제3항의 규정에 의한 위생서비스평가의 주기·방법, 위생관리등급의 기준 기타 평가에 관하여 필요한 사항은 보건복지부령으로 정한다.<개정 2008.2.29, 2010.1.18>

第14조 【위생관리등급 공표 등】 ① 시장·군수·구청장은 보건복지부령이 정하는 바에 의하여 위생서비스평가의 결과에 따른 위생관리등급을 해당공중위생영업자에게 통보하고 이를 공표하여야 한다.<개정 2005.3.31, 2008.2.29, 2010.1.18>

② 공중위생영업자는 제1항의 규정에 의하여 시장·군수·구청장으로부터 통보받은 위생관리등급의 표지를 영업소의 명칭과 함께 영업소의 출입구에 부착할 수 있다.
<개정 2005.3.31>

③ 시·도지사 또는 시장·군수·구청장은 위생서비스평가의 결과 위생서비스의 수준이 우수하다고 인정되는 영업소에 대하여 포상을 실시할 수 있다.<개정 2005.3.31>

④ 시·도지사 또는 시장·군수·구청장은 위생서비스평가의 결과에 따른 위생관리등급별로 영업소에 대한 위생감시를 실시하여야 한다. 이 경우 영업소에 대한 출입·검사와 위생감시의 실시주기 및 횟수등 위생관리등급별 위생감시기준은 보건복지부령으로 정한다.<개정 2005.3.31, 2008.2.29, 2010.1.18>

第15조 【공중위생감시원】 ① 제3조 내지 제5조 또는 제8조 내지 제11조의 규정에 의한 관계공무원의 업무를 행하게 하기 위하여 특별시·광역시·도 및 시·군·구(자치구에 한한다)에 공중위생감시원을 둔다.<개정 2005.3.31>

② 제1항의 규정에 의한 공중위생감시원의 자격·임명·업무범위 기타 필요한 사항은 대통령령으로 정한다.

第15조의2 【명예공중위생감시원】 ① 시·도지사는 공중위생의 관리를 위한 지도·계몽 등을 행하게 하기 위하여 명예공중위생감시원을 둘 수 있다.<개정 2005.3.31>

② 제1항의 규정에 의한 명예공중위생감시원의 자격 및 위촉방법, 업무범위 등에 관하여 필요한 사항은 대통령령으로 정한다.

第16조 【공중위생 영업자단체의 설립】 공중위생영업자는 공중위생과 국민보건의 향상을 기하고 그 영업의 건전한 발전을 도모하기 위하여 영업의 종류별로 전국적인 조직을 가지는 영업자단체를 설립할 수 있다.

第17조 【위생교육】 ① 공중위생영업자는 매년 위생교육을 받아야 한다.
<개정 2002.8.26, 2004.1.29>

② 제3조제1항 전단의 규정에 의하여 신고를 하고자 하는 자는 미리 위생교육을 받아야 한다. 다만, 부득이한 사유로 미리 교육을 받을 수 없는 경우에는 영업개시 후 보건복지부령이 정하는 기간 안에 위생교육을 받을 수 있다.
<개정 2002.8.26, 2008.2.29, 2010.1.18>

③ 제1항 및 제2항의 규정에 따른 위생교육을 받아야 하는 자 중 영업에 직접 종사하지 아니하거나 2 이상의 장소에서 영업을 하는 자는 종업원 중 영업장별로 공중위생에 관한 책임자를 지정하고 그 책임자로 하여금 위생교육을 받게 하여야 한다.
<신설 2006.9.27, 2008.3.28>

④ 제1항부터 제3항까지의 규정에 따른 위생교육은 보건복지부장관이 허가한 단체 또는 제16조에 따른 단체가 실시할 수 있다.<개정 2008.3.28, 2010.1.18>

⑤ 제1항부터 제4항까지의 규정에 따른 위생교육의 방법·절차 등에 관하여 필요한 사항은 보건복지부령으로 정한다.<신설 2008.3.28, 2010.1.18>

제18조 【위임 및 위탁】 ① 보건복지부장관은 이 법에 의한 권한의 일부를 대통령령이 정하는 바에 의하여 시·도지사 또는 시장·군수·구청장에게 위임할 수 있다.
<개정 2008.2.29, 2010.1.18>

② 보건복지부장관은 대통령령이 정하는 바에 의하여 관계전문기관 등에 그 업무의 일부를 위탁할 수 있다.<신설 2000.1.12, 2008.2.29, 2010.1.18>

제19조 【국고보조】 국가 또는 지방자치단체는 제13조제3항의 규정에 의하여 위생서비스평가를 실시하는 자에 대하여 예산의 범위안에서 위생서비스평가에 소요되는 경비의 전부 또는 일부를 보조할 수 있다.

제19조의2 【수수료】 제6조의 규정에 의하여 이용사 또는 미용사 면허를 받고자 하는 자는 대통령령이 정하는 바에 따라 수수료를 납부하여야 한다.

제20조 【벌칙】 ① 다음 각호의 1에 해당하는 자는 1년 이하의 징역 또는 1천만원 이하의 벌금에 처한다.<개정 2002.8.26>

1. 제3조제1항 전단의 규정에 의한 신고를 하지 아니한 자
2. 제11조제1항의 규정에 의한 영업정지명령 또는 일부 시설의 사용중지명령을 받고도 그 기간중에 영업을 하거나 그 시설을 사용한 자 또는 영업소 폐쇄명령을 받고도 계속하여 영업을 한 자

② 다음 각호의 1에 해당하는 자는 6월 이하의 징역 또는 500만원 이하의 벌금에 처한다. <개정 2002.8.26>

1. 제3조제1항 후단의 규정에 의한 변경신고를 하지 아니한 자
2. 제3조의2제1항의 규정에 의하여 공중위생영업자의 지위를 승계한 자로서 동조제4항의 규정에 의한 신고를 하지 아니한 자
3. 제4조제7항의 규정에 위반하여 건전한 영업질서를 위하여 공중위생영업자가 준수하여야 할 사항을 준수하지 아니한 자

③ 다음 각호의 1에 해당하는 자는 300만원 이하의 벌금에 처한다.

1. 제5조의 규정에 위반하여 위생관리기준 또는 오염허용기준을 지키지 아니한 자로서 제10조의 규정에 의한 개선명령에 따르지 아니한 자
2. 제7조제1항의 규정에 의하여 면허가 취소된 후 계속하여 업무를 행한 자 또는 동조동항의 규정에 의한 면허정지기간중에 업무를 행한 자, 제8조제1항의 규정에 위반하여

이용 또는 미용의 업무를 행한 자

제21조 【양벌규정】 법인의 대표자나 법인 또는 개인의 대리인·사용인 기타 종업원이 그 법인 또는 개인의 업무에 관하여 제20조의 위반행위를 한 때에는 행위자를 벌하는 외에 그 법인 또는 개인에 대하여도 동조의 벌금형을 과한다.

제22조 【과태료】 ① 다음 각호의 1에 해당하는 자는 300만원 이하의 과태료에 처한다. <개정 2002.8.26, 2005.3.31, 2008.3.28>

1. 제3조제2항의 규정을 위반하여 폐업신고를 하지 아니한 자
1의2. 제4조제2항의 규정을 위반하여 목욕장의 수질기준 또는 위생기준을 준수하지 아니한 자로서 제10조의 규정에 의한 개선명령에 따르지 아니한 자
2. 제4조제7항의 규정에 위반하여 숙박업소의 시설 및 설비를 위생적이고 안전하게 관리하지 아니한 자
3. 제4조제7항의 규정에 위반하여 목욕장업소의 시설 및 설비를 위생적이고 안전하게 관리하지 아니한 자
4. 제9조의 규정에 의한 보고를 하지 아니하거나 관계공무원의 출입·검사 기타 조치를 거부·방해 또는 기피한 자
5. 제10조의 규정에 의한 개선명령에 위반한 자
6. 제11조의5를 위반하여 이용업소표시 등을 설치한 자

② 다음 각호의 1에 해당하는 자는 200만원 이하의 과태료에 처한다.<개정 2002.8.26>

1. 제4조제3항 각호 및 제7항의 규정에 위반하여 이용업소의 위생관리 의무를 지키지 아니한 자
2. 제4조제4항 각호 및 제7항의 규정에 위반하여 미용업소의 위생관리 의무를 지키지 아니한 자
3. 제4조제5항 및 제7항의 규정에 위반하여 세탁업소의 위생관리 의무를 지키지 아니한 자
4. 제4조제6항 및 제7항의 규정에 위반하여 위생관리용역업소의 위생관리 의무를 지키지 아니한 자
5. 제8조제2항의 규정에 위반하여 영업소외의 장소에서 이용 또는 미용업무를 행한 자
6. 제17조제1항의 규정에 위반하여 위생교육을 받지 아니한 자

제23조 【과태료의 부과·징수절차】 ① 제22조의 규정에 의한 과태료는 대통령령이 정하는 바에 의하여 시장·군수·구청장(이하 "처분권자"라 한다)이 부과·징수한다.

② 제1항의 규정에 의한 과태료처분에 불복이 있는 자는 그 처분의 고지를 받은 날부터 30일 이내에 처분권자에게 이의를 제기할 수 있다.

③ 제1항의 규정에 의한 과태료처분을 받은 자가 제2항의 규정에 의하여 이의를 제기한 때에는 처분권자는 지체없이 관할법원에 그 사실을 통보하여야 하며, 그 통보를 받은 관할법원은 비송사건절차법에 의한 과태료의 재판을 한다.

④ 제2항의 규정에 의한 기간내에 이의를 제기하지 아니하고 과태료를 납부하지 아니한 때에는 지방세체납처분의 예에 의하여 이를 징수한다.

부칙 <법률 제5839호, 1999.2.8>

제1조 【시행일】 이 법은 공포후 6월이 경과한 날부터 시행한다.

제2조 【다른 법률의 폐지】 공중위생법은 이를 폐지한다.

제3조 【유기장업·위생처리업 및 위생용품제조업에 관한 경과조치】 이 법 시행이후의 유기장업·위생처리업 및 위생용품제조업에 관하여는 관련 법률의 제정 또는 개정시까지 종전의 공중위생법을 적용한다.

제4조 【이용사·미용사 면허에 관한 경과조치】 이 법 시행당시 종전의 공중위생법에 의한 이용사·미용사 면허는 이 법에 의한 면허로 본다.

제5조 【영업자단체에 관한 경과조치】 이 법 시행당시 종전의 공중위생법에 의하여 설립된 영업자단체는 이 법에 의하여 설립된 공중위생영업자단체로 본다.

제6조 【종전의 행위등에 대한 경과조치】 ① 이 법 시행전의 공중위생법 위반행위에 대한 처분에 관하여는 종전의 공중위생법에 의한다.

② 이 법 시행당시 종전의 공중위생법에 의하여 행정기관이 행한 처분은 이 법에 의하여 행한 처분으로 본다.

③ 이 법 시행당시 종전의 공중위생법에 의하여 행한 청문은 이 법에 의하여 행한 청문으로 본다.

제7조 【벌칙등에 관한 경과조치】 이 법 시행전의 공중위생법 위반행위에 대한 벌칙 또는 과태료의 적용에 있어서는 종전의 공중위생법에 의한다.

제8조 【다른 법률과의 관계】 이 법 시행당시 다른 법령에서 종전의 공중위생법을 인용하고 있는 경우 이 법중 그에 해당하는 규정이 있는 때에는 종전의 규정에 갈음하여 이 법

또는 이 법의 해당규정을 인용한 것으로 본다.

부칙 <법률 제6155호, 2000.1.12>

이 법은 공포후 6월이 경과한 날부터 시행한다.

부칙 <법률 제6400호, 2001.1.29> (정부조직법)

제1조 【시행일】 이 법은 공포한 날부터 시행한다. <단서 생략>
제2조 생략
제3조 【다른 법률의 개정】 ① 내지 <63>생략
<64>공중위생관리법중 다음과 같이 개정한다.
제6조제1항제1호 및 제2호중 "교육부장관"을 각각 "교육인적자원부장관"으로 한다.
<65> 내지 <79>생략
제4조 생략

부칙 <법률 제6616호, 2002.1.19>

이 법은 공포한 날부터 시행한다.

부칙 <법률 제6726호, 2002.8.26>

① 【시행일】 이 법은 공포후 6월이 경과한 날부터 시행한다.
② 【행정제재처분의 승계에 관한 적용례】 제11조의3의 개정규정은 이 법 시행 후 최초로 위반행위가 행하여진 분부터 적용한다.
③ 【공중위생영업의 신고에 관한 경과조치】 이 법 시행 당시 종전의 규정에 의하여 시장·군수·구청장에게 공중위생영업소의 개설 통보를 한 자는 제3조제1항 전단의 개정규정에 의하여 시장·군수·구청장에게 신고한 것으로 본다. 다만, 이 법 시행 후 1년 이내에 제3조제1항 전단의 개정규정에 의한 시설 및 설비를 갖추어야 한다.
④ 【개선명령에 관한 경과조치】 이 법 시행 당시 종전의 제10조의 규정에 따라 종전의 제3조제1항에 관한 개선명령을 받은 자는 그 개선명령 기간에 불구하고 이 법 시행 후 1년 이내에 개선명령에 따른 시설 및 설비(개선명령 받은 사항이 제3조제1항 전단의 개정규정에 의한 시설기준에 미달하는 때에는 제3조제1항 전단의 개정규정에 의한 시설 및 설비기준을 말한다)를 갖추어야 한다.

부칙 <법률 제7147호, 2004.1.29>

이 법은 공포후 6월이 경과한 날부터 시행한다.

부칙 <법률 제7428호, 2005.3.31> (채무자 회생 및 파산에 관한 법률)

제1조 【시행일】 이 법은 공포 후 1년이 경과한 날부터 시행한다.

제2조 내지 제4조 생략

제5조 【다른 법률의 개정】 ① 내지 ⑩생략

⑪ 공중위생관리법 일부를 다음과 같이 개정한다.

제3조의2제2항중 "파산법"을 "「채무자 회생 및 파산에 관한 법률」"로 한다.

⑫ 내지 <145>생략

제6조 생략

부칙 <법률 제7455호, 2005.3.31>

① 【시행일】 이 법은 공포 후 6월이 경과한 날부터 시행한다. 다만, 제6조제1항 · 제7조제1항 · 제9조제1항 · 제10조 · 제12조제1항 · 제13조제1항 내지 제3항 · 제14조 및 제15조제1항의 개정규정은 공포 후 3월이 경과한 날부터 시행한다.

② 【폐업신고에 관한 적용례】 제3조제2항의 개정규정은 이 법 시행 후 최초로 폐업을 하는 자부터 적용한다.

③ 【수수료에 관한 적용례】 제19조의2의 개정규정은 이 법 시행 후 최초로 이용사 또는 미용사의 면허를 신청하는 자부터 적용한다.

④ 【이미 영업 중인 새로운 목욕장업에 관한 경과조치】 이 법 시행당시 이미 제2조 제1항 제3호 나목의 개정규정에 의한 목욕장업의 영업을 하고 있는 자는 이 법 시행 후 6월 이내에 제3조 제1항의 규정에 의한 시설 및 설비를 갖추어 시장 · 군수 · 구청장에게 신고하여야 한다.

⑤ 【행정처분 등에 관한 일반적 경과조치】 이 법 시행당시 종전의 제6조제1항 · 제7조제1항 · 제9조제1항 · 제10조 · 제12조제1항 · 제13조제1항 내지 제3항 · 제14조 · 제15조제1항 및 제15조의2의 규정에 의한 행정기관이 행한 처분은 이 법의 개정규정에 의한 행정기관이 행한 처분으로 본다.

[별표 7] <개정 2009.9.4>

행정처분기준(제19조관련)

Ⅰ. 일반기준

1. 위반행위가 2 이상인 경우로서 그에 해당하는 각각의 처분기준이 다른 경우에는 그 중 중한 처분기준에 의하되, 2 이상의 처분기준이 영업정지에 해당하는 경우에는 가장 중한 정지처분기간에 나머지 각각의 정지처분기간의 2분의 1을 더하여 처분한다.
2. 위반행위의 차수에 따른 행정처분기준은 최근 1년간 같은 위반행위로 행정처분을 받은 경우에 이를 적용한다. 이때 그 기준적용일은 동일 위반사항에 대한 행정처분일과 그 처분후의 재적발일(수거검사에 의한 경우에는 검사결과를 처분청이 접수한 날)을 기준으로 한다.
3. 행정처분권자는 위반사항의 내용으로 보아 그 위반정도가 경미하거나 해당위반사항에 관하여 검사로부터 기소유예의 처분을 받거나 법원으로부터 선고유예의 판결을 받은 때에는 Ⅱ. 개별기준에 불구하고 그 처분기준을 다음의 구분에 따라 경감할 수 있다.
   가. 영업정지의 경우에는 그 처분기준 일수의 2분의 1의 범위안에서 경감할 수 있다.
   나. 영업장폐쇄의 경우에는 3월 이상의 영업정지처분으로 경감할 수 있다.

1) 이용업

위반사항	관련법규	행정처분기준			
		1차 위반	2차 위반	3차 위반	4차 위반
1. 이용사의 면허에 관한 규정을 위반한 때	법 제7조 제1항				
가. 국가기술자격법에 따라 이용사 자격이 취소된 때		면허취소			
나. 국가기술자격법에 따라 이용사 자격정지처분을 받은 때		면허정지	(국가기술자격법에 의한 자격정지 처분기간에 한한다)		
다. 법 제6조제2항제1호 내지 제4호의 결격사유에 해당한 때		면허취소			

라. 이중으로 면허를 취득한 때		면허취소	(나중에 발급받은 면허를 말한다)		
마. 면허증을 다른 사람에게 대여한 때		면허정지 3월	면허정지 6월	면허 취소	
바. 면허정지처분을 받고 그 정지기간중 업무를 행한 때		면허취소			
2. 법 또는 법에 의한 명령에 위반한 때	법 제11조 제1항				
가. 시설 및 설비기준을 위반한 때	법 제3조 제1항				
(1) 응접장소와 작업장소 또는 의자와 의자를 구획하는 커튼·칸막이 그 밖에 이와 유사한 장애물을 설치한 때		개선명령	영업정지 15일	영업정지 1월	영업장 폐쇄명령
(2) 이용업소안에 별실 그 밖에 이와 유사한 시설을 설치한 때		영업정지 1월	영업정지 2월	영업장 폐쇄명령	
(3) 그 밖에 시설 및 설비가 기준에 미달한 때		개선명령	영업정지 15일	영업정지 1월	영업장 폐쇄명령
나. 신고를 하지 아니하고 영업소의 명칭, 상호 및 영업장 면적의 3분의 1 이상을 변경한 때	법 제3조제1항	경고 또는 개선명령	영업정지 15일	영업정지 1월	영업장 폐쇄명령
다. 신고를 하지 아니하고 영업소의 소재지를 변경한 때	법 제3조제1항	영업장 폐쇄명령			
라. 영업자의 지위를 승계한 후 1월 이내에 신고하지 아니한 때	법 제3조의2 제4항	개선명령	영업정지 10일	영업정지 1월	영업장 폐쇄명령
마. 소독을 한 기구와 소독을 하지 아니한 기구를 각각 다른 용기에 넣어 보관하지 아니하거나 1회용 면도날을 2인 이상의 손님에게 사용한 때	법 제4조제3항	경고	영업정지 5일	영업정지 10일	영업장 폐쇄명령
바. 공중위생영업자의 위생관리의무등을 위반한 때	법 제4조제3항 및 제7항				
(1) 이용업신고증, 면허증원본 및 이용요금표를 게시하지 아니하거나 업소내 조명도를 준수하지		경고 또는 개선명령	영업정지 5일	영업정지 10일	영업장 폐쇄명령

아니한 때					
(2) 영업소안에 출입·검사 등의 기록부를 비치하지 아니한 때		경고	영업정지 5일	영업정지 10일	영업장 폐쇄명령
사. 영업소 외의 장소에서 업무를 행한 때	법 제8조제2항	영업정지 1월	영업정지 2월	영업장 폐쇄명령	
아. 시·도지사, 시장·군수·구청장이 하도록 한 필요한 보고를 하지 아니하거나 거짓으로 보고한 때 또는 관계공무원의 출입·검사를 거부·기피하거나 방해한 때	법 제9조제1항	영업정지 10일	영업정지 20일	영업정지 1월	영업장 폐쇄명령
자. 시·도지사 또는 시장·군수·구청장의 개선명령을 이행하지 아니한 때	법 제10조	경고	영업정지 10일	영업정지 1월	영업장 폐쇄명령
차. 영업정지처분을 받고 그 영업정지기간중 영업을 한 때	법 제11조제1항	영업장 폐쇄명령			
카. 위생교육을 받지 아니한 때	법 제17조	경고	영업정지 5일	영업정지 10일	영업장 폐쇄명령
3. 「성매매알선 등 행위의 처벌에 관한 법률」·「풍속영업의 규제에 관한 법률」·「의료법」에 위반하여 관계행정기관의 장의 요청이 있는 때	법 제11조제1항				
가. 손님에게 성매매알선등행위 또는 음란행위를 하게 하거나 이를 알선 또는 제공한 때					
(1) 영업소		영업정지 2월	영업정지 3월	영업장 폐쇄명령	
(2) 이용사(업주)		면허정지 2월	면허정지 3월	면허취소	
나. 손님에게 도박 그 밖에 사행행위를 하게 한 때		영업정지 1월	영업정지 2월	영업장 폐쇄명령	
다. 음란한 물건을 관람·열람하게 하거나 진열 또는 보관한 때		개선명령	영업정지 15일	영업정지 1월	영업장 폐쇄명령
라. 무자격안마사로 하여금 안마사의 업무에 관한 행위를 하게 한 때		영업정지 1월	영업정지 2월	영업장 폐쇄명령	

2) 미용업

위반사항	관련법규	행정처분기준			
		1차 위반	2차 위반	3차 위반	4차 위반
1. 미용사의 면허에 관한 규정을 위반한 때	법 제7조제1항				
가. 국가기술자격법에 따라 미용사자격이 취소된 때		면허취소			
나. 국가기술자격법에 따라 미용사자격정지처분을 받은 때		면허정지	(국가기술자격법에 의한 자격정지처분기간에 한한다)		
다. 법 제6조제2항제1호 내지 제4호의 결격사유에 해당한 때		면허취소			
라. 이중으로 면허를 취득한 때		면허취소	(나중에 발급받은 면허를 말한다)		
마. 면허증을 다른 사람에게 대여한 때		면허정지 3월	면허정지 6월	면허취소	
바. 면허정지처분을 받고 그 정지기간중 업무를 행한 때		면허취소			
2. 법 또는 법에 의한 명령에 위반한 때	법 제11조제1항				
가. 시설 및 설비기준을 위반 한 때	법 제3조제1항	개선명령	영업정지 15일	영 업 정 지 1월	영업장 폐쇄명령
나. 신고를 하지 아니하고 영업소의 명칭 및 상호 또는 영업장 면적의 3분의 1 이상을 변경한 때	법 제3조제1항	경고 또는 개선명령	영업정지 15일	영 업 정 지 1월	영업장 폐쇄명령
다. 신고를 하지 아니하고 영업소의 소재지를 변경한 때	법 제3조제1항	영업장 폐쇄명령			
라. 영업자의 지위를 승계한 후 1월 이내에 신고하지 아니한 때	법 제3조의2 제4항	개선명령	영업정지 10일	영업정지 1월	영업장 폐쇄명령
마. 소독을 한 기구와 소독을 하지 아니한 기구를 각각 다른 용기에 넣어 보관하지 아니하거나 1회용 면도날을 2인 이상의 손님에게 사용한 때	법 제4조제4항	경고	영업정지 5일	영업정지 10일	영업장 폐쇄명령
바. 피부미용을 위하여 약사법 규정에 의한 의약품 또는 의료용구를	법 제4조제7항	영업정지 2월	영업정지 3월	영업장 폐쇄명령	

사용하거나 보관하고 있는 때					
사. 공중위생영업자의 위생관리의무 등을 위반한 때	법 제4조제4항 및 제7항				
(1) 점빼기·귓볼뚫기·쌍꺼풀수술·문신·박피술 그 밖에 이와 유사한 의료행위를 한 때		영업정지 2월	영업정지 3월	영업장 폐쇄명령	
(2) 미용업신고증, 면허증원본 및 미용요금표를 게시하지 아니하거나 업소내 조명도를 준수하지 아니한 때		경고 또는 개선명령	영업정지 5일	영업정지 10일	영업장 폐쇄명령
(3) 영업소안에 출입·검사 등의 기록부를 비치하지 아니한 때		경고	영업정지 5일	영업정지 10일	영업장 폐쇄명령
아. 영업소 외의 장소에서 업무를 행한 때	법 제8조제2항	영업정지 1월	영업정지 2월	영업장 폐쇄명령	
자. 시·도지사, 시장·군수·구청장이 하도록 한 필요한 보고를 하지 아니하거나 거짓으로 보고한 때 또는 관계공무원의 출입·검사를 거부·기피하거나 방해한 때	법 제9조제1항	영업정지 10일	영업정지 20일	영업정지 1월	영업장 폐쇄명령
차. 시·도지사 또는 시장·군수·구청장의 개선명령을 이행하지 아니한 때	법 제10조	경고	영업정지 10일	영업정지 1월	영업장 폐쇄명령
카. 영업정지처분을 받고 그 영업정지기간중 영업을 한 때	법 제11조제1항	영업장 폐쇄명령			
타. 위생교육을 받지 아니한 때	법 제17조	경고	영업정지 5일	영업정지 10일	영업장 폐쇄명령
3. 「성매매알선 등 행위의 처벌에 관한 법률」·「풍속영업의 규제에 관한 법률」·「의료법」에 위반하여 관계행정기관의 장의 요청이 있는 때	법 제11조제1항				
가. 손님에게 성매매알선등행위 또는 음란행위를 하게 하거나 이를 알선 또는 제공한 때					
(1) 영업소		영업정지 2월	영업정지 3월	영업장 폐쇄명령	
(2) 미용사(업주)		면허정지	면허정지	면허취소	

		2월	3월		
나. 손님에게 도박 그 밖에 사행행위를 하게 한 때		영업정지 1월	영업정지 2월	영업장 폐쇄명령	
다. 음란한 물건을 관람·열람하게 하거나 진열 또는 보관한 때		개선명령	영업정지 15일	영업정지 1월	영업장 폐쇄명령
라. 무자격안마사로 하여금 안마사의 업무에 관한 행위를 하게 한 때		영업정지 1월	영업정지 2월	영업장 폐쇄명령	

공중위생관리법 시행령

[일부개정 2008.6.30 대통령령 제20890호]

제1조 【목적】 이 영은 「공중위생관리법」에서 위임된 사항과 그 시행에 관하여 필요한 사항을 규정함을 목적으로 한다.<개정 2005.11.1>

제2조 【적용제외 대상】 ① 「공중위생관리법」(이하 "법"이라 한다) 제2조제1항제2호 단서의 규정에 의하여 숙박업에서 제외되는 시설은 다음 각호와 같다.
<개정 2005.3.18, 2005.11.1, 2006.8.4, 2009.12.15>

1. 「농어촌정비법」에 따른 농어촌민박사업용 시설
2. 「산림문화·휴양에 관한 법률」에 따라 자연휴양림 안에 설치된 시설
3. 「청소년활동진흥법」 제10조제1호에 의한 청소년 수련시설

② 법 제2조제1항제3호 단서의 규정에 의하여 목욕장업에서 제외되는 시설은 다음 각호와 같다.<개정 2005.11.1>

1. 숙박업 영업소에 부설된 욕실
2. 「체육시설의 설치·이용에 관한 법률」에 의한 종합체육시설업의 체온 관리실
3. 제1항 각호의 1에 해당하는 시설에 부설된 욕실

제3조 【공중이용시설】 법 제2조제1항제8호에서 "대통령령이 정하는 것"이라 함은 다음 각호의 1에 해당하는 건축물 또는 시설을 말한다.<개정 2001.7.7, 2004.5.25, 2005.11.1>

1. 「건축법」에 의한 업무시설로서 연면적 3천제곱미터 이상의 업무시설과 연면적 2천제곱미터 이상의 건축물로서 2 이상의 용도(「건축법」 제2조제2항의 규정에 의한 용도를 말한다)에 사용되는 건축물
2. 「공연법」에 의한 공연장으로서 객석수 1천석 이상의 공연장
3. 「학원의 설립·운영 및 과외교습에 관한 법률」에 의한 학원으로서 연면적 2천제곱미터 이상의 학원
4. 「유통산업발전법」에 의하여 개설 등록된 대규모점포와 동법에 의한 상점가중 지하도에 있는 연면적 2천제곱미터 이상의 상점가(다중이용시설 등의 실내공기질관리법의 적용을 받는 시설을 제외한다)
5. 「건전가정의례의 정착 및 지원에 관한 법률」에 의한 혼인예식장으로서 연면적 2천제곱미터 이상의 혼인예식장
6. 「체육시설의 설치·이용에 관한 법률」에 의한 체육시설로서 관람석 1천석 이상의 실내체육시설

제4조 【미용업의 세분】 법 제2조제2항에 따라 미용업을 다음과 같이 세분한다.

1. 미용업(일반) : 파마·머리카락자르기·머리카락모양내기·머리피부손질·머리카락염색·머리감기, 손톱과 발톱의 손질 및 화장, 의료기기나 의약품을 사용하지 아니하는 눈썹손질, 얼굴의 손질 및 화장을 행하는 영업
2. 미용업(피부) : 의료기기나 의약품을 사용하지 아니하는 피부상태분석·피부관리·제모·눈썹손질을 행하는 영업
3. 미용업(종합) : 제1호 및 제2호의 업무를 모두 행하는 영업

제5조 삭제 <2003.4.4>

제6조 【마약외의 약물 중독자】 법 제6조제2항제4호에서 "기타 대통령령으로 정하는 약물 중독자"라 함은 대마 또는 향정신성의약품의 중독자를 말한다.

제7조 삭제 <2003.4.4>

제7조의2 【과징금을 부과할 위반행위의 종별과 과징금의 금액】 ① 법 제11조의2제2항의 규정에 따라 부과하는 과징금의 금액은 위반행위의 종별·정도 등을 감안하여 보건복지부령이 정하는 영업정지기간에 별표 1의 과징금 산정기준을 적용하여 산정한다.
<개정 2008.2.29, 2010.3.15>

② 시장·군수·구청장(자치구의 구청장을 말한다. 이하 같다)은 공중위생영업자의 사업규모·위반행위의 정도 및 횟수 등을 참작하여 제1항의 규정에 의한 과징금의 금액의 2분의 1의 범위안에서 이를 가중 또는 감경할 수 있다. 이 경우 가중하는 때에도 과징금의 총액이 3천만원을 초과할 수 없다.

제7조의3 【과징금의 부과 및 납부】 ① 시장·군수·구청장은 법 제11조의2의 규정에 따라 과징금을 부과하고자 할 때에는 그 위반행위의 종별과 해당 과징금의 금액 등을 명시하여 이를 납부할 것을 서면으로 통지하여야 한다.

② 제1항의 규정에 따라 통지를 받은 자는 통지를 받은 날부터 20일 이내에 과징금을 시장·군수·구청장이 정하는 수납기관에 납부하여야 한다. 다만, 천재·지변 그 밖에 부득이한 사유로 인하여 그 기간내에 과징금을 납부할 수 없는 때에는 그 사유가 없어진 날부터 7일 이내에 납부하여야 한다.

③ 제2항의 규정에 따라 과징금의 납부를 받은 수납기관은 영수증을 납부자에게 교부하여야 한다.

④ 과징금의 수납기관은 제2항의 규정에 따라 과징금을 수납한 때에는 지체없이 그 사실을 시장·군수·구청장에게 통보하여야 한다.

⑤ 과징금은 이를 분할하여 납부할 수 없다.

⑥ 과징금의 징수절차는 보건복지부령으로 정한다.<개정 2008.2.29, 2010.3.15>

제8조 【공중위생감시원의 자격 및 임명】 ① 법 제15조의 규정에 의하여 특별시장·광역시장·도지사(이하 "시·도지사"라 한다) 또는 시장·군수·구청장은 다음 각호의 1에 해당하는 소속공무원중에서 공중위생감시원을 임명한다.<개정 2003.4.4, 2005.11.1>

1. 위생사 또는 환경기사 2급 이상의 자격증이 있는 자
2. 「고등교육법」에 의한 대학에서 화학·화공학·환경공학 또는 위생학 분야를 전공하고 졸업한 자 또는 이와 동등 이상의 자격이 있는 자
3. 외국에서 위생사 또는 환경기사의 면허를 받은 자
4. 3년 이상 공중위생 행정에 종사한 경력이 있는 자

② 시 · 도지사 또는 시장 · 군수 · 구청장은 제1항 각호의 1에 해당하는 자만으로는 공중위생감시원의 인력확보가 곤란하다고 인정되는 때에는 공중위생 행정에 종사하는 자중 공중위생 감시에 관한 교육훈련을 2주 이상 받은 자를 공중위생 행정에 종사하는 기간동안 공중위생감시원으로 임명할 수 있다. <개정 2005.11.1>

제9조 【공중위생감시원의 업무범위】 법 제15조의 규정에 의한 공중위생감시원의 업무는 다음 각호와 같다.

1. 법 제3조제1항의 규정에 의한 시설 및 설비의 확인
2. 법 제4조의 규정에 의한 공중위생영업 관련 시설 및 설비의 위생상태 확인 · 검사, 공중위생영업자의 위생관리의무 및 영업자준수사항 이행여부의 확인
3. 법 제5조의 규정에 의한 공중이용시설의 위생관리상태의 확인 · 검사
4. 법 제10조의 규정에 의한 위생지도 및 개선명령 이행여부의 확인
5. 법 제11조의 규정에 의한 공중위생영업소의 영업의 정지, 일부 시설의 사용중지 또는 영업소 폐쇄명령 이행여부의 확인
6. 법 제17조의 규정에 의한 위생교육 이행여부의 확인

제9조의2 【명예공중위생감시원의 자격 등】 ① 법 제15조의2제1항의 규정에 의한 명예공중위생감시원(이하 "명예감시원"이라 한다)은 시 · 도지사가 다음 각호의 1에 해당하는 자중에서 위촉한다.<개정 2005.11.1>

1. 공중위생에 대한 지식과 관심이 있는 자
2. 소비자단체, 공중위생관련 협회 또는 단체의 소속직원중에서 당해 단체 등의 장이 추천하는 자

② 명예감시원의 업무는 다음 각호와 같다.<개정 2005.11.1>

1. 공중위생감시원이 행하는 검사대상물의 수거 지원
2. 법령 위반행위에 대한 신고 및 자료 제공
3. 그 밖에 공중위생에 관한 홍보 · 계몽 등 공중위생관리업무와 관련하여 시 · 도지사가 따로 정하여 부여하는 업무

③ 시 · 도지사는 명예감시원의 활동지원을 위하여 예산의 범위안에서 시 · 도지사가 정하는 바에 따라 수당 등을 지급할 수 있다.<개정 2005.11.1>

④ 명예감시원의 운영에 관하여 필요한 사항은 시 · 도지사가 정한다.<개정 2005.11.1>

제10조 【세탁물관리 사고로 인한 분쟁의 조정】 법 제16조의 규정에 의하여 설립된 세탁업자단체는 그 정관이 정하는 바에 의하여 세탁업자와 소비자간의 분쟁 조정을 위하여 노력하여야 한다.

제10조의2 【수수료】 법 제19조의2의 규정에 따른 수수료는 지방자치단체의 수입증지로 납부하여야 하며, 그 금액은 다음 각 호와 같다.

1. 이용사 또는 미용사 면허를 신규로 신청하는 경우 : 5천500원
2. 이용사 또는 미용사 면허증을 재교부 받고자 하는 경우 : 3천원

제11조 【과태료의 부과】 법 제22조에 따른 과태료의 부과기준은 별표 2와 같다.

부칙 <대통령령 제16619호, 1999.12.27>

① 【시행일】 이 영은 공포한 날부터 시행한다.

② 【다른 법령의 폐지】 공중위생법시행령은 이를 폐지한다.

③ 【위생처리업 및 위생용품제조업에 관한 경과조치】 이 영 시행 이후의 위생처리업 및 위생용품제조업에 관하여는 관련 법령의 제정 또는 개정시까지 종전의 공중위생법시행령을 적용한다.

④ 【다른 법령과의 관계】 이 영 시행당시 다른 법령에서 종전의 공중위생법시행령을 인용하고 있는 경우 이 영중 그에 해당하는 규정이 있는 때에는 종전의 규정에 갈음하여 이 영 또는 이 영의 해당 규정을 인용한 것으로 본다.

부칙 <대통령령 제16887호, 2000.7.1>

이 영은 2000년 7월 13일부터 시행한다.

부칙 <대통령령 제17296호, 2001.7.7> (학원의설립 · 운영 및과외교습에관한법률시행령)

제1조 【시행일】 이 영은 2001년 7월 8일부터 시행한다.

제2조 【다른 법령의 개정】 ① 내지 ⑨생략

⑩ 공중위생관리법시행령중 다음과 같이 개정한다.

제3조제3호중 "학원의설립 · 운영에관한법률"을 "학원의설립 · 운영 및과외교습에관한법률"로 한다.

⑪ 내지 ⑬ 생략

부칙 <대통령령 제17954호, 2003.4.4>

이 영은 공포한 날부터 시행한다.

부칙 <대통령령 제18312호, 2004.3.17> (전자적민원처리를위한가석방자관리규정등중개정령)

이 영은 공포한 날부터 시행한다.

부칙 <대통령령 제18402호, 2004.5.25> (다중이용시설등의실내공기질관리법시행령)

제1조 【시행일】 이 영은 2004년 5월 30일부터 시행한다.

제2조 【다른 법령의 개정】 ① 공중위생관리법시행령중 다음과 같이 개정한다.

제3조제4호중 "지하생활공간공기질관리법"을 "다중이용시설등의실내공기질관리법"으로 한다.

② 생략

부칙 <대통령령 제18740호, 2005.3.18> (청소년활동진흥법 시행령)

제1조 【시행일】 이 영은 공포한 날부터 시행한다.

제2조및 제3조 생략

제4조 【다른 법령의 개정】 ① 및 ②생략

③ 공중위생관리법시행령 일부를 다음과 같이 개정한다.

제2조제1항제3호중 "청소년기본법"을 "「청소년활동진흥법」 제10조제1호"로 한다.

④ 내지 ⑫생략

제5조 생략

부칙 <대통령령 제19111호, 2005.11.1>

① 【시행일】 이 영은 공포한 날부터 시행한다. 다만, 제2조제1항제1호의 개정규정은 2005년 11월 5일부터 시행한다.

② 【수수료에 관한 적용례】 제10조의2의 개정규정은 이 영 시행 후 최초로 이용사 또는 미용사의 면허를 신청하는 자부터 적용한다.

부칙 <대통령령 제19639호, 2006.8.4> (산림자원의 조성 및 관리에 관한 법률 시행령)

제1조 【시행일】 이 영은 2006년 8월 5일부터 시행한다.

제2조 내지 제4조 생략

제5조 【다른 법령의 개정】 ① 내지 ④생략

⑤ 공중위생관리법 시행령 일부를 다음과 같이 개정한다.

제2조제2호중 "「산림법」에 의하여 자연휴양림안에 설치된 시설"을 "「산림문화 · 휴양에 관한 법률」에 따라 자연휴양림 안에 설치된 시설"로 한다.
⑥ 내지 <35>생략
제6조 생략

부칙 <대통령령 제20679호, 2008.2.29> (보건복지가족부와 그 소속기관 직제)

제1조 【시행일】 이 영은 공포한 날부터 시행한다.
제2조 부터 제8조까지 생략
제9조 【다른 법령의 개정】 ①부터 ⑦까지 생략
⑧ 공중위생관리법 시행령 일부를 다음과 같이 개정한다.
제7조의2제1항, 제7조의3제6항, 제11조제4항 중 "보건복지부령"을 각각 "보건복지가족부령"으로 한다.
⑨부터 <80>까지 생략

부칙 <대통령령 제20890호, 2008.6.30>

제1조 【시행일】 이 영은 2008년 7월 1일부터 시행한다.
제2조 【미용업의 세분에 관한 경과조치】 이 영 시행 당시 종전의 규정에 따라 미용업의 신고를 한 자는 다음 각 호의 구분에 따라 제4조의 개정규정에 따른 세분된 미용업의 신고를 한 것으로 본다.
1. 신고 수리 시 제4조제1호의 미용업(일반)에 해당하는 업무에 한하여 영업을 할 수 있다는 취지의 조건이 붙은 경우: 미용업(일반)
2. 제1호 외의 경우: 미용업(종합)

부칙 <대통령령 제21887호, 2009.12.15> (농어촌정비법 시행령)

제1조 【시행일】 이 영은 공포한 날부터 시행한다. <단서 생략>
제2조 부터 제10조까지 생략
제11조 【다른 법령의 개정】 ①부터 ⑤까지 생략
⑥ 공중위생관리법 시행령 일부를 다음과 같이 개정한다.
제2조제1항제1호를 다음과 같이 한다.

1. 「농어촌정비법」에 따른 농어촌민박사업용 시설
⑦부터 <38>까지 생략
제12조 생략

부칙 <대통령령 제22075호, 2010.3.15> (보건복지부와 그 소속기관 직제)

제1조 【시행일】 이 영은 2010년 3월 19일부터 시행한다. <단서 생략>
제2조 【다른 법령의 개정】 ①부터 <16>까지 생략
<17> 공중위생관리법 시행령 일부를 다음과 같이 개정한다.
제7조의2제1항 및 제7조의3제6항 중 "보건복지가족부령"을 각각 "보건복지부령"으로 한다.
<18>부터 <187>까지 생략

[별표 1] <신설 2003.4.4>

과징금 산정기준(제7조의2관련)

1. 일반기준
   가. 영업정지 1월은 30일로 계산한다.
   나. 과징금 부과의 기준이 되는 매출금액은 당해 업소에 대한 처분일이 속한 연도의 전년도의 1년간 총 매출금액을 기준으로 한다. 다만, 신규사업·휴업 등으로 인하여 1년간의 총 매출금액을 산출할 수 없거나 1년간의 총 매출금액을 기준으로 하는 것이 불합리하다고 인정되는 경우에는 분기별·월별 또는 일별 매출금액을 기준으로 산출 또는 조정한다.

2. 과징금 부과기준

등급	전년도 연간 총 매출금액 (단위 : 백만원)	영업정지 1일에 해당하는 과징금 (단위 : 원)
1	30 미만	30,000
2	30 이상~100 미만	41,000
3	100 이상~200 미만	52,000
4	200 이상~350 미만	63,000
5	350 이상~510 미만	74,000
6	510 이상~680 미만	85,000
7	680 이상~860 미만	96,000
8	860 이상~1,040 미만	105,000
9	1,040 이상~1,240 미만	114,000
10	1,240 이상~1,460 미만	123,000
11	1,460 이상~1,710 미만	132,000
12	1,710 이상~2,000 미만	141,000
13	2,000 이상~2,300 미만	150,000
14	2,300 이상~2,600 미만	159,000
15	2,600 이상~3,000 미만	168,000
16	3,000 이상~3,400 미만	177,000
17	3,400 이상~3,800 미만	186,000
18	3,800 이상~4,300 미만	195,000
19	4,300 이상~4,800 미만	204,000
20	4,800 이상~5,400 미만	213,000
21	5,400 이상~6,000 미만	222,000
22	6,000 이상~6,700 미만	231,000
23	6,700 이상~7,500 미만	240,000
24	7,500 이상~8,600 미만	249,000
25	8,600 이상~10,000 미만	258,000
26	10,000 이상~12,000 미만	267,000
27	12,000 이상~15,000 미만	276,000
28	15,000 이상~20,000 미만	285,000
29	20,000 이상~25,000 미만	294,000
30	25,000 이상~30,000 미만	303,000
31	30,000 이상~35,000 미만	312,000
32	35,000 이상~40,000 미만	321,000
33	40,000 이상	330,000

[별표 2] <개정 2008.6.30>

과태료의 부과기준(제11조 관련)

1. 일반기준

시장·군수·구청장은 위반행위의 정도, 위반횟수, 위반행위의 동기와 그 결과 등을 고려하여 그 해당 금액의 2분의 1의 범위에서 경감하거나 가중할 수 있다.

2. 개별기준

위반행위	근거법령	과태료
1. 법 제3조제2항을 위반하여 폐업신고를 하지 아니한 자	법 제22조제1항 제1호	30만원
2. 법 제4조제2항을 위반하여 목욕장의 욕수 중 원수의 수질기준 또는 위생기준을 준수하지 아니한 자로서 법 제10조에 따른 개선명령에 따르지 아니한 자	법 제22조제1항 제1호의2	100만원
3. 법 제4조제2항을 위반하여 목욕장의 욕수 중 욕조수의 수질기준 또는 위생기준을 준수하지 아니한 자로서 법 제10조에 따른 개선명령에 따르지 아니한 자	법 제22조제1항 제1호의2	70만원
4. 법 제4조제3항 각호 및 제7항을 위반하여 이용업소의 위생관리 의무를 지키지 아니한 자	법 제22조 제2항 제1호	50만원
5. 법 제4조제4항 각호 및 제7항을 위반하여 미용업소의 위생관리 의무를 지키지 아니한 자	법 제22조 제2항 제2호	50만원
6. 법 제4조제5항 및 제7항을 위반하여 세탁업소의 위생관리 의무를 지키지 아니한 자	법 제22조제2항 제3호	30만원
7. 법 제4조제6항 및 제7항을 위반하여 위생관리용역업소의 위생관리 의무를 지키지 아니한 자	법 제22조제2항 제4호	30만원
8. 법 제4조제7항을 위반하여 숙박업소의 시설 및 설비를 위생적이고 안전하게 관리하지 아니한 자	법 제22조제1항 제2호	50만원
9. 법 제4조제7항을 위반하여 목욕장업소의 시설 및 설비를 위생적이고 안전하게 관리하지 아니한 자	법 제22조제1항 제3호	50만원
10. 법 제8조제2항을 위반하여 영업소 외의 장소에서 이용 또는 미용업무를 행한 자	법 제22조제2항 제5호	70만원

11. 법 제9조에 따른 보고를 하지 아니하거나 관계공무원의 출입·검사, 기타 조치를 거부·방해 또는 기피한 자	법 제22조제1항 제4호	100만원
12. 법 제10조에 따른 개선명령에 위반한 자	법 제22조제1항 제5호	100만원
13. 법 제11조의5를 위반하여 이용업소표시등을 설치한 자	법 제22조제1항 제6호	70만원
14. 법 제17조제1항을 위반하여 위생교육을 받지 아니한 자	법 제22조제2항 제6호	20만원

공중위생관리법 시행규칙

[시행2010.12.30][보건복지부령 제32호, 2010.12.30]

제1조【목적】 이 규칙은 「공중위생관리법」 및 동법시행령에서 위임된 사항과 그 시행에 관하여 필요한 사항을 규정함을 목적으로 한다.<개정 2005.11.1>

제2조【시설 및 설비기준】 「공중위생관리법」(이하 "법"이라 한다) 제3조제1항의 규정에 의한 공중위생영업의 종류별 시설 및 설비기준은 별표 1과 같다.<개정 2005.11.1>

제3조【공중위생영업의 신고】 ① 법 제3조제1항에 따라 공중위생영업의 신고를 하려는 자는 제2조에 따른 공중위생영업의 종류별 시설 및 설비기준에 적합한 시설을 갖춘 후 별지 제1호서식의 신고서(전자문서로 된 신고서를 포함한다)에 다음 각 호의 서류를 첨부하여 시장·군수·구청장(자치구의 구청장을 말한다. 이하 같다)에게 제출하여야 한다. <개정 2005.6.8, 2007.1.26, 2008.6.13, 2008.6.30, 2011.2.10>

1. 영업시설 및 설비개요서
2. 교육필증(법 제17조제2항에 따라 미리 교육을 받은 경우에만 해당한다)
3. 면허증 원본(이용업·미용업의 경우에만 해당한다)

② 제1항에 따라 신고서를 제출받은 시장·군수·구청장은 「전자정부법」 제36조제1항에 따른 행정정보의 공동이용을 통하여 영업소의 건축물대장 및 토지이용계획확인서를 확인하여야 한다. <신설 2007.1.26, 2008.6.13, 2009.5.15, 2010.9.1>

③ 제1항에 따른 신고를 받은 시장·군수·구청장은 즉시 별지 제2호서식의 영업신고증을 교부하고, 별지 제3호서식의 신고관리대장(전자문서를 포함한다)을 작성·관리하여야 한다. <개정 2007.1.26, 2008.6.13, 2008.6.30>

④ 제1항에 따른 신고를 받은 시장·군수·구청장은 해당 영업소의 시설 및 설비에 대한 확인이 필요한 경우에는 영업신고증을 교부한 후 15일 이내에 확인하여야 한다. <신설 2008.6.30>

⑤ 제3항에 따라 영업신고증을 교부받은 자는 다음 각 호의 어느 하나에 해당되는 때에는 별지 제4호서식의 영업신고증 재교부신청서(전자문서로 된 신청서를 포함한다)에 영업신고증(신고증이 헐어 못쓰게 된 때와 신고인의 성명이나 주민등록번호가 변경된 때에만 해당합니다)을 첨부하여 시장·군수·구청장에게 영업신고증의 재교부를 신청할 수 있다. <개정 2008.6.13, 2008.6.30>

1. 신고증을 잃어 버렸을 때
2. 신고증이 헐어 못쓰게 된 때
3. 신고인의 성명이나 주민등록번호가 변경된 때

제3조의2 【변경신고】 ① 법 제3조제1항 후단에서 "보건복지부령이 정하는 중요사항"이란 다음 각 호의 사항을 말한다. <개정 2005.11.1, 2008.3.3, 2008.6.13, 2010.3.19>

1. 영업소의 명칭 또는 상호
2. 영업소의 소재지
3. 신고한 영업장 면적의 3분의 1 이상의 증감
4. 대표자의 성명(법인의 경우에 한한다)

② 법 제3조제1항 후단에 따라 변경신고를 하려는 자는 별지 제5호서식의 영업신고사항 변경신고서(전자문서로 된 신고서를 포함한다)에 다음 각 호의 서류를 첨부하여 시장·군수·구청장에게 제출하여야 한다. <개정 2005.6.8, 2007.1.26, 2008.6.13>

1. 영업신고증
2. 변경사항을 증명하는 서류

③ 제2항에 따라 변경신고서를 제출받은 시장·군수·구청장은 「전자정부법」 제36조제1

항에 따른 행정정보의 공동이용을 통하여 영업소의 건축물대장 및 토지이용계획확인서를 확인하여야 한다. <신설 2007.1.26, 2008.6.13, 2009.5.15, 2010.9.1>

④ 제2항에 따른 신고를 받은 시장·군수·구청장은 영업신고증을 고쳐 쓰거나 재교부하여야 한다. <개정 2007.1.26, 2008.6.13>

제3조의3【공중위생영업의 폐업신고】 법 제3조제2항에 따라 폐업신고를 하려는 자는 별지 제5호의2서식의 신고서(전자문서로 된 신고서를 포함한다)를 시장·군수·구청장에게 제출하여야 한다.

제3조의4【영업자의 지위승계신고】 ① 법 제3조의2제4항에 따라 영업자의 지위승계신고를 하려는 자는 별지 제6호서식의 영업자지위승계신고서에 다음 각 호의 구분에 따른 서류를 첨부하여 시장·군수·구청장에게 제출하여야 한다. <개정 2005.6.8, 2006.7.3, 2008.6.13>

1. 영업양도의 경우 : 양도·양수를 증명할 수 있는 서류사본 및 양도인의 인감증명서[다만, 양도인의 행방불명(주민등록법상 무단전출을 포함한다) 등으로 양도인의 인감증명서를 첨부하지 못하는 경우로서 시장·군수·구청장이 사실확인 등을 통하여 양도·양수가 이루어졌다고 인정할 수 있는 경우 또는 양도인과 양수인이 신고관청에 함께 방문하여 신고를 하는 경우에는 이를 생략할 수 있다]
2. 상속의 경우 : 「가족관계의 등록 등에 관한 법률」 제15조제1항에 따른 가족관계증명서 및 상속인임을 증명할 수 있는 서류
3. 제1호 및 제2호외의 경우 : 해당 사유별로 영업자의 지위를 승계하였음을 증명할 수 있는 서류

② 삭제 <2008.6.13>

[제3조의3에서 이동 <2005.11.1>]

제4조【목욕장 욕수의 수질기준 등】 법 제4조제2항의 규정에 의한 목욕장 욕수의 수질기준과 수질검사방법 등은 별표 2와 같다.

제5조【이·미용기구의 소독기준 및 방법】 법 제4조제3항제1호 및 제4항제2호의 규정에 의한 이용기구 및 미용기구의 소독기준 및 방법은 별표 3과 같다.

제6조【세제의 종류 등】 법 제4조제5항의 규정에 의하여 세탁업자는 제1호 내지 제3호의

세제를 사용하는 경우에는 세탁용 기계의 안전관리를 위하여 밀폐형이거나 용제회수기가 부착된 세탁용기계를 사용하여야 하고, 제4호의 세제를 사용하는 경우에는 회수건조기가 부착된 세탁용기계를 사용하여야 한다. <개정 2005.11.1>

1. 퍼클로로에칠렌(Perchloroethylene)
2. 트리클로로에탄(Thrichloroethan)
3. 불소계용제
4. 석유계 용제

제7조 【공중위생영업자가 준수하여야 하는 위생관리기준 등】 법 제4조제7항의 규정에 의하여 공중위생영업자가 건전한 영업질서유지를 위하여 준수하여야 하는 위생관리기준 등은 별표 4와 같다.

제8조 【공중이용시설의 위생관리기준】 ① 법 제5조제1호의 규정에 의한 공중이용시설의 실내공기 위생관리기준은 별표 5와 같다.

② 법 제5조제2호의 규정에 의하여 공중이용시설안에서 발생되지 아니하여야 할 오염물질의 종류와 허용되는 오염의 기준은 별표 6과 같다.

제9조 【이용사 및 미용사의 면허】 ① 법 제6조제1항에 따라 이용사 또는 미용사의 면허를 받으려는 자는 별지 제7호서식의 면허 신청서(전자문서로 된 신청서를 포함한다)에 다음 각 호의 서류를 첨부하여 주소지를 관할하는 시장·군수·구청장에게 제출하여야 한다. <개정 2008.6.13, 2011.2.10>

1. 법 제6조제1항제1호, 제1호의2 및 제2호에 해당하는 자 : 졸업증명서 또는 학위증명서 1부
2. 법 제6조제1항제3호에 해당하는 자 : 이수증명서 1부
3. 법 제6조제2항제2호 본문에 해당되지 아니함을 증명하는 최근 6개월 이내의 의사의 진단서 또는 같은 호 단서에 해당하는 경우에는 이를 증명할 수 있는 전문의의 진단서 1부
4. 법 제6조제2항제3호 및 제4호에 해당되지 아니함을 증명하는 최근 6개월 이내의 의사의 진단서 1부
5. 최근 6개월 이내에 찍은 가로 3센티미터 세로 4센티미터의 탈모 정면 상반신 사진 2매

② 제1항에 따라 신청을 받은 시장·군수·구청장은 신청인이 법 제6조제1항제4호에 해당하는 자인 경우에는 「전자정부법」 제36조제1항에 따른 행정정보의 공동이용을 통하

여 국가기술자격증을 확인하여야 한다. 다만, 신청인이 확인에 동의하지 아니하는 경우에는 해당 서류를 첨부하도록 하여야 한다. <신설 2007.11.30, 2010.9.1>

③ 법 제6조제2항제3호에서 "보건복지부령이 정하는 자"란 「감염병의 예방 및 관리에 관한 법률」 제2조제4호에 따른 결핵(비감염성인 경우는 제외한다)환자를 말한다. <개정 2007.1.26, 2007.11.30, 2008.3.3, 2008.6.13, 2010.3.19, 2010.12.30>

④ 시장·군수·구청장은 제1항에 따라 이용사 또는 미용사 면허증발급신청을 받은 경우에는 그 신청내용이 법 제6조에 따른 요건에 적합하다고 인정되는 경우에는 별지 제8호서식의 면허증을 교부하고, 별지 제9호서식의 면허등록관리대장(전자문서를 포함한다)을 작성·관리하여야 한다. <개정 2005.11.1, 2007.1.26, 2007.11.30, 2008.6.13>

제10조 【면허증의 재교부 등】 ① 이용사 또는 미용사는 면허증의 기재사항에 변경(성명 및 주민등록번호의 변경에 한한다)이 있는 때, 면허증을 잃어버린 때 또는 면허증이 헐어 못쓰게 된 때에는 면허증의 재교부를 신청할 수 있다.

② 제1항의 규정에 의한 면허증의 재교부신청을 하고자 하는 자는 별지 제10호서식의 신청서(전자문서로 된 신청서를 포함한다)에 다음 각호의 서류(전자문서를 포함한다)를 첨부하여 이용업 또는 미용업에 종사하고 있는 자는 시장·군수·구청장에게 제출하여야 한다. <개정 2003.6.7, 2005.10.17, 2005.11.1, 2011.2.10>

1. 면허증 원본(기재사항이 변경되거나 헐어 못쓰게 된 경우에 한한다)
2. 삭제 <2007.1.26>
3. 삭제 <2003.6.7>
4. 삭제 <2003.6.7>
5. 최근 6월 이내에 찍은 가로 3센티미터 세로 4센티미터의 탈모 정면 상반신 사진1매

③ 면허증을 잃어버린 후 재교부받은 자가 그 잃어버린 면허증을 찾은 때에는 지체없이 재교부 받은 시장·군수·구청장에게 이를 반납하여야 한다. <개정 2005.11.1>

제11조 삭제 <2003.6.7>

제12조 【면허증의 반납 등】 ① 법 제7조제1항의 규정에 의하여 면허가 취소되거나 면허의 정지명령을 받은 자는 지체없이 관할 시장·군수·구청장에게 면허증을 반납하여야 한다. <개정 2005.11.1>

② 면허의 정지명령을 받은 자가 제1항의 규정에 의하여 반납한 면허증은 그 면허정지기간 동안 관할 시장·군수·구청장이 이를 보관하여야 한다.<개정 2005.11.1>

第13조【영업소 외에서의 이용 및 미용 업무】법 제8조제2항 단서에서 "보건복지부령이 정하는 특별한 사유"란 다음 각 호의 사유를 말한다. <개정 2010.3.19>

1. 질병이나 그 밖의 사유로 영업소에 나올 수 없는 자에 대하여 이용 또는 미용을 하는 경우
2. 혼례나 그 밖의 의식에 참여하는 자에 대하여 그 의식 직전에 이용 또는 미용을 하는 경우
3. 「사회복지사업법」 제2조제3호에 따른 사회복지시설에서 봉사활동으로 이용 또는 미용을 하는 경우
4. 제1호부터 제3호까지의 경우 외에 특별한 사정이 있다고 시장·군수·구청장이 인정하는 경우

第14조【업무범위】① 법 제8조제3항에 따른 이용사의 업무범위는 이발·아이론·면도·머리피부손질·머리카락염색 및 머리감기로 한다.

② 법 제8조제3항에 따른 미용사의 업무범위는 다음 각 호와 같다. <개정 2008.6.30>

1. 법 제6조제1항제1호부터 제3호까지에 해당하는 자와 2007년 12월 31일 이전에 같은 항 제4호에 따라 미용사자격을 취득한 자로서 미용사면허를 받은 자 : 「공중위생관리법 시행령」(이하 "영"이라 한다) 제4조제3호에 따른 미용업(종합)에 해당하는 업무
2. 2008년 1월 1일 이후에 법 제6조제1항제4호에 따라 미용사(일반)자격을 취득한 자로서 미용사 면허를 받은 자: 영 제4조제1호에 따른 미용업(일반)에 해당하는 업무
3. 2008년 1월 1일 이후에 법 제6조제1항제4호에 따라 미용사(피부)자격을 취득한 자로서 미용사 면허를 받은 자: 영 제4조제2호에 따른 미용업(피부)에 해당하는 업무

第15조【검사의뢰】특별시장·광역시장·도지사(이하 "시·도지사"라 한다) 또는 시장·군수·구청장은 법 제9조제1항의 규정에 따라 소속 공무원이 공중위생영업소 또는 공중이용시설의 위생관리실태를 검사하기 위하여 검사대상물을 수거한 경우에는 별지 제11호서식의 수거증을 공중위생영업자 또는 공중이용시설의 소유자·점유자·관리자(이하 "소유자등"이라 한다)에게 교부하고, 다음 각호의 1의 기관에 검사를 의뢰하여야 한다.
<개정 2005.11.1>

1. 특별시·광역시·도의 보건환경연구원

1의2. 「국가표준기본법」 제23조의 규정에 의하여 인정을 받은 시험 · 검사기관
2. 시 · 도지사 또는 시장 · 군수 · 구청장이 검사능력이 있다고 인정하는 검사기관

第16조 【공중위생영업소 출입 · 검사결과의 기록 등】 ① 삭제 <2011.2.10>
② 법 제9조제2항의 규정에 의한 관계공무원의 권한을 표시하는 증표는 별지 제13호서식에 의한다.<개정 2003.6.7>

第17조 【개선기간】 ① 법 제10조의 규정에 의하여 시 · 도지사 또는 시장 · 군수 · 구청장은 공중위생영업자 및 공중이용시설의 소유자등에게 법 제3조제1항 · 법 제4조 및 법 제5조의 위반사항에 대한 개선을 명하고자 하는 때에는 위반사항의 개선에 소요되는 기간등을 고려하여 즉시 그 개선을 명하거나 6월의 범위내에서 기간을 정하여 개선을 명하여야 한다.<개정 2005.11.1>
② 법 제10조의 규정에 의하여 시 · 도지사 또는 시장 · 군수 · 구청장으로부터 개선명령을 받은 공중위생영업자 및 공중이용시설의 소유자등은 천재 · 지변 기타 부득이한 사유로 인하여 제1항의 규정에 의한 개선기간 이내에 개선을 완료할 수 없는 경우에는 그 기간이 종료되기 전에 개선기간의 연장을 신청할 수 있다. 이 경우 시 · 도지사 또는 시장 · 군수 · 구청장은 6월의 범위내에서 개선기간을 연장할 수 있다.<개정 2005.11.1>

第18조 【개선명령시의 명시사항】 법 제10조의 규정에 의하여 시 · 도지사 또는 시장 · 군수 · 구청장은 법 제5조의 규정을 위반한 공중이용시설의 소유자등에게 개선명령을 하는 때에는 위생관리기준, 발생된 오염물질의 종류, 오염허용기준을 초과한 정도와 개선기간을 명시하여야 한다.<개정 2005.11.1>

第19조 【행정처분기준】 법 제7조제2항 및 법 제11조제2항의 규정에 의한 행정처분의 기준은 별표 7과 같다.

第20조 【위생서비스수준의 평가주기】 법 제13조제4항의 규정에 의한 공중위생영업소의 위생서비스수준 평가(이하 "위생서비스평가"라 한다. 이하 같다)는 2년마다 실시하되, 공중위생영업소의 보건 · 위생관리를 위하여 특히 필요한 경우에는 보건복지부장관이 정하여 고시하는 바에 의하여 공중위생영업의 종류 또는 제21조의 규정에 의한 위생관리등급별로 평가주기를 달리할 수 있다.<개정 2005.11.1, 2010.3.19>

第21조 【위생관리등급의 구분 등】 ① 법 제13조제4항의 규정에 의한 위생관리등급의 구분은 다음 각호와 같다.

1. 최우수업소 : 녹색등급
2. 우수업소 : 황색등급
3. 일반관리대상 업소 : 백색등급

② 제1항의 규정에 의한 위생관리등급의 판정을 위한 세부항목, 등급결정 절차와 기타 위생서비스평가에 필요한 구체적인 사항은 보건복지부장관이 정하여 고시한다. <개정 2008.3.3, 2010.3.19>

第22조 【위생관리등급의 통보 및 공표절차 등】 ① 삭제<2005.11.1>

② 법 제14조제1항의 규정에 의하여 시장·군수·구청장은 별지 제14호서식의 위생등급표를 해당 공중위생영업자에게 송부하여야 한다. <개정 2003.6.7, 2005.11.1>

③ 법 제14조제1항의 규정에 의하여 시장·군수·구청장은 공중위생영업소별 위생관리등급을 당해 기관의 게시판에 게시하는 등의 방법으로 공표하여야 한다. <개정 2005.11.1>

第23조 【위생교육】 ① 법 제17조에 따른 위생교육은 3시간으로 한다.<개정 2011.2.10>

② 위생교육의 내용은 「공중위생관리법」 및 관련 법규, 소양교육(친절 및 청결에 관한 사항을 포함한다), 기술교육, 그 밖에 공중위생에 관하여 필요한 내용으로 한다.

③ 법 제17조제1항 및 제2항에 따른 위생교육 대상자 중 보건복지부장관이 고시하는 도서·벽지지역에서 영업을 하고 있거나 하려는 자에 대하여는 제7항에 따른 교육교재를 배부하여 이를 익히고 활용하도록 함으로써 교육에 갈음할 수 있다.<개정 2010.3.19>

④ 법 제17조제2항 단서에 따라 영업신고 전에 위생교육을 받아야 하는 자 중 다음 각 호의 어느 하나에 해당하는 자는 영업신고를 한 후 6개월 이내에 위생교육을 받을 수 있다.

1. 천재지변, 본인의 질병·사고, 업무상 국외출장 등의 사유로 교육을 받을 수 없는 경우
2. 교육을 실시하는 단체의 사정 등으로 미리 교육을 받기 불가능한 경우

⑤ 법 제17조제2항에 따른 위생교육을 받은 자가 위생교육을 받은 날부터 2년 이내에 위생교육을 받은 업종과 같은 업종의 영업을 하려는 경우에는 해당 영업에 대한 위생교

육을 받은 것으로 본다.

⑥ 법 제17조제4항에 따른 위생교육을 실시하는 단체(이하 “위생교육 실시단체”라 한다)는 보건복지부장관이 고시한다.<개정 2010.3.19>

⑦ 위생교육 실시단체는 교육교재를 편찬하여 교육대상자에게 제공하여야 한다.

⑧ 위생교육 실시단체의 장은 위생교육을 수료한 자에게 수료증을 교부하고, 교육실시 결과를 교육 후 1개월 이내에 시장・군수・구청장에게 통보하여야 하며, 수료증 교부대장 등 교육에 관한 기록을 2년 이상 보관・관리하여야 한다.

⑨ 제1항부터 제8항까지의 규정 외에 위생교육에 관하여 필요한 세부사항은 보건복지부장관이 정한다. <개정 2010.3.19>

제23조의2 **【행정지원】** ① 시장・군수・구청장은 위생교육 실시단체의 장의 요청이 있으면 공중위생영업의 신고 및 폐업신고 또는 영업자의 지위승계신고 수리에 따른 위생교육 대상자의 명단을 통보하여야 한다.

② 시・도지사 또는 시장・군수・구청장은 위생교육 실시단체의 장의 지원요청이 있으면 교육대상자의 소집, 교육장소의 확보 등과 관련하여 협조하여야 한다.

제24조 **【과징금의 징수절차】** ① 영 제7조의3에 따른 과징금의 납입고지서에는 이의제기의 방법 및 기간 등을 함께 적어야 한다. <개정 2008.6.30, 2009.5.15>

② 제1항에 따른 과징금을 납기일까지 납부하지 아니한 때에는 납기일이 경과한 날부터 15일 이내(은행납인 경우에는 50일 이내)에 10일 이내의 납기기한을 정하여 독촉장을 발부하여야 한다. <개정 2008.6.30>

제25조 삭제<2011.2.10>

chapter 6. 화장품법

제정 1999.9.7 법률 제6025호,
일부개정 2000.1.12 법률 6153호(약사법)
일부개정 2002.1.19 법률 6617호
일부개정 2005.7.13 법률 7586호], 시행일 2007.1.14,
일부개정 2007.1.3 법률 8206호], 시행일 2007.7.4,
일부개정 2007.10.17 법률 8646호], 시행일 2008.10.18,

제1장 총칙

제1조 【목적】 이 법은 화장품의 제조·수입 및 판매 등에 관한 사항을 규정함으로써 국민보건향상과 화장품 산업의 발전에 기여함을 목적으로 한다.

제2조 【정의】 이 법에서 사용하는 용어의 정의는 다음과 같다.
<개정 2005.7.13, 2007.4.11, 2008.2.29, 2010.1.18>
1. "화장품"이라 함은 인체를 청결·미화하여 매력을 더하고 용모를 밝게 변화시키거나 피부·모발의 건강을 유지 또는 증진하기 위하여 인체에 사용되는 물품으로서 인체에

대한 작용이 경미한 것을 말한다. 다만, 「약사법」 제2조제4호의 의약품에 해당하는 물품은 제외한다.

2. “기능성화장품”이라 함은 제1호의 화장품중에서 다음 각목의 1에 해당되는 것으로서 보건복지부령이 정하는 화장품을 말한다.
   가. 피부의 미백에 도움을 주는 제품
   나. 피부의 주름개선에 도움을 주는 제품
   다. 피부를 곱게 태워주거나 자외선으로부터 피부를 보호하는데 도움을 주는 제품
3. “안전용기 · 포장”이라 함은 만 5세 미만 어린이가 개봉하기 어렵게 설계 · 고안된 용기나 포장을 말한다.

제2장 화장품의 제조 및 수입 등

제3조 【제조업의 신고등】 ① 화장품의 제조를 업으로 하고자 하는 자(이하 “제조업자”라 한다)는 식품의약품안전청장에게 신고하여야 한다. 신고한 사항중 보건복지부령이 정하는 중요한 사항을 변경하고자 할 때에도 또한 같다.<개정 2008.2.29, 2010.1.18>

② 다음 각호의 1에 해당하는 자에 대하여는 화장품 제조업의 신고를 수리하지 아니한다. <개정 2007.10.17>
   1. 「정신보건법」 제3조제1호에 따른 정신질환자. 다만, 전문의가 제조업자로서 적합하다고 인정하는 사람은 그러하지 아니하다.
   2. 금치산자 · 한정치산자 · 파산선고를 받고 복권되지 아니한 자
   3. 마약이나 그 밖의 유독물질의 중독자
   4. 이 법 또는 보건범죄단속에 관한 특별조치법을 위반하여 금고 이상의 형의 선고를 받고 그 집행이 종료되지 아니하거나 그 집행을 받지 아니하기로 확정되지 아니한 자
   5. 제20조의 규정에 의하여 제조시설이 폐쇄된 날부터 1년을 경과하지 아니한 자

③ 제1항의 규정에 의한 신고를 하고자 하는 자 또는 화장품을 수입하고자 하는 자(이하 “수입자”라 한다)는 보건복지부령이 정하는 시설기준에 의하여 적합한 시설을 갖추어야 한다.<개정 2008.2.29, 2010.1.18>

④ 제1항의 규정에 의한 신고 및 절차등에 관하여 필요한 사항은 보건복지부령으로 정한다.<개정 2008.2.29, 2010.1.18>

제4조 【안전성 심사등】 ① 기능성화장품을 제조 또는 수입 하고자 하는 자는 품목별로 안전성 및 유효성에 관하여 식품의약품안전청장의 심사를 받아야 한다. 심사받은 사항을 변경하고자 할 때에도 또한 같다.

② 제1항의 규정에 의한 유효성에 관한 심사는 제2조제2호 각목에 규정된 효능·효과에 한하여 실시한다.

③ 식품의약품안전청장이 화장품 원료로 지정·고시한 원료가 아닌 것으로서 국내에 최초로 도입되는 원료를 함유하는 화장품을 제조 또는 수입하고자 하는 자는 제조 또는 수입전에 그 원료의 성분에 대한 규격 및 안전성에 관하여 식품의약품안전청장의 심사를 받아야 한다.

④ 제1항 또는 제3항의 규정에 의한 심사를 받고자 하는 자는 보건복지부령이 정하는 바에 의하여 그 심사에 필요한 자료를 식품의약품안전청장에게 제출하여야 한다. <개정 2008.2.29, 2010.1.18>

⑤ 제1항 또는 제3항의 규정에 의한 심사의 대상 및 기준등에 관하여 필요한 사항은 보건복지부령으로 정한다.<개정 2008.2.29, 2010.1.18>

제5조 【제조업자 및 수입자의 의무등】 ① 제조업자나 수입자는 화장품제조 또는 수입에 종사하는 자가 이 법 또는 이 법에 의한 명령에 위반되지 아니하도록 지도·감독하여야 하며, 제품의 제조 또는 수입에 관하여 보건복지부령이 정하는 사항을 준수하여야 한다. <개정 2008.2.29, 2010.1.18>

② 제조업자나 수입자는 보건복지부령이 정하는 바에 의하여 제조 또는 수입하는 화장품이 제9조의 규정에 의한 규격기준에 적합한지 여부를 검사하여야 한다. <개정 2008.2.29, 2010.1.18>

③ 제조업자나 수입자는 보건복지부령이 정하는 바에 의하여 화장품의 생산실적 또는 수입실적등을 식품의약품안전청장에게 보고하여야 한다.<개정 2008.2.29, 2010.1.18>

제6조 【폐업등의 신고】 제조업자는 폐업 또는 휴업하거나 휴업후 그 업을 재개한 때 기타 보건복지부령이 정하는 사항에 변경이 있을때에는 그 폐업·휴업·재개 또는 변경이 있는 날부터 20일 이내에 이를 식품의약품안전청장에게 신고하여야 한다. 다만, 1월 미만의 휴업 및 그 업의 재개의 경우에는 그러하지 아니하다.<개정 2008.2.29, 2010.1.18>

제7조 【멸종위기에 처한 야생 동·식물의 국제무역등】 멸종위기에처한야생동식물종의국제거래에관한협약에 의한 동·식물 가공품이 함유된 화장품을 제조·수입 또는 국내에 반입하고자 하는 자는 보건복지부령이 정하는 바에 의하여 식품의약품안전청장의 허가를 받아야 한다.<개정 2008.2.29, 2010.1.18>

제3장 화장품심의위원회

제8조 【화장품심의위원회】 ① 식품의약품안전청장의 자문에 응하게 하기 위하여 식품의약품안전청에 화장품심의위원회를 둔다.
② 화장품심의위원회의 구성 및 운영등에 관하여 필요한 사항은 대통령령으로 정한다.

제4장 화장품의 취급

제1절 기준

제9조 【화장품의 규격기준등】 식품의약품안전청장은 국민보건상 필요하다고 인정할 때에는 화장품심의위원회의 의견을 들어 화장품의 효능·효과, 품질등에 관한 규격과 안전성 및 유효성 등에 관한 기준을 정하여 고시할 수 있다.
제9조의2 【안전용기·포장 등】 ① 제조업자나 수입자는 그 제조 또는 수입한 화장품을 판매할 때에는 오용으로 인한 어린이의 중독사고를 방지하기 위하여 안전용기·포장을 사용하여야 한다. 다만, 제조업자에게 판매하는 경우에는 그러하지 아니하다.
② 제1항의 규정에 따라 안전용기·포장을 사용하여야 할 품목 및 용기·포장의 기준 등에 관하여는 보건복지부령으로 정한다.<개정 2008.2.29, 2010.1.18>

제2절 표시·광고·취급

제10조 【용기등의 기재사항】 ① 화장품의 용기 또는 포장 및 첨부문서(첨부문서가 있는 경우에 한한다)에는 다음 각호의 사항을 기재·표시하여야 한다. 다만, 보건복지부령이

정하는 용기 또는 포장에는 명칭·상호 및 가격외의 기재·표시를 생략할 수 있다. <개정 2002.1.19, 2007.10.17, 2008.2.29, 2010.1.18>

1. 제품의 명칭
2. 제조업자 또는 수입자의 상호 및 주소
3. 당해 화장품 제조에 사용된 모든 성분(인체에 무해한 소량함유 성분 등 보건복지부령으로 정하는 성분은 제외한다)
4. 내용물의 용량 또는 중량
5. 제조번호 및 제조연월일(식품의약품안전청장이 지정·고시하는 화장품의 경우에는 제조연월일 대신 사용기한)
6. 가격
7. 기능성화장품의 경우 "기능성화장품"이라는 문자
8. 사용상의 주의사항
9. 기타 보건복지부령이 정하는 사항

② 제1항제6호의 가격은 직접 소비자에게 판매하는 자가 기재·표시하여야 한다.

③ 제1항및 제2항의 규정에 의한 기재·표시방법 기타 필요한 사항은 보건복지부령으로 정한다.<개정 2008.2.29, 2010.1.18>

제11조 【기재·표시상의 주의】 제10조에 규정된 사항의 기재·표시는 다른 문자·문장·도화 또는 도안보다 쉽게 볼 수 있는 곳에 하여야 하며, 보건복지부령이 정하는 바에 따라 읽기 쉽고 이해하기 쉬운 한글로 정확히 기재·표시하여야 한다. 다만, 필요한 경우 국제표준명칭을 외국어와 병행표기할 수 있다.<개정 2007.10.17, 2008.2.29, 2010.1.18>

제12조 【부당한 표시·광고행위등의 금지】 ① 제조업자·수입자·화장품의 판매자(이하 "판매자"라 한다)는 다음 각호의 1에 해당하는 표시 또는 광고를 하여서는 아니된다.

1. 용기·포장 또는 첨부문서에 의학적 효능·효과 등이 있는 것으로 오인될 우려가 있는 표시 또는 광고
2. 기능성화장품의 안전성·유효성에 관한 심사를 받은 범위를 초과하거나 심사결과와 다른 내용의 표시 또는 광고
3. 기능성화장품이 아닌 것으로서 기능성화장품으로 오인될 우려가 있는 표시 또는 광고
4. 기타 소비자를 기만하거나 오인시킬 우려가 있는 표시 또는 광고

② 제1항의 규정에 의한 표시·광고의 범위 기타 필요한 사항은 보건복지부령으로 정한다. <개정 2008.2.29, 2010.1.18>

제3절 제조·수입·판매 등의 금지

제13조 【제조·판매 등의 금지】 다음 각호의 1에 해당하는 화장품은 이를 판매하거나 판매의 목적으로 제조·수입·보관 또는 진열하여서는 아니된다.

1. 제4조의 규정에 의한 심사를 받지 아니한 것
2. 제9조의 규정에 의한 규격기준이 정하여진 화장품으로서 그 규격기준에 적합하지 아니한 것
3. 전부 또는 일부가 변질되거나 변패한 물질로 된 것
4. 병원미생물에 오염되었거나 오염된 것이라고 인정되는 것
5. 이물이 혼입되었거나 부착된 것
6. 식품의약품안전청장이 정한 배합금지원료가 함유되었거나 배합허용한도를 초과하여 원료를 함유한 것
7. 식품의약품안전청장이 정하는 타르색소외의 타르색소가 사용된 것
8. 코뿔소뿔 또는 호랑이뼈 및 그 추출물이 함유된 것
9. 보건위생상 위해의 우려가 있는 비위생적 조건하에서 제조되었거나, 제3조제3항의 규정에 의한 시설기준에 적합하지 아니한 시설에서 제조된 것
10. 용기나 포장이 불량하여 그 화장품이 보건위생상 위해의 우려가 있는 것

제14조 【판매 등의 금지】 ① 제3조제1항 전단의 규정에 의한 제조업의 신고를 하지 아니한 자가 제조한 화장품, 제10조 또는 제11조의 규정에 위반되는 화장품은 이를 판매하거나 판매의 목적으로 보관 또는 진열하여서는 아니된다.

② 의학적 효능·효과 등이 있는 것으로 오인될 우려가 있게 기재·표시된 화장품을 판매하거나 판매의 목적으로 보관 또는 진열하여서는 아니된다.

③ 화장품을 제조·수입·판매하는 자는 화장품의 용기에 담은 내용물을 분할하여 판매할 수 없다.

제4절 화장품업 단체

제15조 【설립】 제조업자 또는 수입자는 자주적인 활동과 공동이익을 보장하고 국민보건 향상에 기여하기 위하여 단체를 설립할 수 있다.

제5장 감독

제16조 【보고와 검사등】 ① 식품의약품안전청장은 필요하다고 인정할 때에는 제조업자·수입자·판매자 기타 화장품을 업무상 취급하는 자에 대하여 필요한 보고를 명하거나, 관계공무원으로 하여금 화장품 제조장소·영업소·창고·판매장소 기타 화장품을 취급하는 장소에 출입하여 그 시설 또는 관계장부나 서류 기타 물건의 검사 또는 관계인에 대한 질문을 하게 하거나 제19조의 규정에 해당된다고 의심이 있는 물품 또는 화장품의 품질검사를 위하여 필요한 최소 분량에 한하여 수거하게 할 수 있다.

② 제1항의 경우에 관계공무원은 그 권한을 표시하는 증표를 관계인에게 제시하여야 한다.

③ 제1항 및 제2항의 관계공무원의 자격 기타 필요한 사항은 보건복지부령으로 정한다. <개정 2008.2.29, 2010.1.18>

제17조 【검사명령】 식품의약품안전청장은 제조업자 또는 수입자에 대하여 필요하다고 인정할 때에는 그 제조 또는 수입한 화장품에 관하여 식품의약품안전청장이 지정하는 자의 검사를 받을 것을 명할 수 있다.

제18조 【개수명령】 식품의약품안전청장은 제조업자 또는 수입자에 대하여 그 시설이 제3조의 규정에 의한 시설기준에 적합하지 아니하거나 그 시설이 노후 또는 오손되어 당해 시설로 화장품을 제조하는 경우에는 그 화장품이 제13조 각호의 1에 해당하게 될 우려가 있다고 인정할 때에는 그 시설의 개수를 명하거나 그 개수가 끝날 때까지 당해 시설의 전부 또는 일부의 사용금지를 명할 수 있다.

제19조 【폐기명령등】 ① 식품의약품안전청장은 제조업자·수입자·판매자 기타 화장품을 업무상 취급하는 자에 대하여 제13조 및 제14조의 규정에 위반하여 판매·보관·진열·

제조 또는 수입한 화장품이나 그 원료·재료등(이하 "물품"이라 한다)을 폐기 기타의 처치를 할 것을 명할 수 있다.

② 식품의약품안전청장은 제1항의 규정에 의한 명령을 받은 자가 그 명령을 이행하지 아니한 때 또는 국민보건을 위하여 긴급한 조치가 필요한 때에는 관계공무원으로 하여금 당해 물품을 폐기하게 하거나 기타 필요한 처분을 하게 할 수 있다.

第20조 【제조시설의 폐쇄등】 ① 제조업자 또는 수입자가 다음 각호의 1에 해당한 때에는 식품의약품안전청장은 제조시설의 폐쇄, 품목의 제조·수입 및 판매의 금지를 명하거나 1년의 범위내에서 기간을 정하여 그 업무의 전부 또는 일부의 정지를 명할 수 있다. 다만, 제1호에 해당하는 경우에는 제조시설의 폐쇄를 명하여야 한다.

1. 제3조제2항 각호의 1에 해당한 때
2. 제3조제3항의 규정에 의한 시설을 갖추지 아니한 때
3. 국민보건에 위해를 끼쳤거나 끼칠 우려가 있는 화장품을 제조·수입한 때
4. 이 법 또는 이 법에 의한 명령을 위반한 때

② 제1항의 규정에 의한 행정처분의 기준은 보건복지부령으로 정한다.
<개정 2008.2.29, 2010.1.18>

第21조 【청문】 식품의약품안전청장은 제20조의 규정에 따라 제조시설의 폐쇄, 품목의 제조·수입 및 판매의 금지 또는 업무의 전부에 대한 정지를 명하고자 하는 경우에는 청문을 실시하여야 한다.

第22조 【과징금처분】 ① 식품의약품안전청장은 제조업자·수입자가 제20조의 규정에 의하여 업무의 정지처분을 받게 될 때에는 업무정지처분에 갈음하여 5천만원 이하의 과징금을 부과할 수 있다.

② 제1항의 규정에 의한 과징금을 부과하는 위반행위의 종별·정도등에 따른 과징금의 금액 기타 필요한 사항은 대통령령으로 정한다.

③ 식품의약품안전청장은 제1항의 규정에 따른 과징금을 납부하여야 할 자가 납부기한 이내에 이를 납부하지 아니한 때에는 대통령령이 정하는 바에 따라 제1항의 규정에 따른 과징금부과처분을 취소하고 제20조제1항의 규정에 따른 업무정지처분을 하거나 국세체납처분의 예에 따라 이를 징수한다. 다만, 제6조의 규정에 따른 폐업 등으로 제

20조제1항의 규정에 따른 업무정지처분을 할 수 없는 때에는 국세체납처분의 예에 따라 이를 징수한다.<개정 2007.1.3>

제6장 보칙

제23조 【신고필증의 재교부】 제조업자는 신고필증을 잃어버리거나 못쓰게 된 때 또는 신고사항의 변경이 있을 때에는 보건복지부령이 정하는 바에 의하여 그 신고필증을 다시 교부받을 수 있다.<개정 2008.2.29, 2010.1.18>

제24조 【수수료】 이 법에 의한 신고나 심사를 받고자 하는 자는 보건복지부령이 정하는 바에 의하여 수수료를 납부하여야 한다. 신고한 사항 또는 심사받은 사항을 변경하고자 하는 경우에도 또한 같다.<개정 2008.2.29, 2010.1.18>

제25조 【기술개발의 육성】 보건복지부장관 및 식품의약품안전청장은 화장품 관련기술의 진흥을 위하여 연구개발 활동을 장려하고 이를 육성하기 위한 시책을 강구·시행하며 이에 필요한 비용을 지원할 수 있다.<개정 2008.2.29, 2010.1.18>

제26조 【권한의 위임·위탁】 ① 이 법에 의한 식품의약품안전청장의 권한은 그 일부를 대통령령이 정하는 바에 의하여 지방식품의약품안전청장이나 특별시장·광역시장 또는 도지사에게 위임할 수 있다.

② 식품의약품안전청장은 이 법에 의한 화장품에 관한 업무의 일부를 대통령령이 정하는 바에 의하여 제15조의 규정에 의한 단체에 위탁할 수 있다.

제7장 벌칙

제27조 【벌칙】 ① 제7조의 규정에 위반한 자는 5년 이하의 징역 또는 2천만원 이하의 벌금에 처한다.

② 제1항의 징역형과 벌금형은 이를 병과할 수 있다.

第28조 【벌칙】 ① 다음 각호의 1에 해당하는 자는 3년 이하의 징역 또는 1천만원 이하의 벌금에 처한다.

1. 제3조제1항 전단의 규정에 위반한 자
2. 제4조제1항 전단 또는 제3항의 규정에 위반한 자
3. 제13조의 규정에 위반한 자
4. 제14조제2항의 규정에 위반한 자

② 제1항의 징역형과 벌금형은 이를 병과할 수 있다.

第29조 【벌칙】 ① 제9조의2, 제12조 또는 제14조제1항·제3항의 규정에 위반한 자는 1년 이하의 징역 또는 500만원 이하의 벌금에 처한다. <개정 2005.7.13>
② 제1항의 징역형과 벌금형은 이를 병과할 수 있다.

第30조 【벌칙】 다음 각호의 1에 해당하는 자는 200만원 이하의 벌금에 처한다.
1. 제5조제1항·제2항의 규정에 위반한 자
2. 제10조제1항·제2항의 규정에 위반한 자
3. 제16조 내지 제19조의 명령에 위반하거나 관계공무원의 검사·수거 또는 처분을 거부·방해하거나 기피한 자

第31조 【양벌규정】 법인의 대표자나 법인 또는 개인의 대리인·사용인 기타 종업원이 그 법인 또는 개인의 업무에 관하여 제27조 내지 제30조의 규정에 해당하는 행위를 한 때에는 행위자를 벌하는 외에 그 법인 또는 개인에 대하여도 각 해당조의 벌금형을 과한다.

第32조 【과태료】 ① 다음 각호의 1에 해당하는 자는 100만원 이하의 과태료에 처한다.

1. 제3조제1항 후단의 규정에 위반하여 변경신고를 하지 아니한 자
2. 제4조제1항 후단의 규정에 위반하여 변경심사를 받지 아니한 자
3. 제5조제3항의 규정에 위반하여 화장품의 생산실적 또는 수입실적등을 보고하지 아니한 자
4. 제6조의 규정에 위반하여 폐업등의 신고를 하지 아니한 자
5. 제16조의 규정에 위반하여 보고를 하지 아니한 자

② 제1항의 규정에 의한 과태료는 대통령령이 정하는 바에 의하여 식품의약품안전청장

(이하 이 조에서 "처분청"이라 한다)이 부과·징수한다.

③ 제2항의 규정에 의한 과태료처분에 불복이 있는 자는 그 처분의 고지를 받은 날부터 30일 이내에 처분청에 이의를 제기할 수 있다.

④ 제2항의 규정에 의한 과태료처분을 받은 자가 제3항의 규정에 의하여 이의를 제기한 때에는 처분청은 지체없이 관할법원에 그 사실을 통보하여야 하며, 그 통보를 받은 관할법원은 비송사건절차법에 의한 과태료의 재판을 한다.

⑤ 제3항의 규정에 의한 기간내에 이의를 제기하지 아니하고 과태료를 납부하지 아니한 때에는 국세체납처분의 예에 의하여 이를 징수한다.

부칙 <법률 제6025호, 1999.9.7>

제1조 【시행일】 이 법은 2000년 7월 1일부터 시행한다.

제2조 【허가등에 관한 경과조치】 이 법 시행당시 약사법에 의하여 화장품 제조업허가를 받은 자는 이 법에 의한 신고를 한 자로 본다.

제3조 【고시·처분·명령·지정 및 계속 중인 행위에 관한 경과조치】 이 법 시행전에 약사법에 의하여 행한 고시·처분·명령·지정 기타 행정기관의 행위 또는 각종 신청·신고 기타 행정기관에 대한 행위는 그에 해당하는 이 법에 의한 행정기관의 행위 또는 행정기관에 대한 행위로 본다.

제4조 【벌칙등에 관한 경과조치】 이 법 시행전의 약사법에 위반한 행위에 대한 벌칙 또는 과태료의 적용에 있어서는 약사법에 의한다.

제5조 삭제<2000.1.12>

제6조 【다른 法令과의 관계】 이 법 시행당시 다른 법령에서 약사법의 화장품 관련규정을 인용하고 있는 경우, 이 법중 그에 해당하는규정이 있는 경우에는 약사법의 규정에 갈음하여 이 법 또는 이 법의 해당 규정을 인용한 것으로 본다.

부칙 <법률 제6153호, 2000.1.12> (약사법)

제1조 【시행일】 이 법은 2000년 7월 1일부터 시행한다.

제2조 내지 제9조 생략

제10조 【다른 법률의 개정】 ① 화장품법중 다음과 같이 개정한다.

부칙 제5조를 삭제한다.
② 생략
제11조 생략

부칙 <법률 제6617호, 2002.1.19>

① 【시행일】 이 법은 공포후 1년이 경과한 날부터 시행한다.
② 【적용례】 제10조제1항제5호의 개정규정은 이 법 시행후 최초로 제조장 또는 보세구역으로부터 반출되는 분부터 적용한다.

부칙 <법률 제7586호, 2005.7.13>

① 【시행일】 이 법은 공포 후 1년 6월이 경과한 날부터 시행한다.
② 【안전용기·포장에 관한 적용례】 제9조의2의 개정규정은 이 법 시행 후 최초로 제조업자가 출하하거나 수입자가 수입신고를 하는 제품부터 적용한다.

부칙 <법률 제8206호, 2007.1.3>

① 【시행일】 이 법은 공포 후 6개월이 경과한 날부터 시행한다.
② 【과징금부과처분에 관한 적용례】 제22조제3항의 개정규정은 이 법 시행 후 최초로 과징금부과 처분을 받은 자부터 적용한다.

부칙 <법률 제8365호, 2007.4.11> (약사법)

제1조 【시행일】 이 법은 공포한 날부터 시행한다. <단서 생략>
제2조 내지 제20조 생략
제21조 【다른 법률의 개정】 ① 내지 ⑪생략
⑫ 화장품법 일부를 다음과 같이 개정한다.
제2조제1호 단서 중 "약사법 제2조제4항"을 "「약사법」 제2조제4호"로 한다.

제22조 생략

부칙 <법률 제8646호, 2007.10.17>

① 【시행일】 이 법은 공포 후 1년이 경과한 날부터 시행한다. 다만, 제3조제2항제1호의

개정규정은 공포 후 6개월이 경과한 날부터 시행한다.

② 【적용례】 제10조제1항제3호 및 제11조의 개정규정은 이 법 시행 후 최초로 제조업자가 출하하거나 수입자가 수입신고를 하는 화장품부터 적용한다.

부칙 <법률 제8852호, 2008.2.29> (정부조직법)

제1조 【시행일】 이 법은 공포한 날부터 시행한다. 다만, ···<생략>···, 부칙 제6조에 따라 개정되는 법률 중 이 법의 시행 전에 공포되었으나 시행일이 도래하지 아니한 법률을 개정한 부분은 각각 해당 법률의 시행일부터 시행한다.

제2조 부터 제5조까지 생략

제6조 【다른 법률의 개정】 ①부터 <500>까지 생략

<501> 화장품법 일부를 다음과 같이 개정한다.

제2조제2호 각 목 외의 부분, 제3조제1항 후단·제3항·제4항, 제4조제4항·제5항, 제5조제1항부터 제3항까지, 제6조 본문, 제7조, 제10조제1항 각 호 외의 부분 단서·제3호·제9호 및 제3항, 제11조 본문, 제12조제2항, 제16조제3항, 제20조제2항, 제23조, 제24조 전단 중 "보건복지부령"을 각각 "보건복지가족부령"으로 한다.

제9조의2제2항 중 "보건복지부령"을 "보건복지가족부령"으로 한다.

제25조 중 "보건복지부장관"을 "보건복지가족부장관"으로 한다.

<502>부터 <760>까지 생략

제7조 생략

부칙 <법률 제9932호, 2010.1.18> (정부조직법)

제1조 【시행일】 이 법은 공포 후 2개월이 경과한 날부터 시행한다. <단서 생략>

제2조 및 제3조 생략

제4조 【다른 법률의 개정】 ①부터 <133>까지 생략

<134> 화장품법 일부를 다음과 같이 개정한다.

제2조제2호 각 목 외의 부분, 제3조제1항 후단·제3항·제4항, 제4조제4항·제5항, 제5조

제1항부터 제3항까지, 제6조 본문, 제7조, 제9조의2제2항, 제10조제1항 각 호 외의 부분 단서·제3호·제9호 및 제3항, 제11조 본문, 제12조제2항, 제16조제3항, 제20조제2항, 제23조 및 제24조 전단 중 "보건복지가족부령"을 각각 "보건복지부령"으로 한다.
제25조 중 "보건복지가족부장관"을 "보건복지부장관"으로 한다.
<135>부터 <137>까지 생략

제5조 생략

화장품법시행령

[제정 2000.6.27 대통령령 제16869호]
일부개정 2007.7.3 법률 20158호], 시행일 2007.7.4,

제1조 【목적】 이 영은 화장품법에서 위임된 사항과 그 시행에 관하여 필요한 사항을규정함을 목적으로 한다.

제2조 【위원회의 기능】 화장품법(이하 "법"이라 한다) 제8조의 규정에 의한 화장품심의위원회(이하 "위원회"라 한다)는 다음 각호의 사항에 관하여식품의약품안전청장의 자문에 응한다.

1. 화장품 원료기준의 제정·개정에 관한 사항
2. 화장품의 규격기준에 관한 사항
3. 화장품의 안전성·유효성에 대한 조사·연구 및 평가에 관한 사항
4. 기타 식품의약품안전청장이 심의에 부치는 사항

제3조 【위원회의 구성】 ① 위원회는 위원장 1인과 부위원장 2인을 포함한 50인이내의 위원으로 구성한다.

② 위원장은 식품의약품안전청차장이 되고, 부위원장중 1인은 식품의약품안전청의의약품안전업무를 담당하는 국장이 되며, 다른 1인은 위원중에서 호선한다.

③ 위원은 다음 각호의 1에 해당하는 자중에서 식품의약품안전청장이 임명 또는 위촉한다.
1. 화장품 관련업무를 담당하는 공무원
2. 화장품 관련단체의 장, 약사 관련단체의 장, 시민단체(비영리민간단체지원법 제2조의 규정에 의한 비영리민간단체를 말한다)의 장, 화장품 관련학회의 장 또는 대학의 장이 추천하는 자
3. 화장품에 관한 학식 및 경험이 풍부한 자

제4조 【위원장 등의 직무】 ① 위원장은 위원회를 대표하며, 위원회의 사무를통할한다.
② 부위원장은 위원장을 보좌하며, 위원장이 부득이한 사유로 직무를 수행할 수 없는때에는 그 직무를 대행한다.

제5조 【회의의 소집】 ① 위원장은 위원회를 소집하며 그 의장이 된다.
② 위원장은 식품의약품안전청장의 요구가 있는 때, 재적위원 과반수의 회의소집의요구가 있는 때에는 지체없이 회의를 소집하여야 한다.

제6조 【분과위원회】 ① 위원회는 그 업무를 효율적으로 수행하기 위하여분과위원회를 둘 수 있다.
② 제1항의 규정에 의한 분과위원회의 구성 및 운영에 관하여 필요한 사항은 식품의약품안전청장이 정하여 고시한다.

제7조 【회의 의사정족수 등】 ① 위원회의 회의는 재적위원 과반수의 출석으로 개의하고 출석위원 3분의 2 이상의 찬성으로 의결한다.
② 분과위원회에서 의결한 사항은 위원회가 심의한 것으로 본다. 다만, 위원장이 다른 분과위원회에서 재심의하여야 할 필요가 있다고 인정하는 경우에는 그러하지 아니하다.

제8조 【보고】 위원장은 위원회에서 의결된 사항에 관하여 지체없이 식품의약품안전청장에게 보고하여야 한다.

제9조 【간사】 ① 위원회에 간사 1인을 둔다.
② 간사는 식품의약품안전청 소속공무원중에서 식품의약품안전청장이 임명한다.

③ 간사는 위원장의 명을 받아 위원회의 사무를 처리한다.

제10조【수당 및 여비 등】위원회 및 분과위원회의 회의에 출석한 위원에 대하여는예산의 범위 안에서 수당·여비 기타 필요한 경비를 지급할 수 있다. 다만, 공무원인 위원이 그 소관업무와 직접 관련되어 출석하는 경우에는 그러하지 아니하다.

제11조【과징금의 산정기준】법 제22조제2항의 규정에 의한 과징금의 금액은 위반행위의 종별·정도 등을 감안하여 보건복지부령이 정하는 업무정지처분기준에 따라 별표 1의 기준을 적용하여 산정하되, 과징금의 총액은 5천만원을 초과하여서는 아니된다.
<개정 2008.2.29, 2010.3.15>

제12조【과징금의 부과·징수절차】① 법 제22조의 규정에 의하여 식품의약품안전청장이 과징금을 부과하고자 하는 때에는 그 위반행위의 종별과 해당과징금의 금액 등을 명시하여 이를 납부할 것을 서면으로 통지하여야 한다.
② 과징금의 징수절차는 보건복지부령으로 정한다.<개정 2008.2.29, 2010.3.15>
제12조의2【과징금 미납자에 대한 처분】① 식품의약품안전청장은 법 제22조제3항 본문에 따라 과징금을 내야 할 자가 납부기한까지 내지 아니하면 납부기한이 지난 후 15일 이내에 독촉장을 발부하여야 한다. 이 경우 납부기한은 독촉장을 발부하는 날부터 10일 이내로 하여야 한다.
② 식품의약품안전청장은 제1항에 따라 과징금을 내지 아니한 자가 독촉장을 받고도 납부기한까지 과징금을 내지 아니하면 다음 각 호에 따른 조치를 하여야 한다.
  1. 과징금 부과처분 대상의 금액이 법 제22조제1항에 따른 과징금 상한액의 2분의 1 이상이면 과징금부과처분을 취소하고 업무정지처분을 할 것
  2. 과징금 부과처분 대상의 금액이 법 제22조제1항에 따른 과징금 상한액의 2분의 1 미만이면 국세체납처분의 예에 따라 징수할 것
③ 제2항제1호에 따라 과징금 부과처분을 취소하고 업무정지처분을 하려면 처분대상자에게 서면으로 그 내용을 통지하되, 서면에는 처분이 변경된 사유와 업무정지처분의 기간 등 업무정지처분에 필요한 사항을 기재하여야 한다.
[본조신설 2007.7.3]

제13조 【과태료의 부과·징수절차】 ① 법 제32조의 규정에 의하여 식품의약품안전청장이 과태료를 부과하고자 하는 때에는 당해 위반행위를 조사·확인한 후 위반사실과 과태료 금액 등을 서면으로 명시하여 이를 납부할 것을 과태료 처분대상자에게 통지하여야 한다.

② 식품의약품안전청장은 제1항의 규정에 의하여 과태료를 부과하고자 하는 때에는10일 이상의 기간을 정하여 과태료 처분대상자에게 구술 또는 서면에 의한 의견진술의 기회를 주어야 한다. 이 경우 지정된 기일까지 의견 진술이 없는 때에는 의견이 없는 것으로 본다.

③ 식품의약품안전청장은 과태료의 금액을 정함에 있어서는 당해 위반행위의 동기와 그 결과 등을 참작하되 그 부과기준은 별표 2와 같다.

④ 과태료의 징수절차는 보건복지부령으로 정한다. <개정 2008.2.29, 2010.3.15>

제14조 【권한의 위임】 법 제26조제1항에 따라 식품의약품안전청장은 다음 각 호의 권한을 지방식품의약품안전청장에게 위임한다.

1. 법 제3조에 따른 제조업 신고 및 변경신고의 수리
2. 법 제6조에 따른 제조업자의 폐업, 휴업 등 신고의 수리
3. 법 제16조에 따른 보고명령·출입·검사·질문 및 수거
4. 법 제17조에 따른 검사명령
5. 법 제18조에 따른 개수명령 및 시설의 전부 또는 일부의 사용금지명령
6. 법 제19조에 따른 폐기 등의 명령 및 폐기 등의 처분
7. 법 제20조에 따른 행정처분
8. 법 제21조에 따른 청문
9. 법 제22조에 따른 과징금의 부과·징수
10. 법 제23조에 따른 신고필증의 재교부
11. 법 제32조에 따른 과태료의 부과·징수(법 제3조제1항을 위반하여 변경신고를 하지 아니한 경우, 법 제6조를 위반하여 폐업 등의 신고를 하지 아니한 경우, 법 제16조를 위반하여 보고를 하지 아니한 경우에 한한다

부칙 <대통령령 제16869호, 2000.6.27>

이 영은 2000년 7월 1일부터 시행한다.

부칙 <대통령령 제20158호, 2007.7.3>

이 영은 2007년 7월 4일부터 시행한다.

부칙 <대통령령 제20679호, 2008.2.29> (보건복지가족부와 그 소속기관 직제)

제1조 【시행일】 이 영은 공포한 날부터 시행한다.
제2조 부터 제8조까지 생략
제9조 【다른 법령의 개정】 ①부터 <78>까지 생략
<79> 화장품법 시행령 일부를 다음과 같이 개정한다.
제11조, 제12조제2항, 제13조제4항, 별표 2의 과태료처분대상자란 중 "보건복지부령"을 각각 "보건복지가족부령"으로 한다.
<80> 생략

부칙 <대통령령 제22075호, 2010.3.15> (보건복지가족부와 그 소속기관 직제)

제1조 【시행일】 이 영은 2010년 3월 19일부터 시행한다. <단서 생략>
제2조 【다른 법령의 개정】 ①부터 <182>까지 생략
<183> 화장품법 시행령 일부를 다음과 같이 개정한다.
제11조, 제12조제2항, 제13조제4항 및 별표 2의 과태료처분대상자란 중 "보건복지가족부령"을 각각 "보건복지부령"으로 한다.
<184>부터 <187>까지 생략

[별표 1] 과징금산정기준[제11조관련]

전년도 총생산액(수입액)	업무정지 1일에 해당하는 과징금
20,000미만	30
20,000이상~50,000미만	60
50,000이상~70,000미만	90
70,000이상~100,000미만	120
100,000이상~150,000미만	150
150,000이상~200,000미만	190
200,000이상~300,000미만	230

300,000이상~500,000미만	270
500,000이상~700,000미만	310
700,000이상~1,000,000미만	350
1,000,000이상~2,000,000미만	400
2,000,000이상~3,000,000미만	450
3,000,000이상~5,000,000미만	500
5,000,000이상~7,000,000미만	550
7,000,000이상~10,000,000미만	600
10,000,000이상~20,000,000미만	660
20,000,000이상~30,000,000미만	720
30,000,000이상~40,000,000미만	780
40,000,00이상	840

[비고]

1. 업무정지 1월은 30일을 기준으로 한다.
2. 화장품의 제조업자 또는 수입자에 대한 과징금 산정기준은 다음 각목의 1과 같다.
   가. 제조(수입)업무의 정지처분에 갈음하여 과징금처분을 하는 경우에는 당해 업소에 대한 처분일이 속한 연도의 전년도 전 품목의 1년간 총생산금액 또는 총수입금액을 기준으로 한다.
   나. 품목제조(수입)업무의 정지처분에 갈음하여 과징금처분을 하는 경우에는 당해 업소에 대한 처분일이 속한 연도의 전년도 당해 품목의 1년간 총생산 금액 또는 총수입금액을 기준으로 한다.
   다. 가목 및 나목의 경우 제조업자 또는 수입자가 신규로 품목을 제조 또는 수입하거나 휴업 등으로 인하여 1년간의 총생산금액 또는 총수입금액을 기준으로 과징금을 산정하는 것이 불합리하다고 인정되는 경우에는 분기별 또는 월별 생산(수입) 금액을 기준으로 산정한다.
3. 당해 품목 판매업무 또는 광고업무의 정지처분에 갈음하여 과징금처분을 부과하는 경우에는 처분일이 속한 연도의 전년도 당해 품목의 1년간 총생산(수입)금액을 기준으로 하고, 업무정지 1일에 해당하는 과징금의 2분의 1의 금액에 처분기간을 곱하여 산정한다.

(별표 2) 과태료금액[제13조관련]

과태료처분대상자	근거법령	과태료금액 (만원)
법 제3조제1항 후단의 규정에 위반하여 제조업 신고사항중 보건복지부령이 정하는 사항의 변경신고를 하지 아니한 자	법 제32조제1항 제1호	100
법 제4조제1항 후단의 규정에 위반하여 기능성화장품의 변경심사를 받지 아니한 자	법 제32조제1항 제2호	100
법 제5조제3항 규정에 위반하여 화장품의 생산실적 또는 수입실적의 보고를 하지 아니한 자	법 제32조제1항 제3호	50
법 제6조의 규정에 위반하여 폐업·휴업 또는 재개의 신고를 하지 아니한 자	법 제32조제1항 제4호	50
법 제16조의 규정에 위반하여 식품의약품안전청장 이 명한 보고를 하지 아니한 자	법 제32조제1항 제5호	100

chapter 7. 감염병예방법

일부개정 [법률제8204호,2007.1.3], 시행일 2007.4.4,
전부개정[법률제9847호,2009.12.29,], 시행일 2010.12.30

제1장 총칙

제1조 【목적】 이 법은 국민 건강에 위해(危害)가 되는 감염병의 발생과 유행을 방지하고, 그 예방 및 관리를 위하여 필요한 사항을 규정함으로써 국민 건강의 증진 및 유지에 이바지함을 목적으로 한다.

제2조 【정의】 이 법에서 사용하는 용어의 뜻은 다음과 같다.<개정 2010.1.18>

1. "감염병"이란 제1군감염병, 제2군감염병, 제3군감염병, 제4군감염병, 제5군감염병, 지정감염병, 세계보건기구 감시대상 감염병, 생물테러감염병, 성매개감염병, 인수(人獸)공통감염병 및 의료관련감염병을 말한다.
2. "제1군감염병"이란 마시는 물 또는 식품을 매개로 발생하고 집단 발생의 우려가 커서 발생 또는 유행 즉시 방역대책을 수립하여야 하는 다음 각 목의 감염병을 말한다.
   가. 콜레라

나. 장티푸스
다. 파라티푸스
라. 세균성이질
마. 장출혈성대장균감염증
바. A형간염

3. "제2군감염병"이란 예방접종을 통하여 예방 및 관리가 가능하여 국가예방접종사업의 대상이 되는 다음 각 목의 감염병을 말한다.
   가. 디프테리아
   나. 백일해(百日咳)
   다. 파상풍(破傷風)
   라. 홍역(紅疫)
   마. 유행성이하선염(流行性耳下腺炎)
   바. 풍진(風疹)
   사. 폴리오
   아. B형간염
   자. 일본뇌염
   차. 수두(水痘)
4. "제3군감염병"이란 간헐적으로 유행할 가능성이 있어 계속 그 발생을 감시하고 방역대책의 수립이 필요한 다음 각 목의 감염병을 말한다.
   가. 말라리아
   나. 결핵(結核)
   다. 한센병
   라. 성홍열(猩紅熱)
   마. 수막구균성수막염(髓膜球菌性髓膜炎)
   바. 레지오넬라증
   사. 비브리오패혈증
   아. 발진티푸스
   자. 발진열(發疹熱)
   차. 쯔쯔가무시증
   카. 렙토스피라증

타. 브루셀라증
파. 탄저(炭疽)
하. 공수병(恐水病)
거. 신증후군출혈열(腎症侯群出血熱)
너. 인플루엔자
더. 후천성면역결핍증(AIDS)
러. 매독(梅毒)
머. 크로이츠펠트-야콥병(CJD) 및 변종크로이츠펠트-야콥병(vCJD)

5. "제4군감염병"이란 국내에서 새롭게 발생하였거나 발생할 우려가 있는 감염병 또는 국내 유입이 우려되는 해외 유행 감염병으로서 보건복지부령으로 정하는 감염병을 말한다.
6. "제5군감염병"이란 기생충에 감염되어 발생하는 감염병으로서 정기적인 조사를 통한 감시가 필요하여 보건복지부령으로 정하는 감염병을 말한다.
7. "지정감염병"이란 제1군감염병부터 제5군감염병까지의 감염병 외에 유행 여부를 조사하기 위하여 감시활동이 필요하여 보건복지부장관이 지정하는 감염병을 말한다.
8. "세계보건기구 감시대상 감염병"이란 세계보건기구가 국제공중보건의 비상사태에 대비하기 위하여 감시대상으로 정한 질환으로서 보건복지부장관이 고시하는 감염병을 말한다.
9. "생물테러감염병"이란 고의 또는 테러 등을 목적으로 이용된 병원체에 의하여 발생된 감염병 중 보건복지부장관이 고시하는 감염병을 말한다.
10. "성매개감염병"이란 성 접촉을 통하여 전파되는 감염병 중 보건복지부장관이 고시하는 감염병을 말한다.
11. "인수공통감염병"이란 동물과 사람 간에 서로 전파되는 병원체에 의하여 발생되는 감염병 중 보건복지부장관이 고시하는 감염병을 말한다.
12. "의료관련감염병"이란 환자나 임산부 등이 의료행위를 적용받는 과정에서 발생한 감염병으로서 감시활동이 필요하여 보건복지부장관이 고시하는 감염병을 말한다.
13. "감염병환자"란 감염병의 병원체가 인체에 침입하여 증상을 나타내는 사람으로서 제11조제5항의 진단 기준에 따른 의사 또는 한의사의 진단이나 보건복지부령으로 정하는 기관의 실험실 검사를 통하여 확인된 사람을 말한다.
14. "감염병의사환자"란 감염병병원체가 인체에 침입한 것으로 의심이 되나 감염병환자로 확인되기 전 단계에 있는 사람을 말한다.

15. “병원체보유자”란 임상적인 증상은 없으나 감염병병원체를 보유하고 있는 사람을 말한다.
16. “감시”란 감염병 발생과 관련된 자료 및 매개체에 대한 자료를 체계적이고 지속적으로 수집, 분석 및 해석하고 그 결과를 제때에 필요한 사람에게 배포하여 감염병 예방 및 관리에 사용하도록 하는 일체의 과정을 말한다.
17. “역학조사”란 감염병환자, 감염병의사환자 또는 병원체보유자(이하 “감염병환자등”이라 한다)가 발생한 경우 감염병의 차단과 확산 방지 등을 위하여 감염병환자등의 발생 규모를 파악하고 감염원을 추적하는 등의 활동과 감염병 예방접종 후 이상반응 사례가 발생한 경우 그 원인을 규명하기 위하여 하는 활동을 말한다.
18. “예방접종 후 이상반응”이란 예방접종 후 그 접종으로 인하여 발생할 수 있는 모든 증상 또는 질병으로서 해당 예방접종과 시간적 관련성이 있는 것을 말한다.
19. “고위험병원체”란 생물테러의 목적으로 이용되거나 사고 등에 의하여 외부에 유출될 경우 국민 건강에 심각한 위험을 초래할 수 있는 감염병병원체로서 보건복지부령으로 정하는 것을 말한다.

제3조 【다른 법률과의 관계】 감염병의 예방 및 관리에 관하여는 다른 법률에 특별한 규정이 있는 경우를 제외하고는 이 법에 따른다.

제4조 【국가 및 지방자치단체의 책무】 ① 국가 및 지방자치단체는 감염병환자등의 인간으로서의 존엄과 가치를 존중하고 그 기본적 권리를 보호하며, 법률에 따르지 아니하고는 취업 제한 등의 불이익을 주어서는 아니 된다.

② 국가 및 지방자치단체는 감염병의 예방 및 관리를 위하여 다음 각 호의 사업을 수행하여야 한다.

1. 감염병의 예방 및 방역대책
2. 감염병환자등의 진료 및 보호
3. 감염병 예방을 위한 예방접종계획의 수립 및 시행
4. 감염병에 관한 교육 및 홍보
5. 감염병에 관한 정보의 수집·분석 및 제공
6. 감염병에 관한 조사·연구
7. 감염병병원체 검사·보존·관리 및 약제내성 감시(약제내성 감시)

8. 감염병 예방을 위한 전문인력의 양성
9. 감염병 관리정보 교류 등을 위한 국제협력
10. 감염병의 치료 및 예방을 위한 약품 등의 비축
11. 감염병 관리사업의 평가
12. 기후변화에 따른 감염병 발생조사·연구 및 예방대책 수립
13. 한센병의 예방 및 진료 업무를 수행하는 법인 또는 단체에 대한 지원

제5조 【의료인 등의 책무】 「의료법」에 따른 의료인, 의료기관 및 의료인단체는 국가와 지방자치단체가 수행하는 감염병의 발생 감시 및 예방·관리 및 역학조사업무에 적극 협조하여야 한다.

제6조 【국민의 책무와 권리】 ① 국민은 국가와 지방자치단체의 감염병 예방 및 관리를 위한 활동에 적극 협조하여야 한다.
② 국민은 감염병 발생 상황, 감염병 예방 및 관리 등에 관한 정보와 대응방법을 알 권리가 있다.

제2장 기본계획 및 사업

제7조 【감염병 예방 및 관리 계획의 수립 등】 ① 보건복지부장관은 감염병의 예방 및 관리에 관한 기본계획(이하 "기본계획"이라 한다)을 5년마다 수립·시행하여야 한다.
<개정 2010.1.18>
② 기본계획에는 다음 각 호의 사항이 포함되어야 한다.
1. 감염병 예방·관리의 기본목표 및 추진방향
2. 주요 감염병의 예방·관리에 관한 사업계획 및 추진방법
3. 전문인력의 양성 및 감염병 위기대응역량의 강화 방안
4. 감염병 통계 및 정보의 관리 방안
5. 그 밖에 감염병의 예방 및 관리에 필요한 사항
③ 특별시장·광역시장·도지사·특별자치도지사(이하 "시·도지사"라 한다)와 시장·군수·구청장(자치구의 구청장을 말한다. 이하 같다)은 기본계획에 따라 시행계획을 수

립 · 시행하여야 한다.

④ 보건복지부장관, 시 · 도지사 또는 시장 · 군수 · 구청장은 기본계획이나 제3항에 따른 시행계획의 수립 · 시행에 필요한 자료의 제공 등을 관계 행정기관 또는 단체에 요청할 수 있다.<개정 2010.1.18>

⑤ 제4항에 따라 요청받은 관계 행정기관 또는 단체는 특별한 사유가 없으면 이에 따라야 한다.

제8조 【감염병관리사업지원기구의 운영】 ① 보건복지부장관 및 시 · 도지사는 제7조에 따른 기본계획 및 시행계획의 시행과 국제협력 등의 업무를 지원하기 위하여 민간전문가로 구성된 감염병관리사업지원기구를 둘 수 있다.<개정 2010.1.18>

② 국가 및 지방자치단체는 감염병관리사업지원기구의 운영 등에 필요한 예산을 지원할 수 있다.

③ 제1항 및 제2항에 따른 감염병관리사업지원기구의 설치 · 운영 및 지원 등에 필요한 사항은 대통령령으로 정한다.

제9조 【감염병관리위원회】 ① 감염병의 예방 및 관리에 관한 주요 시책을 심의하기 위하여 보건복지부에 감염병관리위원회(이하 "위원회"라 한다)를 둔다.<개정 2010.1.18>

② 위원회는 다음 각 호의 사항을 심의한다.

1. 기본계획의 수립
2. 감염병 관련 의료 제공
3. 감염병에 관한 조사 및 연구
4. 감염병의 예방 · 관리 등에 관한 지식 보급 및 감염병환자등의 인권 증진
5. 제20조에 따른 해부명령에 관한 사항
6. 제32조제2항에 따른 예방접종의 실시기준과 방법에 관한 사항
7. 제34조에 따른 감염병 위기관리대책의 수립 및 시행
8. 제40조제1항 및 제2항에 따른 예방 · 치료 의약품 및 장비 등의 사전 비축, 장기 구매 및 생산에 관한 사항
9. 제71조에 따른 예방접종 등으로 인한 피해에 대한 국가보상에 관한 사항
10. 그 밖에 감염병의 예방 및 관리에 관한 사항으로서 위원장이 위원회의 회의에 부치는 사항

제10조 【위원회의 구성】 ① 위원회는 위원장 1명과 부위원장 1명을 포함하여 20명 이내의 위원으로 구성한다.

② 위원장은 보건복지부차관이 되고, 부위원장은 위원 중에서 위원장이 지명하며, 위원은 다음 각 호의 어느 하나에 해당하는 사람 중에서 보건복지부장관이 임명하거나 위촉하는 사람으로 한다.<개정 2010.1.18>

1. 감염병의 예방 또는 관리 업무를 담당하는 공무원
2. 감염병을 전공한 의료인
3. 감염병과 관련된 전문지식을 소유한 사람
4. 「비영리민간단체 지원법」 제2조에 따른 비영리민간단체가 추천하는 사람
5. 그 밖에 감염병에 관한 지식과 경험이 풍부한 사람

③ 위원회의 업무를 효율적으로 수행하기 위하여 위원회의 위원과 외부 전문가로 구성되는 분야별 전문위원회를 둘 수 있다.

④ 제1항부터 제3항까지에서 규정한 사항 외에 위원회 및 전문위원회의 구성·운영 등에 관하여 필요한 사항은 대통령령으로 정한다.

제3장 신고 및 보고

제11조 【의사 등의 신고】 ① 의사나 한의사는 다음 각 호의 어느 하나에 해당하는 사실(제16조제5항에 따라 표본감시 대상이 되는 감염병으로 인한 경우는 제외한다)이 있으면 소속 의료기관의 장에게 보고하여야 하고, 해당 환자와 그 동거인에게 보건복지부장관이 정하는 감염 방지 방법 등을 지도하여야 한다. 다만, 의료기관에 소속되지 아니한 의사 또는 한의사는 그 사실을 관할 보건소장에게 신고하여야 한다.<개정 2010.1.18>

1. 감염병환자등을 진단하거나 그 사체를 검안(檢案)한 경우
2. 예방접종 후 이상반응자를 진단하거나 그 사체를 검안한 경우
3. 감염병환자등이 제1군감염병부터 제4군감염병까지에 해당하는 감염병으로 사망한 경우

② 제1항에 따라 보고를 받은 의료기관의 장은 제1군감염병부터 제4군감염병까지의 경우에는 지체 없이, 제5군감염병 및 지정감염병의 경우에는 7일 이내에 관할 보건소장에게 신고하여야 한다.

③ 육군, 해군, 공군 또는 국방부 직할 부대에 소속된 군의관은 제1항 각 호의 어느 하나에 해당하는 사실(제16조제5항에 따라 표본감시 대상이 되는 감염병으로 인한 경우는 제외한다)이 있으면 소속 부대장에게 보고하여야 하고, 보고를 받은 소속 부대장은 관할 보건소장에게 지체 없이 신고하여야 한다.

④ 제16조제1항에 따른 감염병 표본감시기관은 제16조제5항에 따라 표본감시 대상이 되는 감염병으로 인하여 제1항제1호 또는 제3호에 해당하는 사실이 있으면 보건복지부령으로 정하는 바에 따라 보건복지부장관 또는 관할 보건소장에게 신고하여야 한다. <개정 2010.1.18>

⑤ 제1항부터 제4항까지의 규정에 따른 감염병환자등의 진단 기준, 신고의 방법 및 절차 등에 관하여 필요한 사항은 보건복지부령으로 정한다.<개정 2010.1.18>

제12조 【그 밖의 신고의무자】 ① 다음 각 호의 어느 하나에 해당하는 사람은 제1군감염병 감염병환자등 또는 제1군감염병이나 그 의사증(擬似症)으로 인한 사망자가 있을 경우와 제2군감염병부터 제4군감염병까지에 해당하는 감염병 중 보건복지부령으로 정하는 감염병이 발생한 경우에는 의사나 한의사의 진단이나 검안을 요구하거나 해당 주소지를 관할하는 보건소장에게 신고하여야 한다.<개정 2010.1.18>

1. 일반가정에서는 세대를 같이하는 세대주. 다만, 세대주가 부재중인 경우에는 그 세대원
2. 학교, 병원, 관공서, 회사, 공연장, 예배장소, 선박·항공기·열차 등 운송수단, 각종 사무소·사업소, 음식점, 숙박업소 또는 그 밖에 여러 사람이 모이는 장소의 관리인, 경영자 또는 대표자

② 제1항에 따른 신고의무자가 아니더라도 감염병환자등 또는 감염병으로 인한 사망자로 의심되는 사람을 발견하면 보건소장에게 알려야 한다.

③ 제1항에 따른 신고 및 제2항에 따른 통보의 방법과 절차 등에 관하여 필요한 사항은 보건복지부령으로 정한다.<개정 2010.1.18>

제13조 【보건소장 등의 보고】 ① 제11조 및 제12조에 따라 신고를 받은 보건소장은 그 내용을 관할 특별자치도지사 또는 시장·군수·구청장에게 보고하여야 하며, 보고를 받은 특별자치도지사 또는 시장·군수·구청장은 이를 보건복지부장관 및 시·도지사에게 각각 보고하여야 한다.<개정 2010.1.18>

② 제1항에 따른 보고의 방법 및 절차 등에 관하여 필요한 사항은 보건복지부령으로 정한다.<개정 2010.1.18>

제14조 【인수공통감염병의 통보】 ① 「가축감염병예방법」 제11조제1항제2호에 따라 신고를 받은 특별자치도지사(특별자치도의 동지역에 한정된다)·시장(구를 두지 아니하는 시의 시장을 말하며, 도농복합형태의 시에 있어서는 가축 등의 소재지가 동지역인 경우에 한정된다)·구청장(도농복합형태의 시의 구에 있어서는 가축 등의 소재지가 동지역인 경우에 한정된다)·읍장 또는 면장은 같은 법에 따른 가축감염병 중 다음 각 호의 어느 하나에 해당하는 감염병의 경우에는 즉시 질병관리본부장에게 통보하여야 한다.

1. 탄저
2. 고병원성조류인플루엔자
3. 광견병
4. 그 밖에 대통령령으로 정하는 인수공통감염병

② 제1항에 따른 신고 또는 통보를 받은 행정기관의 장은 신고자의 요청이 있는 때에는 신고자의 신원을 외부에 공개하여서는 아니 된다.

③ 제1항에 따른 통보의 방법 및 절차 등에 관하여 필요한 사항은 보건복지부령으로 정한다.<개정 2010.1.18>

제15조 【감염병환자등의 파악 및 관리】 보건소장은 관할구역에 거주하는 감염병환자등에 관하여 제11조 및 제12조에 따른 신고를 받았을 때에는 보건복지부령으로 정하는 바에 따라 기록하고 그 명부(전자문서를 포함한다)를 관리하여야 한다.<개정 2010.1.18>

제4장 감염병감시 및 역학조사 등

제16조 【감염병 표본감시 등】 ① 보건복지부장관은 감염병 발생의 의과학적인 감시를 위하여 질병의 특성과 지역을 고려하여 「보건의료기본법」에 따른 보건의료기관이나 그 밖의 기관 또는 단체를 감염병 표본감시기관으로 지정할 수 있다.<개정 2010.1.18>

② 보건복지부장관, 시·도지사 또는 시장·군수·구청장은 제1항에 따라 지정받은 감염병 표본감시기관(이하 "표본감시기관"이라 한다)의 장에게 감염병의 표본감시와 관련

하여 필요한 자료의 제출을 요구하거나 감염병의 예방·관리에 필요한 협조를 요청할 수 있다. 이 경우 표본감시기관은 특별한 사유가 없으면 이에 따라야 한다. <개정 2010.1.18>

③ 보건복지부장관, 시·도지사 또는 시장·군수·구청장은 제2항에 따라 수집한 정보 중 국민 건강에 관한 중요한 정보를 관련 기관·단체·시설 또는 국민들에게 제공하여야 한다.<개정 2010.1.18>

④ 보건복지부장관, 시·도지사 또는 시장·군수·구청장은 표본감시활동에 필요한 경비를 표본감시기관에 지원할 수 있다.<개정 2010.1.18>

⑤ 제1항에 따른 표본감시의 대상이 되는 감염병 및 표본감시기관의 지정 등에 관하여 필요한 사항은 보건복지부령으로 정한다.<개정 2010.1.18>

⑥ 질병관리본부장은 감염병이 발생하거나 유행할 가능성이 있어 관련 정보를 확보할 긴급한 필요가 있다고 인정하는 경우 「공공기관의 운영에 관한 법률」에 따른 공공기관 중 대통령령으로 정하는 공공기관의 장에게 정보 제공을 요구할 수 있다. 이 경우 정보 제공을 요구받은 기관의 장은 정당한 사유가 없는 한 이에 따라야 한다.

⑦ 제6항에 따라 제공되는 정보의 내용, 절차 및 정보의 취급에 필요한 사항은 대통령령으로 정한다.

제17조 【실태조사】 ① 보건복지부장관은 감염병의 관리 및 감염 실태를 파악하기 위하여 실태조사를 실시할 수 있다.<개정 2010.1.18>

② 제1항에 따른 실태조사에 포함되어야 할 사항과 실태조사의 방법과 절차 등에 관하여 필요한 사항은 보건복지부령으로 정한다.<개정 2010.1.18>

제18조 【역학조사】 ① 질병관리본부장, 시·도지사 또는 시장·군수·구청장은 감염병이 발생하여 유행할 우려가 있다고 인정하면 지체 없이 역학조사를 하여야 한다.

② 질병관리본부장, 시·도지사 또는 시장·군수·구청장은 역학조사를 하기 위하여 역학조사반을 각각 설치하여야 한다.

③ 누구든지 질병관리본부장, 시·도지사 또는 시장·군수·구청장이 실시하는 역학조사를 정당한 사유 없이 거부 또는 방해하거나 회피하여서는 아니 된다.

④ 제1항에 따른 역학조사의 내용과 시기·방법 및 제2항에 따른 역학조사반의 구성·임무 등에 관하여 필요한 사항은 대통령령으로 정한다.

제19조 【건강진단】 성매개감염병의 예방을 위하여 종사자의 건강진단이 필요한 직업으로 보건복지부령으로 정하는 직업에 종사하는 자와 성매개감염병에 감염되어 그 감염을 매개할 상당한 우려가 있다고 시장·군수·구청장이 인정한 자는 보건복지부령으로 정하는 바에 따라 성매개감염병에 관한 건강진단을 받아야 한다.<개정 2010.1.18>

제20조 【해부명령】 ① 질병관리본부장은 국민 건강에 중대한 위협을 미칠 우려가 있는 감염병으로 사망한 것으로 의심이 되어 시체를 해부(解剖)하지 아니하고는 감염병 여부의 진단과 사망의 원인규명을 할 수 없다고 인정하면 그 시체의 해부를 명할 수 있다.

② 제1항에 따라 해부를 하려면 미리 「장사 등에 관한 법률」 제2조제16호에 따른 연고자(같은 호 각 목에 규정된 선순위자가 없는 경우에는 그 다음 순위자를 말한다. 이하 "연고자"라 한다)의 동의를 받아야 한다. 다만, 소재불명 및 연락두절 등 미리 연고자의 동의를 받기 어려운 특별한 사정이 있고 해부가 늦어질 경우 감염병 예방과 국민 건강의 보호라는 목적을 달성하기 어렵다고 판단되는 경우에는 연고자의 동의를 받지 아니하고 해부를 명할 수 있다.

③ 질병관리본부장은 감염병 전문의, 해부학, 병리학 또는 법의학을 전공한 사람을 해부를 담당하는 의사로 지정하여 해부를 하여야 한다.

④ 제3항에 따른 해부는 사망자가 걸린 것으로 의심되는 감염병의 종류별로 보건복지부장관이 정하여 고시한 생물학적 안전 등급을 갖춘 시설에서 실시하여야 한다.
<개정 2010.1.18>

⑤ 제3항에 따른 해부를 담당하는 의사의 지정, 감염병 종류별로 갖추어야 할 시설의 기준, 해당 시체의 관리 등에 관하여 필요한 사항은 보건복지부령으로 정한다.
<개정 2010.1.18>

제5장 고위험병원체

제21조 【고위험병원체의 분리 및 이동 신고】 ① 감염병환자, 식품, 동식물, 그 밖의 환경 등으로부터 고위험병원체를 분리하거나 이미 분리된 고위험병원체를 이동하려는 자는 지체 없이 고위험병원체의 명칭, 분리된 검체명, 분리 일시 또는 이동계획을 보건복지부장관에게 신고하여야 한다.<개정 2010.1.18>

② 제1항에 따른 신고의 방법 및 절차 등에 관하여 필요한 사항은 보건복지부령으로 정한다.<개정 2010.1.18>

제22조 【고위험병원체의 반입 허가 등】 ① 감염병의 진단 및 학술 연구 등을 목적으로 고위험병원체를 국내로 반입하려는 자는 대통령령으로 정하는 요건을 갖추어 보건복지부장관의 허가를 받아야 한다.<개정 2010.1.18>

② 제1항에 따라 허가받은 사항을 변경하려는 자는 보건복지부장관의 허가를 받아야 한다. 다만, 대통령령으로 정하는 경미한 사항을 변경하려는 경우에는 보건복지부장관에게 신고하여야 한다.<개정 2010.1.18>

③ 제1항에 따라 고위험병원체의 반입 허가를 받은 자가 해당 고위험병원체를 인수하여 이동하려면 대통령령으로 정하는 바에 따라 그 인수 장소를 지정하고 제21조제1항에 따라 이동계획을 보건복지부장관에게 미리 신고하여야 한다.<개정 2010.1.18>

④ 제1항부터 제3항까지의 규정에 따른 허가 또는 신고의 방법과 절차 등에 관하여 필요한 사항은 보건복지부령으로 정한다.<개정 2010.1.18>

제23조 【고위험병원체의 안전관리】 ① 고위험병원체를 검사, 보존, 관리 및 이동하려는 자는 그 검사, 보존, 관리 및 이동에 필요한 시설 및 장비 등에 대하여 보건복지부령으로 정하는 안전관리기준을 지켜야 한다.<개정 2010.1.18>

② 보건복지부장관은 고위험병원체를 검사, 보존, 관리 및 이동하는 자가 제1항에 따른 안전관리기준을 지키고 있는지 여부 등을 점검할 수 있다.<개정 2010.1.18>

③ 제1항 및 제2항에서 규정한 사항 외에 고위험병원체의 검사, 보존, 관리 및 이동에 필요한 사항은 보건복지부령으로 정한다.<개정 2010.1.18>

제6장 예방접종

제24조 【정기예방접종】 ① 특별자치도지사 또는 시장·군수·구청장은 다음 각 호의 질병에 대하여 관할 보건소를 통하여 정기예방접종(이하 "정기예방접종"이라 한다)을 실시하여야 한다.<개정 2010.1.18>

1. 디프테리아

2. 폴리오
3. 백일해
4. 홍역
5. 파상풍
6. 결핵
7. B형간염
8. 유행성이하선염
9. 풍진
10. 수두
11. 일본뇌염
12. 그 밖에 보건복지부장관이 감염병의 예방을 위하여 필요하다고 인정하여 지정하는 감염병

② 특별자치도지사 또는 시장・군수・구청장은 제1항에 따른 정기예방접종업무를 대통령령으로 정하는 바에 따라 관할구역 안에 있는 「의료법」에 따른 의료기관에 위탁할 수 있다.

제25조【임시예방접종】 ① 특별자치도지사 또는 시장・군수・구청장은 다음 각 호의 어느 하나에 해당하면 관할 보건소를 통하여 임시예방접종(이하 "임시예방접종"이라 한다)을 하여야 한다.<개정 2010.1.18>

1. 보건복지부장관이 감염병 예방을 위하여 특별자치도지사 또는 시장・군수・구청장에게 예방접종을 실시할 것을 요청한 경우
2. 특별자치도지사 또는 시장・군수・구청장이 감염병 예방을 위하여 예방접종이 필요하다고 인정하는 경우

② 제1항에 따른 임시예방접종업무의 위탁에 관하여는 제24조제2항을 준용한다.

제26조【예방접종의 공고】 특별자치도지사 또는 시장・군수・구청장은 임시예방접종을 할 경우에는 예방접종의 일시 및 장소, 예방접종의 종류, 예방접종을 받을 사람의 범위를 정하여 미리 공고하여야 한다. 다만, 제32조제2항에 따른 예방접종의 실시기준 등이 변경될 경우에는 그 변경 사항을 미리 공고하여야 한다.

第27条【예방접종증명서】① 특별자치도지사 또는 시장·군수·구청장은 정기예방접종 또는 임시예방접종을 받은 사람에게 보건복지부령으로 정하는 바에 따라 예방접종증명서를 발급하여야 한다.<개정 2010.1.18>

② 특별자치도지사나 시장·군수·구청장이 아닌 자가 이 법에 따른 예방접종을 한 때에는 특별자치도지사 또는 시장·군수·구청장은 보건복지부령으로 정하는 바에 따라 해당 예방접종을 한 자로 하여금 예방접종증명서를 발급하게 할 수 있다. <개정 2010.1.18>

③ 제1항 및 제2항에 따른 예방접종증명서는 전자문서를 이용하여 발급할 수 있다.

第28条【예방접종 기록의 보존 및 보고 등】① 특별자치도지사 또는 시장·군수·구청장은 정기예방접종 및 임시예방접종을 하거나, 제2항에 따라 보고를 받은 경우에는 보건복지부령으로 정하는 바에 따라 예방접종에 관한 기록을 작성·보관하여야 하고, 그 내용을 시·도지사 및 보건복지부장관에게 각각 보고하여야 한다.<개정 2010.1.18>

② 특별자치도지사나 시장·군수·구청장이 아닌 자가 이 법에 따른 예방접종을 하면 보건복지부령으로 정하는 바에 따라 특별자치도지사 또는 시장·군수·구청장에게 보고하여야 한다.<개정 2010.1.18>

第29条【예방접종에 관한 역학조사】질병관리본부장, 시·도지사 또는 시장·군수·구청장은 다음 각 호의 구분에 따라 조사를 실시하고, 예방접종 후 이상반응 사례가 발생하면 그 원인을 밝히기 위하여 제18조에 따라 역학조사를 하여야 한다.

1. 질병관리본부장: 예방접종의 효과 및 예방접종 후 이상반응에 관한 조사
2. 시·도지사 또는 시장·군수·구청장: 예방접종 후 이상반응에 관한 조사

第30条【예방접종피해조사반】① 제71조제1항 및 제2항에 규정된 예방접종으로 인한 질병·장애·사망의 원인 규명 및 피해 보상 등을 조사하고 제72조제1항에 따른 제3자의 고의 또는 과실 유무를 조사하기 위하여 질병관리본부에 예방접종피해조사반을 둔다.

② 제1항에 따른 예방접종피해조사반의 설치 및 운영 등에 관하여 필요한 사항은 대통령령으로 정한다.

第31条【예방접종 완료 여부의 확인】① 특별자치도지사 또는 시장·군수·구청장은 초

등학교와 중학교의 장에게 「학교보건법」 제10조에 따른 예방접종 완료 여부에 대한 검사기록을 제출하도록 요청할 수 있다.

② 특별자치도지사 또는 시장·군수·구청장은 「유아교육법」에 따른 유치원의 장과 「영유아보육법」에 따른 보육시설의 장에게 보건복지부령으로 정하는 바에 따라 영유아의 예방접종 여부를 확인하도록 요청할 수 있다.<개정 2010.1.18>

③ 특별자치도지사 또는 시장·군수·구청장은 제1항에 따른 제출 기록 및 제2항에 따른 확인 결과를 확인하여 예방접종을 끝내지 못한 영유아, 학생 등이 있으면 그 영유아 또는 학생 등에게 예방접종을 하여야 한다.

제32조 【예방접종의 실시주간 및 실시기준 등】 ① 보건복지부장관은 국민의 예방접종에 대한 관심을 높여 감염병에 대한 예방접종을 활성화하기 위하여 예방접종주간을 설정할 수 있다.<개정 2010.1.18>

② 예방접종의 실시기준과 방법 등에 관하여 필요한 사항은 보건복지부령으로 정한다.<개정 2010.1.18>

제33조 【예방접종약품의 계획 생산】 ① 보건복지부장관은 예산의 범위에서 감염병의 예방접종에 필요한 수량의 예방접종약품을 미리 계산하여 「약사법」 제31조에 따른 의약품 제조업자(이하 "의약품 제조업자"라 한다)에게 생산하게 할 수 있으며, 예방접종약품을 연구하는 자 등을 지원할 수 있다.<개정 2010.1.18>

② 보건복지부장관은 보건복지부령으로 정하는 바에 따라 제1항에 따른 예방접종약품의 생산에 드는 비용의 전부 또는 일부를 해당 의약품 제조업자에게 미리 지급할 수 있다.<개정 2010.1.18>

제7장 감염 전파의 차단 조치

제34조 【감염병 위기관리대책의 수립·시행】 ① 보건복지부장관은 감염병의 확산으로 인한 재난상황에 대처하기 위하여 위원회의 심의를 거쳐 감염병 위기관리대책(이하 "감염병 위기관리대책"이라 한다)을 수립·시행하여야 한다.<개정 2010.1.18>

② 감염병 위기관리대책에는 다음 각 호의 사항이 포함되어야 한다.<개정 2010.1.18>

1. 재난상황 발생 현장 대응체계 및 기관별 역할
2. 재난상황의 판단 및 의사결정체계
3. 대량 의료 지원 등 의료용품의 비축 방안 및 조달 방안
4. 재난상황별 국민행동요령 등 교육·훈련 방안
5. 그 밖에 재난상황의 극복을 위하여 필요하다고 보건복지부장관이 인정하는 사항

③ 감염병 위기관리대책의 수립 및 시행 등에 필요한 사항은 대통령령으로 정한다.

第35조【시·도별 감염병 위기관리대책의 수립 등】① 보건복지부장관은 제34조제1항에 따라 수립한 감염병 위기관리대책을 시·도지사에게 알려야 한다.<개정 2010.1.18>

② 시·도지사는 제1항에 따라 통보된 감염병 위기관리대책에 따라 특별시·광역시·도·특별자치도(이하 "시·도"라 한다)별 감염병 위기관리대책을 수립·시행하여야 한다.

第36조【감염병관리기관의 지정 등】① 시·도지사 또는 시장·군수·구청장은 보건복지부령으로 정하는 바에 따라 「의료법」에 따른 의료기관을 감염병관리기관으로 지정할 수 있다. <개정 2010.1.18>

② 제1항에 따라 지정받은 의료기관(이하 "감염병관리기관"이라 한다)의 장은 보건복지부령으로 정하는 바에 따라 감염병을 예방하고 감염병환자등을 진료하는 시설(이하 "감염병관리시설"이라 한다)을 설치하여야 한다.<개정 2010.1.18>

③ 시·도지사 또는 시장·군수·구청장은 감염병관리시설의 설치 및 운영에 드는 비용을 감염병관리기관에 지원하여야 한다.

④ 감염병관리기관이 아닌 의료기관이 감염병관리시설을 설치·운영하려면 보건복지부령으로 정하는 바에 따라 특별자치도지사 또는 시장·군수·구청장에게 신고하여야 한다. <개정 2010.1.18>

第37조【감염병위기 시 감염병관리기관의 설치 등】① 보건복지부장관, 시·도지사 또는 시장·군수·구청장은 감염병환자가 대량으로 발생하거나 제36조에 따라 지정된 감염병관리기관만으로 감염병환자등을 모두 수용하기 어려운 경우에는 다음 각 호의 조치를 취할 수 있다.<개정 2010.1.18>

1. 제36조에 따라 지정된 감염병관리기관이 아닌 의료기관을 일정 기간 동안 감염병관리기관으로 지정

2. 격리소·요양소 또는 진료소의 설치·운영

② 제1항제1호에 따라 지정된 감염병관리기관의 장은 보건복지부령으로 정하는 바에 따라 감염병관리시설을 설치하여야 한다.<개정 2010.1.18>
③ 보건복지부장관, 시·도지사 또는 시장·군수·구청장은 제2항에 따른 시설의 설치 및 운영에 드는 비용을 감염병관리기관에 지원하여야 한다.<개정 2010.1.18>
④ 제1항제1호에 따라 지정된 감염병관리기관의 장은 정당한 사유없이 제2항의 명령을 거부할 수 없다.

第38조【감염병환자등의 입소 거부 금지】감염병관리기관은 정당한 사유 없이 감염병환자등의 입소(入所)를 거부할 수 없다.

第39조【감염병관리시설 등의 설치 및 관리방법】감염병관리시설 및 제37조에 따른 격리소·요양소 또는 진료소의 설치 및 관리방법 등에 관하여 필요한 사항은 보건복지부령으로 정한다. <개정 2010.1.18>

第40조【생물테러감염병 등에 대비한 의약품 및 장비의 비축】① 보건복지부장관은 생물테러감염병 및 그 밖의 감염병의 대유행이 우려되면 위원회의 심의를 거쳐 예방·치료 의약품 및 장비 등의 품목을 정하여 미리 비축하거나 장기 구매를 위한 계약을 미리 할 수 있다.<개정 2010.1.18>
② 보건복지부장관은 「약사법」 제31조에도 불구하고 생물테러감염병이나 그 밖의 감염병의 대유행이 우려되면 예방·치료 의약품을 정하여 의약품 제조업자에게 생산하게 할 수 있다.<개정 2010.1.18>
③ 보건복지부장관은 제2항에 따른 예방·치료 의약품의 효과와 이상반응에 관하여 조사하고, 이상반응 사례가 발생하면 제18조에 따라 역학조사를 하여야 한다.
<개정 2010.1.18>

第41조【감염병환자등의 관리】① 감염병 중 특히 전파 위험이 높은 감염병으로서 보건복지부장관이 고시한 감염병에 걸린 감염병환자등은 감염병관리기관에서 입원치료를 받아야 한다.<개정 2010.1.18>

② 보건복지부장관, 시·도지사 또는 시장·군수·구청장은 감염병관리기관의 병상(病床)이 포화상태에 이르러 감염병환자등을 수용하기 어려운 경우에는 감염병관리기관이 아닌 다른 의료기관에서 입원치료하게 할 수 있다.<개정 2010.1.18>

③ 보건복지부장관, 시·도지사 또는 시장·군수·구청장은 다음 각 호의 어느 하나에 해당하는 사람에게 자가(自家) 또는 감염병관리시설에서 치료하게 할 수 있다. <개정 2010.1.18>

1. 제1항 및 제2항에 따른 입원치료 대상자가 아닌 사람
2. 감염병환자등과 접촉하여 감염병이 감염되거나 전파될 우려가 있는 사람

④ 제1항부터 제3항까지의 규정에 따른 자가치료 및 입원치료의 방법 및 절차 등에 관하여 필요한 사항은 대통령령으로 정한다.

제42조 【감염병에 관한 강제처분】 ① 보건복지부장관, 시·도지사 또는 시장·군수·구청장은 해당 공무원으로 하여금 다음 각 호의 어느 하나에 해당하는 감염병환자등이 있다고 인정되는 주거시설, 선박·항공기·열차 등 운송수단 또는 그 밖의 장소에 들어가 필요한 조사나 진찰을 하게 할 수 있으며, 그 진찰 결과 감염병환자등으로 인정될 때에는 동행하여 치료받게 하거나 입원시킬 수 있다.<개정 2010.1.18>

1. 제1군감염병
2. 제2군감염병 중 디프테리아, 홍역 및 폴리오
3. 제3군감염병 중 결핵, 성홍열 및 수막구균성수막염
4. 제4군감염병 중 보건복지부장관이 정하는 감염병
5. 세계보건기구 감시대상 감염병
6. 생물테러감염병

② 제1항에 따라 조사·진찰을 하는 공무원은 그 권한을 증명하는 증표를 지니고 이를 관계인에게 보여주어야 한다.

제43조 【감염병환자등의 입원 통지】 ① 보건복지부장관, 시·도지사 또는 시장·군수·구청장은 감염병환자등이 제41조에 따른 입원치료가 필요한 경우에는 그 사실을 입원치료 대상자와 그 보호자에게 통지하여야 한다.<개정 2010.1.18>

② 제1항에 따른 통지의 방법·절차 등에 관하여 필요한 사항은 보건복지부령으로 정한다. <개정 2010.1.18>

제44조 【수감 중인 환자의 관리】 교도소장은 수감자로서 감염병에 감염된 자에게 감염병의 전파를 차단하기 위한 조치와 적절한 의료를 제공하여야 한다.

제45조 【업무 종사의 일시 제한】 ① 감염병환자등은 보건복지부령으로 정하는 바에 따라 업무의 성질상 일반인과 접촉하는 일이 많은 직업에 종사할 수 없고, 누구든지 감염병환자등을 그러한 직업에 고용할 수 없다.<개정 2010.1.18>

② 제19조에 따른 성매개감염병에 관한 건강진단을 받아야 할 자가 건강진단을 받지 아니한 때에는 같은 조에 따른 직업에 종사할 수 없으며 해당 영업을 영위하는 자는 건강진단을 받지 아니한 자를 그 영업에 종사하게 하여서는 아니 된다.

제46조 【건강진단 및 예방접종 등의 조치】 특별자치도지사 또는 시장·군수·구청장은 보건복지부령으로 정하는 바에 따라 다음 각 호의 어느 하나에 해당하는 사람에게 건강진단을 받거나 감염병 예방에 필요한 예방접종을 받게 하는 등의 조치를 할 수 있다. <개정 2010.1.18>

1. 감염병환자등의 가족 또는 그 동거인
2. 감염병 발생지역에 거주하는 사람 또는 그 지역에 출입하는 사람으로서 감염병에 감염되었을 것으로 의심되는 사람
3. 감염병환자등과 접촉하여 감염병에 감염되었을 것으로 의심되는 사람

제47조 【감염병 유행에 대한 방역 조치】 특별자치도지사 또는 시장·군수·구청장은 감염병이 유행하면 감염병 전파를 막기 위하여 다음 각 호에 해당하는 모든 조치를 하거나 그에 필요한 일부 조치를 하여야 한다.

1. 감염병환자등이 있는 장소나 감염병병원체에 오염되었다고 인정되는 장소의 교통을 일정한 기간 차단하는 것
2. 감염병병원체에 감염되었다고 의심되는 사람을 적당한 장소에 일정한 기간 입원 또는 격리시키는 것
3. 감염병병원체에 오염되었거나 오염되었다고 의심되는 물건을 사용·접수·이동하거나 버리는 행위 또는 해당 물건의 세척을 금지하거나 태우거나 폐기처분하는 것
4. 감염병병원체에 오염된 장소에 대한 소독이나 그 밖에 필요한 조치를 명하는 것
5. 일정한 장소에서 세탁하는 것을 막거나 오물을 일정한 장소에서 처리하도록 명하는 것

第48조 【오염장소 등의 소독 조치】 ① 육군 · 해군 · 공군 소속 부대의 장, 국방부직할부대의 장 및 제12조제1항 각 호의 어느 하나에 해당하는 사람은 감염병환자등이 발생한 장소나 감염병병원체에 오염되었다고 의심되는 장소에 대하여 의사, 한의사 또는 관계 공무원의 지시에 따라 소독이나 그 밖에 필요한 조치를 하여야 한다.
② 제1항에 따른 소독 등의 조치에 관하여 필요한 사항은 보건복지부령으로 정한다.
<개정 2010.1.18>

제8장 예방 조치

第49조 【감염병의 예방 조치】 ① 시 · 도지사 또는 시장 · 군수 · 구청장은 감염병을 예방하기 위하여 다음 각 호에 해당하는 모든 조치를 하거나 그에 필요한 일부 조치를 하여야 한다.

1. 관할 지역에 대한 교통의 전부 또는 일부를 차단하는 것
2. 흥행, 집회, 제례 또는 그 밖의 여러 사람의 집합을 제한하거나 금지하는 것
3. 건강진단, 시체 검안 또는 해부를 실시하는 것
4. 감염병 전파의 위험성이 있는 음식물의 판매 · 수령을 금지하거나 그 음식물의 폐기나 그 밖에 필요한 처분을 명하는 것
5. 인수공통감염병 예방을 위하여 살처분(殺處分)에 참여한 사람 또는 인수공통감염병에 드러난 사람 등에 대한 예방조치를 명하는 것
6. 감염병 전파의 매개가 되는 물건의 소지 · 이동을 제한 · 금지하거나 그 물건에 대하여 폐기, 소각 또는 그 밖에 필요한 처분을 명하는 것
7. 선박 · 항공기 · 열차 등 운송 수단, 사업장 또는 그 밖에 여러 사람이 모이는 장소에 의사를 배치하거나 감염병 예방에 필요한 시설의 설치를 명하는 것
8. 공중위생에 관계있는 시설 또는 장소에 대한 소독이나 그 밖에 필요한 조치를 명하거나 상수도 · 하수도 · 우물 · 쓰레기장 · 화장실의 신설 · 개조 · 변경 · 폐지 또는 사용을 금지하는 것
9. 쥐, 위생해충 또는 그 밖의 감염병 매개동물의 구제(驅除) 또는 구제시설의 설치를 명하는 것
10. 일정한 장소에서의 어로(漁撈) · 수영 또는 일정한 우물의 사용을 제한하거나 금지하는 것

11. 감염병 매개의 중간 숙주가 되는 동물류의 포획 또는 생식을 금지하는 것
12. 감염병 유행기간 중 의료업자나 그 밖에 필요한 의료관계요원을 동원하는 것
13. 감염병병원체에 오염된 건물에 대한 소독이나 그 밖에 필요한 조치를 명하는 것
14. 감염병병원체에 감염되었다고 의심되는 자를 적당한 장소에 일정한 기간 입원 또는 격리시키는 것

② 시·도지사 또는 시장·군수·구청장은 제1항제8호 및 제10호에 따라 식수를 사용하지 못하게 하려면 그 사용금지기간 동안 별도로 식수를 공급하여야 하며, 제1항제1호·제2호·제6호·제8호·제10호 및 제11호에 따른 조치를 하려면 그 사실을 주민에게 미리 알려야 한다.

第50조 【그 밖의 감염병 예방 조치】 육군·해군·공군 소속 부대의장 ,국방부직할부대의 장 및 제12조제1항제2호에 해당하는 사람은 감염병환자등이 발생하였거나 발생할 우려가 있으면 소독이나 그 밖에 필요한 조치를 하여야 하고, 특별자치도지사 또는 시장·군수·구청장과 협의하여 감염병 예방에 필요한 추가 조치를 하여야 한다.

第51조 【소독 의무】 ① 특별자치도지사 또는 시장·군수·구청장은 감염병을 예방하기 위하여 보건복지부령으로 정하는 바에 따라 청소나 소독을 실시하거나 쥐, 위생해충 등의 구제조치(이하 "소독"이라 한다)를 하여야 한다.<개정 2010.1.18>

② 공동주택, 숙박업소 등 여러 사람이 거주하거나 이용하는 시설 중 대통령령으로 정하는 시설을 관리·운영하는 자는 보건복지부령으로 정하는 바에 따라 감염병 예방에 필요한 소독을 하여야 한다.<개정 2010.1.18>

③ 제2항에 따라 소독을 하여야 하는 시설의 관리·운영자는 제52조제1항에 따라 소독업의 신고를 한 자에게 소독하게 하여야 한다. 다만, 「주택법」에 따른 주택관리업자가 제52조제1항에 따른 소독장비를 갖추었을 때에는 그가 관리하는 공동주택은 직접 소독할 수 있다.

第52조 【소독업의 신고 등】 ① 소독을 업으로 하려는 자(제51조제3항 단서에 따른 주택관리업자는 제외한다)는 보건복지부령으로 정하는 시설·장비 및 인력을 갖추어 특별자치도지사 또는 시장·군수·구청장에게 신고하여야 한다. 신고한 사항을 변경하려는 경우에도 또한 같다.<개정 2010.1.18>

② 특별자치도지사 또는 시장 · 군수 · 구청장은 제1항에 따라 소독업의 신고를 한 자(이하 "소독업자"라 한다)가 다음 각 호의 어느 하나에 해당하면 소독업 신고가 취소된 것으로 본다.

1. 「부가가치세법」 제5조제5항에 따라 관할 세무서장에게 폐업 신고를 한 경우
2. 「부가가치세법」 제5조제6항에 따라 관할 세무서장이 사업자등록을 말소한 경우
3. 제53조에 따른 휴업이나 폐업 신고를 하지 아니하고 소독업에 필요한 시설 등이 없어진 상태가 6개월 이상 계속된 경우

第53조 【소독업의 휴업 등의 신고】 소독업자가 그 영업을 30일 이상 휴업하거나 폐업 또는 재개업하려면 보건복지부령으로 정하는 바에 따라 특별자치도지사 또는 시장 · 군수 · 구청장에게 신고하여야 한다.<개정 2010.1.18>

第54조 【소독의 실시 등】 ① 소독업자는 보건복지부령으로 정하는 기준과 방법에 따라 소독하여야 한다.<개정 2010.1.18>

② 소독업자가 소독하였을 때에는 보건복지부령으로 정하는 바에 따라 그 소독에 관한 사항을 기록 · 보존하여야 한다.<개정 2010.1.18>

第55조 【소독업자 등에 대한 교육】 ① 소독업자(법인인 경우에는 그 대표자를 말한다. 이하 이 조에서 같다)는 소독에 관한 교육을 받아야 한다.

② 소독업자는 소독업무 종사자에게 소독에 관한 교육을 받게 하여야 한다.

③ 제1항 및 제2항에 따른 교육의 내용과 방법, 교육시간, 교육비 부담 등에 관하여 필요한 사항은 보건복지부령으로 정한다.<개정 2010.1.18>

第56조 【소독업무의 대행】 특별자치도지사 또는 시장 · 군수 · 구청장은 제47조제4호, 제48조제1항, 제49조제1항제8호 · 제9호 · 제13호, 제50조 및 제51조제1항 · 제2항에 따라 소독을 실시하여야 할 경우에는 그 소독업무를 소독업자가 대행하게 할 수 있다.

第57조 【서류제출 및 검사 등】 ① 특별자치도지사 또는 시장 · 군수 · 구청장은 소속 공무원으로 하여금 소독업자에게 소독의 실시에 관한 관계 서류의 제출을 요구하게 하거나 검사 또는 질문을 하게 할 수 있다.

② 제1항에 따라 서류제출을 요구하거나 검사 또는 질문을 하려는 소속 공무원은 그 권한을 표시하는 증표를 지니고 이를 관계인에게 보여주어야 한다.

제58조 【시정명령】 특별자치도지사 또는 시장·군수·구청장은 소독업자가 다음 각 호의 어느 하나에 해당하면 1개월 이상의 기간을 정하여 그 위반 사항을 시정하도록 명하여야 한다.

1. 제52조제1항에 따른 시설·장비 및 인력 기준을 갖추지 못한 경우
2. 제55조제1항에 따른 교육을 받지 아니하거나 소독업무 종사자에게 같은 조 제2항에 따른 교육을 받게 하지 아니한 경우

제59조 【영업정지 등】 ① 특별자치도지사 또는 시장·군수·구청장은 소독업자가 다음 각 호의 어느 하나에 해당하면 영업소의 폐쇄를 명하거나 6개월 이내의 기간을 정하여 영업의 정지를 명할 수 있다. 다만, 제5호에 해당하는 경우에는 영업소의 폐쇄를 명하여야 한다.

1. 제52조제1항 후단에 따른 변경 신고를 하지 아니하거나 제53조에 따른 휴업, 폐업 또는 재개업 신고를 하지 아니한 경우
2. 제54조제1항에 따른 소독의 기준과 방법에 따르지 아니하고 소독을 실시하거나 같은 조 제2항을 위반하여 소독실시 사항을 기록·보존하지 아니한 경우
3. 제57조에 따른 관계 서류의 제출 요구에 따르지 아니하거나 소속 공무원의 검사 및 질문을 거부·방해 또는 기피한 경우
4. 제58조에 따른 시정명령에 따르지 아니한 경우
5. 영업정지기간 중에 소독업을 한 경우

② 특별자치도지사·시장·군수·구청장은 제1항에 따른 영업소의 폐쇄명령을 받고도 계속하여 영업을 하거나 제52조제1항에 따른 신고를 하지 아니하고 소독업을 하는 경우에는 관계 공무원에게 해당 영업소를 폐쇄하기 위한 다음 각 호의 조치를 하게 할 수 있다.

1. 해당 영업소의 간판이나 그 밖의 영업표지 등의 제거·삭제
2. 해당 영업소가 적법한 영업소가 아님을 알리는 게시물 등의 부착

③ 제1항에 따른 행정처분의 기준은 그 위반행위의 종류와 위반 정도 등을 고려하여 보건복지부령으로 정한다.<개정 2010.1.18>

제9장 방역관, 검역위원 및 예방위원 등

第60조 【방역관 등】 ① 감염병 예방에 관한 업무를 처리하기 위하여 보건복지부 또는 시·도에 방역관을 둔다.<개정 2010.1.18>

② 감염병 역학조사에 관한 사무를 처리하기 위하여 보건복지부 또는 시·도에 역학조사관을 둘 수 있다.<개정 2010.1.18>

③ 제1항에 따른 방역관 및 제2항에 따른 역학조사관의 자격, 직무 및 배치 등에 관하여 필요한 사항은 대통령령으로 정한다.

第61조 【검역위원】 ① 시·도지사는 감염병을 예방하기 위하여 필요하면 검역위원을 두고 검역에 관한 사무를 담당하게 하며, 특별히 필요하면 운송수단 등을 검역하게 할 수 있다.

② 검역위원은 제1항에 따른 사무나 검역을 수행하기 위하여 운송수단 등에 무상으로 승선하거나 승차할 수 있다.

③ 제1항에 따른 검역위원의 임명 및 직무 등에 관하여 필요한 사항은 보건복지부령으로 정한다.<개정 2010.1.18>

第62조 【예방위원】 ① 특별자치도지사 또는 시장·군수·구청장은 감염병이 유행하거나 유행할 우려가 있으면 특별자치도 또는 시·군·구(자치구를 말한다. 이하 같다)에 감염병 예방 사무를 담당하는 예방위원을 둘 수 있다.

② 제1항에 따른 예방위원은 무보수로 한다. 다만, 특별자치도 또는 시·군·구의 인구 2만명당 1명의 비율로 유급위원을 둘 수 있다.

③ 제1항에 따른 예방위원의 임명 및 직무 등에 관하여 필요한 사항은 보건복지부령으로 정한다.<개정 2010.1.18>

第63조 【한국건강관리협회】 ① 제5군감염병에 관한 조사·연구 등 제5군감염병의 예방사업을 수행하기 위하여 한국건강관리협회(이하 "협회"라 한다)를 둔다.

② 협회는 법인으로 한다.

③ 협회에 관하여는 이 법에서 정한 사항 외에는 「민법」 중 사단법인에 관한 규정을 준용한다.

제10장 경비

제64조 【특별자치도·시·군·구가 부담할 경비】 다음 각 호의 경비는 특별자치도와 시·군·구가 부담한다.

1. 제4조제2항제13호에 따른 한센병의 예방 및 진료 업무를 수행하는 법인 또는 단체에 대한 지원 경비의 일부
2. 제24조제1항 및 제25조제1항에 따른 예방접종에 드는 경비
3. 제24조제2항 및 제25조제2항에 따라 의료기관이 예방접종을 하는 데 드는 경비의 전부 또는 일부
4. 제36조에 따라 특별자치도지사 또는 시장·군수·구청장이 지정한 감염병관리기관의 감염병관리시설의 설치·운영에 드는 경비
5. 제37조에 따라 특별자치도지사 또는 시장·군수·구청장이 설치한 격리소·요양소 또는 진료소 및 같은 조에 따라 지정된 감염병관리기관의 감염병관리시설 설치·운영에 드는 경비
6. 제47조제1호 및 제2호에 따른 교통 차단 또는 입원으로 인하여 생업이 어려운 사람에 대한 「국민기초생활 보장법」에 따른 최저생계비 지원
7. 제47조, 제48조, 제49조제1항제8호·제9호·제13호 및 제51조제1항에 따라 특별자치도·시·군·구에서 실시하는 소독이나 그 밖의 조치에 드는 경비
8. 제49조제1항제7호 및 제12호에 따른 의사의 배치 및 의료업자 등의 동원을 위한 수당·치료비 또는 조제료
9. 제49조제2항에 따른 식수 공급에 드는 경비
10. 제62조에 따른 예방위원의 배치에 드는 경비
11. 그 밖에 이 법에 따라 특별자치도·시·군·구가 실시하는 감염병 예방 사무에 필요한 경비

제65조 【시·도가 부담할 경비】 다음 각 호의 경비는 시·도가 부담한다.

1. 제4조 제2항 제13호에 따른 한센병의 예방 및 진료 업무를 수행하는 법인 또는 단체에 대한 지원 경비의 일부
2. 제36조에 따라 시·도지사가 지정한 감염병관리기관의 감염병관리시설의 설치·운

영에 드는 경비
3. 제37조에 따른 시 · 도지사가 설치한 격리소 · 요양소 또는 진료소 및 같은 조에 따라 지정된 감염병관리기관의 감염병관리시설 설치 · 운영에 드는 경비
4. 제41조 및 제42조에 따라 내국인 감염병환자등의 입원치료, 조사, 진찰 등에 드는 경비
5. 제46조에 따른 건강진단, 예방접종 등에 드는 경비
6. 제49조제1항제1호에 따른 교통 차단으로 생업이 어려운 자에 대한 「국민기초생활보장법」에 따른 최저생계비 지원
7. 제49조제2항에 따른 식수 공급에 드는 경비
8. 제61조에 따른 검역위원의 배치에 드는 경비
9. 그 밖에 이 법에 따라 시 · 도가 실시하는 감염병 예방 사무에 필요한 경비

제66조 **【시 · 도가 보조할 경비】** 시 · 도(특별자치도는 제외한다)는 제64조에 따라 시 · 군 · 구가 부담할 경비에 관하여 대통령령으로 정하는 바에 따라 보조하여야 한다.

제67조 **【국고 부담 경비】** 다음 각 호의 경비는 국가가 부담한다.<개정 2010.1.18>
1. 제4조제2항제2호에 따른 감염병환자등의 진료 및 보호에 드는 경비
2. 제4조제2항제4호에 따른 감염병 교육 및 홍보를 위한 경비
3. 제4조제2항제8호에 따른 감염병 예방을 위한 전문인력의 양성에 드는 경비
4. 제16조제4항에 따른 표본감시활동에 드는 경비
5. 제20조에 따른 해부에 필요한 시체의 운송과 해부 후 처리에 드는 경비
6. 제33조에 따른 예방접종약품의 생산 및 연구 등에 드는 경비
7. 제37조에 따라 보건복지부장관이 설치한 격리소 · 요양소 또는 진료소 및 같은 조에 따라 지정된 감염병관리기관의 감염병관리시설 설치 · 운영에 드는 경비
8. 제40조제1항에 따라 위원회의 심의를 거친 품목의 비축 또는 장기구매를 위한 계약에 드는 경비
9. 제41조 및 제42조에 따라 외국인 감염병환자등의 입원치료, 조사, 진찰 등에 드는 경비
10. 제71조에 따른 예방접종 등으로 인한 피해보상을 위한 경비

第68조 【국가가 보조할 경비】 국가는 다음 각 호의 경비를 보조하여야 한다.

1. 제4조제2항제13호에 따른 한센병의 예방 및 진료 업무를 수행하는 법인 또는 단체에 대한 지원 경비의 일부
2. 제65조 및 제66조에 따라 시·도가 부담할 경비의 2분의 1 이상

第69조 【본인으로부터 징수할 수 있는 경비】 특별자치도지사 또는 시장·군수·구청장은 보건복지부령으로 정하는 바에 따라 제41조 및 제42조에 따른 입원치료비 외에 본인의 지병이나 본인에게 새로 발병한 질환 등으로 입원, 진찰, 검사 및 치료 등에 드는 경비를 본인이나 그 보호자로부터 징수할 수 있다.<개정 2010.1.18>

第70조 【손실보상】 ① 보건복지부장관, 시·도지사 및 시장·군수·구청장은 제37조에 따라 의료기관이 감염병관리시설로 사용됨에 따라 손해를 입은 해당 의료기관의 경영자와 제49조 제1항 제13호에 따른 소독이나 그 밖의 조치로 손해를 입은 건물의 소유자에게 그 손해에 상당하는 비용을 보상하여야 한다.<개정 2010.1.18>

② 제1항에 따른 보상의 범위와 보상액의 산정 등에 관하여 필요한 사항은 대통령령으로 정한다.

第71조 【예방접종 등에 따른 피해의 국가보상】 ① 국가는 제24조 및 제25조에 따라 예방접종을 받은 사람 또는 제40조 제2항에 따라 생산된 예방·치료 의약품을 투여받은 사람이 그 예방접종 또는 예방·치료 의약품으로 인하여 질병에 걸리거나 장애인이 되거나 사망하였을 때에는 대통령령으로 정하는 기준과 절차에 따라 다음 각 호의 구분에 따른 보상을 하여야 한다.

1. 질병으로 진료를 받은 사람 : 진료비 전액 및 정액 간병비
2. 장애인이 된 사람 : 일시보상금
3. 사망한 사람: 대통령령으로 정하는 유족에 대한 일시보상금 및 장제비

② 제1항에 따라 보상받을 수 있는 질병, 장애 또는 사망은 예방접종약품의 이상이나 예방접종 행위자 및 예방·치료 의약품 투여자 등의 과실 유무에 관계없이 해당 예방접종 또는 예방·치료 의약품을 투여받은 것으로 인하여 발생한 피해로서 보건복지부장관이 인정하는 경우로 한다.<개정 2010.1.18>

③ 보건복지부장관은 제1항에 따른 보상청구가 있은 날부터 120일 이내에 제2항에 따른

질병, 장애 또는 사망에 해당하는지를 결정하여야 한다. 이 경우 미리 위원회의 의견을 들어야 한다.<개정 2010.1.18>

④ 제1항에 따른 보상의 청구, 제3항에 따른 결정의 방법과 절차 등에 관하여 필요한 사항은 대통령령으로 정한다.

第72조 【손해배상청구권과의 관계 등】 ① 국가는 예방접종약품의 이상이나 예방접종 행위자, 예방·치료 의약품의 투여자 등 제3자의 고의 또는 과실로 인하여 제71조에 따른 피해보상을 하였을 때에는 보상액의 범위에서 보상을 받은 사람이 제3자에 대하여 가지는 손해배상청구권을 대위한다.

② 예방접종을 받은 자, 예방·치료 의약품을 투여받은 자 또는 제71조제1항제3호에 따른 유족이 제3자로부터 손해배상을 받았을 때에는 국가는 그 배상액의 범위에서 제71조에 따른 보상금을 지급하지 아니하며, 보상금을 잘못 지급하였을 때에는 해당 금액을 국세 징수의 예에 따라 징수할 수 있다.

第73조 【국가보상을 받을 권리의 양도 등 금지】 제70조 및 제71조에 따라 보상받을 권리는 양도하거나 압류할 수 없다.

제11장 보칙

第74조 【비밀누설의 금지】 이 법에 따라 건강진단, 입원치료, 진단 등 감염병 관련 업무에 종사하는 자 또는 종사하였던 자는 그 업무상 알게 된 비밀을 다른 사람에게 누설하여서는 아니 된다.

第75조 【청문】 특별자치도지사 또는 시장·군수·구청장은 제59조제1항에 따라 영업소의 폐쇄를 명하려면 청문을 하여야 한다.

第76조 【권한의 위임】 이 법에 따른 보건복지부장관의 권한은 대통령령으로 정하는 바에 따라 그 일부를 질병관리본부장 또는 시·도지사에게 위임할 수 있다.<개정 2010.1.18>

제12장 벌칙

제77조 【벌칙】 제22조제1항 또는 제2항을 위반하여 고위험병원체의 반입 허가를 받지 아니하고 반입한 자는 5년 이하의 징역 또는 5천만원 이하의 벌금에 처한다.

제78조 【벌칙】 제74조를 위반하여 업무상 알게 된 비밀을 누설한 자는 3년 이하의 징역 또는 3천만원 이하의 벌금에 처한다.

제79조 【벌칙】 다음 각 호의 어느 하나에 해당하는 자는 2년 이하의 징역 또는 2천만원 이하의 벌금에 처한다.

1. 제21조 또는 제22조제3항에 따른 신고를 하지 아니하거나 거짓으로 신고한 자
2. 제23조제2항에 따른 고위험병원체에 대한 안전관리 점검을 거부·방해 또는 기피한 자

제80조 【벌칙】 다음 각 호의 어느 하나에 해당하는 자는 300만원 이하의 벌금에 처한다.

1. 제37조제4항을 위반하여 감염병관리시설을 설치하지 아니한 자
2. 제41조제1항을 위반하여 입원치료를 받지 아니하거나 같은 조 제2항 및 제3항을 위반하여 입원 또는 치료를 거부한 자
3. 제42조에 따른 강제처분에 따르지 아니한 자
4. 제45조를 위반하여 일반인과 접촉하는 일이 많은 직업에 종사한 자 또는 감염병환자등을 그러한 직업에 고용한 자
5. 제47조 또는 제49조제1항(같은 항 제3호 중 건강진단에 관한 사항은 제외한다)에 따른 조치에 위반한 자
6. 제52조제1항에 따른 소독업 신고를 하지 아니하거나 거짓이나 그 밖의 부정한 방법으로 신고하고 소독업을 영위한 자
7. 제54조제1항에 따른 기준과 방법에 따라 소독하지 아니한 자

제81조 【벌칙】 다음 각 호의 어느 하나에 해당하는 자는 200만원 이하의 벌금에 처한다.

1. 제11조에 따른 보고 또는 신고를 게을리하거나 거짓으로 보고 또는 신고한 의사, 한의사, 군의관, 의료기관의 장 또는 감염병 표본감시기관

2. 제11조에 따른 의사, 한의사, 군의관, 의료기관의 장 또는 감염병 표본감시기관의 보고 또는 신고를 방해한 자
3. 제12조제1항에 따른 신고를 게을리한 자
4. 세대주, 관리인 등으로 하여금 제12조제1항에 따른 신고를 하지 아니하도록 한 자
5. 제18조에 따른 역학조사를 거부·방해 또는 기피한 자
6. 제20조에 따른 해부명령을 거부한 자
7. 제27조에 따른 예방접종증명서를 거짓으로 발급한 자
8. 제29조를 위반하여 역학조사를 거부·방해 또는 기피한 자
9. 제45조제2항을 위반하여 성매개감염병에 관한 건강진단을 받지 아니한 자를 영업에 종사하게 한 자
10. 제46조 또는 제49조 제1항 제3호에 따른 건강진단을 거부하거나 기피한 자

제82조 【양벌규정】 법인의 대표자나 법인 또는 개인의 대리인, 사용인, 그 밖의 종업원이 그 법인 또는 개인의 업무에 관하여 제77조부터 제81조까지의 어느 하나에 해당하는 위반행위를 하면 그 행위자를 벌하는 외에 그 법인 또는 개인에게도 해당 조문의 벌금형을 과(科)한다. 다만, 법인 또는 개인이 그 위반행위를 방지하기 위하여 해당 업무에 관하여 상당한 주의와 감독을 게을리하지 아니한 경우에는 그러하지 아니하다.

제83조 【과태료】 ① 다음 각 호의 어느 하나에 해당하는 자에게는 100만원 이하의 과태료를 부과한다.

1. 제28조제2항에 따른 보고를 하지 아니하거나 거짓으로 보고한 자
2. 제51조제2항에 따른 소독을 하지 아니한 자
3. 제53조에 따른 휴업·폐업 또는 재개업 신고를 하지 아니한 자
4. 제54조제2항에 따른 소독에 관한 사항을 기록·보존하지 아니하거나 거짓으로 기록한 자

② 제1항에 따른 과태료는 대통령령으로 정하는 바에 따라 관할 시·도지사 또는 시장·군수·구청장이 부과·징수한다.

부칙 <법률 제9847호, 2009.12.29>

제1조 【시행일】 이 법은 공포 후 1년이 경과한 날부터 시행한다.

제2조 【다른 법률의 폐지】 기생충질환예방법은 폐지한다.

제3조 【의사 등의 신고 등에 관한 적용례】 제11조의 개정규정은 이 법 시행 후 최초로 제11조제1항·제3항 또는 제4항의 개정규정에서 각각 정하고 있는 사실이 발생한 경우부터 적용한다.

제4조 【고위험병원체의 분리 및 이동 신고에 관한 적용례】 제21조의 개정규정은 이 법 시행 후 최초로 고위험병원체를 분리하거나 이미 분리된 고위험병원체를 이동하려는 경우부터 적용한다.

제5조 【고위험병원체의 반입 허가 등에 관한 적용례】 제22조의 개정규정은 이 법 시행 후 최초로 고위험병원체를 국내로 반입하려는 경우부터 적용한다.

제6조 【국가 및 지방자치단체 등이 부담 또는 보조할 경비에 관한 적용례】 제64조부터 제68조까지의 개정규정은 국가 및 지방자치단체가 부담하거나 보조하여야 하는 2011년도 비용분부터 적용한다.

제7조 【처분 등에 관한 일반적 경과조치】 이 법 시행 당시 종전의 「기생충질환예방법」 및 종전의 「감염병예방법」에 따라 행한 행정처분이나 그 밖의 행정기관의 행위와 행정기관에 대한 행위는 그에 해당하는 이 법에 따른 행정기관의 행위 또는 행정기관에 대한 행위로 본다.

제8조 【감염병 등에 관한 경과조치】 이 법 시행 당시 종전의 「감염병예방법」에 따른 감염병은 이 법에 따른 감염병으로 본다.

제9조 【기생충질환 검사 등에 따른 손실보상에 관한 경과조치】 이 법 시행 전에 종전의 「기생충질환예방법」 제4조제1항에 따른 물건의 수거로 발생한 손실에 대한 보상은 종전의 「기생충질환예방법」에 따른다.

제10조 【표본감시의료기관에 관한 경과조치】 이 법 시행 당시 종전의 「감염병예방법」에 따

라 지정된 표본감시의료기관은 제16조의 개정규정에 따라 지정된 표본감시기관으로 본다.

제11조 【예방접종증명서에 관한 경과조치】 이 법 시행 당시 종전의 「감염병예방법」에 따른 예방접종증명서는 제27조의 개정규정에 따른 예방접종증명서로 본다.

제12조 【예방접종피해조사반에 관한 경과조치】 이 법 시행 당시 종전의 「감염병예방법」에 따른 예방접종피해조사반은 제30조의 개정규정에 따른 예방접종피해조사반으로 본다.

제13조 【감염병예방시설의 지정에 관한 경과조치】 이 법 시행 당시 종전의 「감염병예방법」에 따라 시·도지사 또는 시장·군수·구청장이 설치하거나 보건복지가족부장관이 지정한 감염병예방시설은 제36조의 개정규정에 따라 감염병관리기관으로 지정된 것으로 본다.

제14조 【소독업의 신고 등에 관한 경과조치】 ① 이 법 시행 당시 종전의 「감염병예방법」에 따른 소독업 신고는 제52조제1항의 개정규정에 따른 소독업 신고로 본다.
② 이 법 시행 당시 종전의 「감염병예방법」에 따른 소독업의 휴업·폐업 또는 재개업 신고는 제53조의 개정규정에 따른 소독업의 휴업·폐업 또는 재개업 신고로 본다.

제15조 【소독업자 등에 대한 교육에 관한 경과조치】 이 법 시행 당시 종전의 「감염병예방법」에 따라 소독업자와 소독업무 종사자가 받은 교육은 제55조의 개정규정에 따라 교육을 받은 것으로 본다.

제16조 【소독업무의 대행에 관한 경과조치】 이 법 시행 당시 종전의 「감염병예방법」에 따라 소독업무를 대행하고 있는 소독업자는 제56조의 개정규정에 따라 소독업무를 대행하는 것으로 본다.

제17조 【방역관 등에 관한 경과조치】 이 법 시행 당시 종전의 「감염병예방법」에 따른 방역관, 검역위원 또는 예방위원은 제60조부터 제62조까지의 개정규정에 따른 방역관, 검역위원 또는 예방위원으로 본다.

제18조 【기생충질환예방협회에 관한 경과조치】 ① 이 법 시행 당시 종전의 「기생충질환

예방법」에 따라 설치된 기생충질환예방협회는 제63조의 개정규정에 따른 한국건강관리협회로 본다.

② 이 법 시행 당시 등기부나 그 밖의 공부상에 표시된 기생충질환예방협회의 명의는 제63조의 개정규정에 따른 한국건강관리협회의 명의로 본다.

제19조 【예방접종 등으로 인한 피해에 대한 국가보상에 관한 경과조치】 이 법 시행 당시 종전의 「감염병예방법」에 따라 예방접종 등으로 발생한 피해에 대한 보상신청을 한 사람은 제71조의 개정규정에 따라 보상청구를 한 것으로 본다.

제20조 【벌칙에 관한 경과조치】 이 법 시행 전의 행위에 대하여 벌칙을 적용할 때에는 종전의 「기생충질환예방법」 및 종전의 「감염병예방법」에 따른다.

제21조 【다른 법률의 개정】 ① 공공보건의료에 관한법률 일부를 다음과 같이 개정한다.
제5조제3호 중 "감염병"을 "감염병"으로 한다.
② 공중위생관리법 일부를 다음과 같이 개정한다.
제4조제7항 중 "감염병환자"를 "감염병환자"로 한다.
제6조제2항제3호 중 "감염병환자"를 "감염병환자"로 한다.
③ 법률 제9819호 軍行刑法 전부개정법률 일부를 다음과 같이 개정한다.
제16조의 제목 "(감염병 환자의 수용)"을 "(감염병환자의 수용)"으로 하고, 같은 조 제1항 중 "감염병(「감염병예방법」 제2조제1항에 따른 감염병을 말한다. 이하 같다)"를 "감염병(「감염병의 예방 및 관리에 관한 법률」 제2조제1호에 따른 감염병을 말한다. 이하 같다)"로 하며, 같은 조 제2항 중 "「감염병예방법」"을 "「감염병의 예방 및 관리에 관한 법률」"로 한다.
제36조의 제목 및 같은 조 제1항 중 "감염병"을 각각 "감염병"으로 한다.
제113조제2항 단서 중 "감염병"을 "감염병"으로 한다.
④ 농어촌 등 보건의료를 위한 특별조치법 일부를 다음과 같이 개정한다.
제6조의2제1항 본문 및 제8조제2항제3호 중 "감염병"을 각각 "감염병"으로 한다.
⑤ 보건의료기본법 일부를 다음과 같이 개정한다.
제40조의 제목 중 "감염병"을 "감염병"으로 하고, 같은 조 중 "감염병의"를 "감염병의"로, "감염병환자"를 "감염병환자"로 한다.

⑥ 보건환경연구원법 일부를 다음과 같이 개정한다.
제5조제1항제1호를 다음과 같이 한다.

1. 「감염병의 예방 및 관리에 관한 법률」에 따른 감염병 및 「후천성면역결핍증 예방법」에 따른 후천성면역결핍증에 대한 진단, 검사, 시험, 조사 또는 연구에 관한 사항

⑦ 보호소년 등의 처우에 관한 법률 일부를 다음과 같이 개정한다.
제21조의 제목 중 "감염병"을 "감염병"으로 하고, 같은 조 제1항 및 제2항 중 "감염병"을 각각 "감염병"으로 한다.
⑧ 산업안전보건법 일부를 다음과 같이 개정한다.
제45조제1항 중 "감염병"을 "감염병"으로 한다.
⑨ 선원법 일부를 다음과 같이 개정한다.
제76조제3항 중 "감염병"을 "감염병"으로 한다.
⑩ 수의사법 일부를 다음과 같이 개정한다.
제30조제2항 중 "인수공통감염병"을 "인수공통감염병"으로 한다.
⑪ 식품위생법 일부를 다음과 같이 개정한다.
제54조제2호를 다음과 같이 한다.

2. 「감염병의 예방 및 관리에 관한 법률」 제2조제13호에 따른 감염병환자. 다만, 같은 조 제3호아목에 따른 B형간염환자는 제외한다.

⑫ 약사법 일부를 다음과 같이 개정한다.
제2조제7호다목 중 "감염병"을 "감염병"으로 한다.
제23조제3항제3호 중 "감염병"을 각각 "감염병"으로 하고, 같은 조 제4항제4호 중 "「감염병예방법」에 따른 제1종 감염병환자"를 "「감염병의 예방 및 관리에 관한 법률」에 따른 제1군감염병환자"로 하며, 같은 항 제6호 중 "감염병"을 "감염병"으로 한다.
⑬ 위생사에 관한 법률 일부를 다음과 같이 개정한다.
제4조제1항제3호 중 "감염병예방법"을 "「감염병의 예방 및 관리에 관한 법률」"로 한다.
⑭ 위험직무 관련 순직공무원의 보상에 관한 법률 일부를 다음과 같이 개정한다.
제2조제1호자목 중 "「감염병예방법」에 의한 감염병환자"를 "「감염병의 예방 및 관리에 관한 법률」에 따른 감염병환자"로, "감염병의"를 "감염병의"로 한다.
⑮ 유선 및 도선사업법 일부를 다음과 같이 개정한다.
제12조제4항제1호 중 "감염병환자"를 "감염병환자"로 한다.
제18조제2항제1호 중 "감염병환자"를 "감염병환자"로 한다.

제29조제1항제1호 중 “감염병”을 “감염병”으로 한다.
<16> 자연재해대책법 일부를 다음과 같이 개정한다.
제35조제1항제5호 중 “감염병예방”을 “감염병 예방”으로 한다.
<17> 장사 등에 관한 법률 일부를 다음과 같이 개정한다.
제30조제1호 중 “감염병”을 “감염병”으로 한다.
<18> 재난 및 안전관리기본법 일부를 다음과 같이 개정한다.
제3조제1호다목 중 “감염병”을 “감염병”으로 한다.
<19> 재해구호법 일부를 다음과 같이 개정한다.
제4조제1항제4호 중 “감염병”을 “감염병”으로 한다.
<20> 주세법 일부를 다음과 같이 개정한다.
제19조제4항제2호를 다음과 같이 한다.
2. 감염병환자
<21> 지방세법 일부를 다음과 같이 개정한다.
제287조제1항제2호를 다음과 같이 한다.
2. 「감염병의 예방 및 관리에 관한 법률」에 따른 한국건강관리협회
<22> 지방의료원의 설립 및 운영에 관한 법률 일부를 다음과 같이 개정한다.
제7조제1항제2호 중 “감염병”을 “감염병”으로 한다.
<23> 지방자치법 일부를 다음과 같이 개정한다.
제9조제2항제2호바목 중 “감염병”을 “감염병”으로 한다.
<24> 지역보건법 일부를 다음과 같이 개정한다.
제9조제2호 중 “감염병”을 “감염병”으로 한다.
<25> 출입국관리법 일부를 다음과 같이 개정한다.
제11조제1항제1호 중 “감염병환자”를 “감염병환자”로 한다.
<26> 학교보건법 일부를 다음과 같이 개정한다.
제6조제1항제9호 및 제10호를 각각 다음과 같이 한다.
9. 감염병원, 감염병격리병사, 격리소
10. 감염병요양소, 진료소
제8조 중 “감염병”을 “감염병”으로 한다.
제10조제1항 중 “「감염병예방법」 제20조에 따른 예방접종증명서를 발급받아 같은 법 제11조 및 제12조”를 “「감염병의 예방 및 관리에 관한 법률」 제27조에 따른 예방접종증명

서를 발급받아 같은 법 제24조 및 제25조"로 한다.
제14조 중 "감염병"을 "감염병"으로 한다.
제14조의2의 제목 중 "감염병"을 "감염병"으로 하고, 같은 조 전단 중 "「감염병예방법」 제11조 및 제12조"를 "「감염병의 예방 및 관리에 관한 법률」 제24조 및 제25조"로, "감염병의"를 "감염병의"로 한다.
<27> 형의 집행 및 수용자의 처우에 관한 법률 일부를 다음과 같이 개정한다.
제18조제1항 중 "감염병"을 "감염병"으로 한다.
제53조제1항제3호 중 "감염병"을 "감염병"으로 한다.
제128조제2항 단서 중 "감염병"을 "감염병"으로 한다.
<28> 혈액관리법 일부를 다음과 같이 개정한다.
제2조제4호의2 중 "감염병환자"를 "감염병환자"로 한다.
제7조제2항 중 "감염병환자"를 "감염병환자"로 하고, 같은 조 제4항 본문 중 "감염병환자"를 "감염병환자"로 한다.
<29> 한센인피해사건의 진상규명 및 피해자생활지원 등에 관한 법률 일부를 다음과 같이 개정한다.
제2조제2호 중 "「감염병예방법」 제23조에서 정하는 감염병예방시설"을 "「감염병의 예방 및 관리에 관한 법률」 제36조 및 제37조에 따른 감염병관리기관"으로 한다.
<30> 후천성면역결핍증 예방법 일부를 다음과 같이 개정한다.
제4조를 삭제한다.

제22조 【다른 법령과의 관계】 이 법 시행 당시 다른 법령에서 종전의 「기생충질환예방법」 및 종전의 「감염병예방법」 또는 그 규정을 인용한 경우에 이 법 가운데 그에 해당하는 규정이 있으면 종전의 규정을 갈음하여 이 법 또는 이 법의 해당 규정을 인용한 것으로 본다.

부칙 <법률 제9932호, 2010.1.18> (정부조직법)

제1조 【시행일】 이 법은 공포 후 2개월이 경과한 날부터 시행한다. <단서 생략>
제2조 및 제3조 생략
제4조 【다른 법률의 개정】 ①부터 <106>까지 생략
<107> 법률 제9847호 감염병예방법 전부개정법률 일부를 다음과 같이 개정한다.
제2조제7호부터 제12호까지, 제7조제1항 · 제4항, 제8조제1항, 제10조제2항 각 호 외의 부

분, 제11조제1항 각 호 외의 부분 본문ㆍ제4항, 제13조제1항, 제16조제1항ㆍ제2항 전단ㆍ제3항ㆍ제4항, 제17조제1항, 제20조제4항, 제21조제1항, 제22조제1항ㆍ제2항 본문 및 단서ㆍ제3항, 제23조제2항, 제24조제1항제12호, 제25조제1항제1호, 제28조제1항, 제32조제1항, 제33조제1항ㆍ제2항, 제34조제1항ㆍ제2항제5호, 제35조제1항, 제37조제1항 각 호 외의 부분ㆍ제3항, 제40조제1항부터 제3항까지, 제41조제1항ㆍ제2항ㆍ제3항 각 호 외의 부분, 제42조제1항 각 호 외의 부분ㆍ제4호, 제43조제1항, 제67조제7호, 제70조제1항, 제71조제2항ㆍ제3항 전단 및 제76조 중 "보건복지가족부장관"을 각각 "보건복지부장관"으로 한다.

제2조제5호ㆍ제6호ㆍ제13호ㆍ제19호, 제11조제4항ㆍ제5항, 제12조제1항 각 호 외의 부분ㆍ제3항, 제13조제2항, 제14조제3항, 제15조, 제16조제5항, 제17조제2항, 제19조, 제20조제5항, 제21조제2항, 제22조제4항, 제23조제1항ㆍ제3항, 제27조제1항ㆍ제2항, 제28조제1항ㆍ제2항, 제31조제2항, 제32조제2항, 제33조제2항, 제36조제1항ㆍ제2항ㆍ제4항, 제37조제2항, 제39조, 제43조제2항, 제45조제1항, 제46조 각 호 외의 부분, 제48조제2항, 제51조제1항ㆍ제2항, 제52조제1항 전단, 제53조, 제54조제1항ㆍ제2항, 제55조제3항, 제59조제3항, 제61조제3항, 제62조제3항 및 제69조 중 "보건복지가족부령"을 각각 "보건복지부령"으로 한다.

제9조제1항 및 제60조제1항ㆍ제2항 중 "보건복지가족부"를 각각 "보건복지부"로 한다.

제10조제2항 각 호 외의 부분 중 "보건복지가족부차관"을 "보건복지부차관"으로 한다.

<108>부터 <137>까지 생략

제5조 생략

감염병의 예방 및 관리에 관한 법률 시행령

일부개정 [법률 19801호,2006.12.29], 시행일 2007.1.1
전부개정 [대통령령 제22564호, 2010.12.29], 시행일 2010.12.30

제1조 【목적】 이 영은 「감염병의 예방 및 관리에 관한 법률」에서 위임된 사항과 그 시행에 필요한 사항을 규정함을 목적으로 한다.

제2조 【감염병관리위원회 위원의 임무 및 임기】 ①「감염병의 예방 및 관리에 관한 법률」(이하 "법"이라 한다) 제9조제1항에 따른 감염병관리위원회(이하 "위원회"라 한다) 위원장은 위원회를 대표하고 위원회의 사무를 총괄한다.

② 위원회 부위원장은 위원장을 보좌하며 위원장이 부득이한 사유로 직무를 수행할 수 없을 때에는 그 직무를 대행한다.

③ 위원회 위원 중 위촉위원의 임기는 2년으로 한다.

④ 위원회 위원의 자리가 빈 경우 그 보궐위원의 임기는 전임위원 임기의 남은 기간으로 한다.

제3조 【회의】 ① 위원회의 회의는 보건복지부장관 또는 위원 과반수가 요구하거나 위원장이 필요하다고 인정할 때에 소집한다.

② 위원회의 회의는 재적위원 과반수의 출석으로 개의(開議)하고 출석위원 과반수의 찬성으로 의결한다.

③ 위원회 위원장은 위원회에서 의결된 사항을 보건복지부장관에게 보고하여야 한다.

④ 위원회는 그 업무 수행에 필요하다고 인정할 때에는 관계 공무원 또는 관계 전문가를 위원회에 출석하게 하여 그 의견을 들을 수 있다.

제4조 【간사】 위원회의 사무 처리를 위하여 위원회에 간사 1명을 두며, 간사는 보건복지부 소속 공무원 중에서 위원장이 임명한다.

제5조 【수당의 지급 등】 위원회의 회의에 출석한 위원에게 예산의 범위에서 수당과 여비를 지급할 수 있다. 다만, 공무원인 위원이 그 소관 업무와 직접 관련하여 출석하는 경우에는 그러하지 아니하다.

제6조 【운영세칙】 이 영에서 규정한 사항 외에 위원회의 운영에 필요한 사항은 위원회의 의결을 거쳐 위원장이 정한다.

제7조 【전문위원회의 구성】 ① 법 제10조제3항에 따라 위원회에 다음 각 호의 분야별 전문위원회를 둔다.

1. 예방접종 전문위원회

2. 예방접종피해보상 전문위원회
3. 후천성면역결핍증 전문위원회
4. 결핵 전문위원회
5. 역학조사 전문위원회
6. 인수(人獸)공통감염 전문위원회
7. 감염병 위기관리대책 전문위원회

② 전문위원회는 각각 위원장 1명을 포함한 15명 이내의 위원으로 구성한다.

③ 전문위원회 위원장은 위원회 위원 중에서 위원회의 위원장이 임명한다.

④ 전문위원회 위원은 위원회 위원 중에서 위원회 위원장이 임명하거나 관련 학회와 단체 또는 위원회 위원의 추천을 받아 위원회의 위원장이 위촉한다.

제8조 【전문위원회의 회의 및 운영】 ① 전문위원회의 회의는 위원회 위원장 또는 전문위원회 위원 과반수가 요구하거나 전문위원회 위원장이 필요하다고 인정할 때에 소집한다.

② 전문위원회의 회의는 재적위원 과반수의 출석으로 개의하고 출석위원 과반수의 찬성으로 의결한다.

③ 전문위원회 위원장은 전문위원회에서 심의·의결한 사항을 지체 없이 위원회 위원장에게 보고하여야 한다.

④ 이 영에서 규정한 사항 외에 전문위원회의 운영에 필요한 사항은 전문위원회의 의결을 거쳐 전문위원회 위원장이 정한다.

제9조 【그 밖의 인수공통감염병】 법 제14조제1항제4호에서 "대통령령으로 정하는 인수공통감염병"이란 돼지인플루엔자[H5 또는 H7 혈청형 바이러스 및 신종 인플루엔자 A(H1N1) 바이러스만 해당한다]를 말한다.

제10조 【공공기관】 법 제16조제6항 전단에서 "대통령령으로 정하는 공공기관"이란 「국민건강보험법」에 따른 건강보험심사평가원 및 국민건강보험공단을 말한다.

제11조 【제공 정보의 내용】 법 제16조제6항에 따라 요구할 수 있는 정보의 내용에는 다음 각 호의 사항이 포함될 수 있다.

1. 감염병환자, 감염병의사환자 또는 병원체보유자(이하 "감염병환자등"이라 한다)의

성명 · 주민등록번호 · 성별 · 주소 · 전화번호 · 직업 · 감염병명 · 발병일 및 진단일
2. 감염병환자등을 진단한 의료기관의 명칭 · 주소지 · 전화번호 및 의사 이름

제12조 【역학조사의 내용】 ① 법 제18조제1항에 따른 역학조사에 포함되어야 하는 내용은 다음 각 호와 같다.

1. 감염병환자등의 인적 사항
2. 감염병환자등의 발병일 및 발병 장소
3. 감염병의 감염원인 및 감염경로
4. 감염병환자등에 관한 진료기록
5. 그 밖에 감염병의 원인 규명과 관련된 사항

② 법 제29조에 따른 역학조사에 포함되어야 하는 내용은 다음 각 호와 같다.

1. 예방접종 후 이상반응자의 인적 사항
2. 예방접종기관, 접종일시 및 접종내용
3. 예방접종 후 이상반응에 관한 진료기록
4. 예방접종약에 관한 사항
5. 그 밖에 예방접종 후 이상반응의 원인 규명과 관련된 사항

제13조 【역학조사의 시기】 법 제18조제1항 및 제29조에 따른 역학조사는 다음 각 호의 구분에 따라 해당 사유가 발생하면 실시한다.

1. 질병관리본부장이 역학조사를 하여야 하는 경우
   가. 둘 이상의 특별시 · 광역시 · 도 · 특별자치도(이하 "시 · 도"라 한다)에서 역학조사가 동시에 필요한 경우
   나. 감염병 발생 및 유행 여부 또는 예방접종 후 이상반응에 관한 조사가 긴급히 필요한 경우
   다. 특별시장 · 광역시장 · 도지사 · 특별자치도지사(이하 "시 · 도지사"라 한다)의 역학조사가 불충분하였거나 불가능하다고 판단되는 경우
2. 시 · 도지사 또는 시장 · 군수 · 구청장(자치구의 구청장을 말한다. 이하 같다)이 역학조사를 하여야 하는 경우
   가. 관할 지역에서 감염병이 발생하여 유행할 우려가 있는 경우
   나. 관할 지역 밖에서 감염병이 발생하여 유행할 우려가 있는 경우로서 그 감염병이

관할구역과 역학적 연관성이 있다고 의심되는 경우
다. 관할 지역에서 예방접종 후 이상반응 사례가 발생하여 그 원인 규명을 위한 조사가 필요한 경우

제14조【역학조사의 방법】법 제18조제1항 및 제29조에 따른 역학조사의 방법은 별표 1과 같다.

제15조【역학조사반의 구성】① 법 제18조제1항 및 제29조에 따른 역학조사를 하기 위하여 질병관리본부에 중앙역학조사반을 두고, 시·도에 시·도역학조사반을 두며, 시·군·구(자치구를 말한다. 이하 같다)에 시·군·구역학조사반을 둔다.
② 중앙역학조사반은 30명 이내, 시·도역학조사반 및 시·군·구역학조사반은 각각 20명 이내의 반원으로 구성한다.
③ 역학조사반원은 다음 각 호의 어느 하나에 해당하는 사람 중에서 질병관리본부장, 시·도지사 및 시장·군수·구청장이 각각 임명하거나 위촉한다.
1. 방역, 역학조사 또는 예방접종 업무를 담당하는 공무원
2. 법 제60조제2항에 따른 역학조사관
3. 「농어촌 등 보건의료를 위한 특별조치법」에 따라 채용된 공중보건의사
4. 「의료법」 제2조제1항에 따른 의료인
5. 그 밖에 감염병 등과 관련된 분야의 전문가
④ 역학조사반은 감염병 분야와 예방접종 후 이상반응 분야로 구분하여 운영하되, 분야별 운영에 필요한 사항은 질병관리본부장이 정한다.

제16조【역학조사반의 임무 등】① 역학조사반의 임무는 다음 각 호와 같다.
1. 중앙역학조사반
가. 역학조사 계획의 수립, 시행 및 평가
나. 역학조사의 실시 기준 및 방법의 개발
다. 시·도역학조사반 및 시·군·구역학조사반에 대한 교육·훈련
라. 감염병에 대한 역학적인 연구
마. 감염병의 발생·유행 사례 및 예방접종 후 이상반응의 발생 사례 수집, 분석 및 제공

바. 시・도역학조사반에 대한 기술지도 및 평가

2. 시・도 역학조사반

가. 관할 지역 역학조사 계획의 수립, 시행 및 평가

나. 관할 지역 역학조사의 세부 실시 기준 및 방법의 개발

다. 중앙역학조사반에 관할 지역 역학조사 결과 보고

라. 관할 지역 감염병의 발생・유행 사례 및 예방접종 후 이상반응의 발생 사례 수집, 분석 및 제공

마. 시・군・구역학조사반에 대한 기술지도 및 평가

3. 시・군・구 역학조사반

가. 관할 지역 역학조사 계획의 수립 및 시행

나. 시・도역학조사반에 관할 지역 역학조사 결과 보고

다. 관할 지역 감염병의 발생・유행 사례 및 예방접종 후 이상반응의 발생 사례 수집, 분석 및 제공

② 역학조사를 하는 역학조사반원은 보건복지부령으로 정하는 역학조사반원증을 지니고 관계인에게 보여 주어야 한다.

③ 질병관리본부장, 시・도지사 또는 시장・군수・구청장은 역학조사반원에게 예산의 범위에서 역학조사 활동에 필요한 수당과 여비를 지급할 수 있다.

第17조 **【고위험병원체의 반입 허가 요건】** 법 제22조제1항에 따라 고위험병원체의 반입 허가를 받으려는 자는 다음 각 호의 요건을 모두 갖추어야 한다.

1. 「유전자변형생물체의 국가간 이동 등에 관한 법률」 제22조제1항에 따라 안전관리 등급별로 허가를 받거나 신고를 한 연구시설을 설치・운영할 것
2. 고위험병원체의 안전한 수송 및 비상조치 계획을 수립할 것
3. 고위험병원체 전담관리자를 둘 것

第18조 **【고위험병원체의 반입 허가 변경신고 사항】** 법 제22조제2항 단서에서 "대통령령으로 정하는 경미한 사항"이란 다음 각 호의 사항을 말한다.

1. 고위험병원체의 반입 허가를 받은 자의 성명(법인인 경우에는 명칭을 말한다) 및 주소
2. 고위험병원체 전담관리자의 성명 및 소속

제19조 【고위험병원체 인수 장소 지정】 법 제22조제3항에 따라 고위험병원체를 인수하여 이동하려는 자는 보건복지부장관이 정하는 장소 중에서 인수 장소를 지정하여야 한다.

제20조 【예방접종업무의 위탁】 ① 특별자치도지사 또는 시장·군수·구청장은 법 제24조제2항 및 제25조제2항에 따라 보건소에서 시행하기 어렵거나 보건소를 이용하기 불편한 주민 등에 대한 예방접종업무를 「의료법」 제3조에 따른 종합병원, 병원, 요양병원(의사가 의료행위를 하는 곳만 해당한다) 또는 의원 중에서 특별자치도지사 또는 시장·군수·구청장이 지정하는 의료기관에 위탁할 수 있다. 이 경우 특별자치도지사 또는 시장·군수·구청장은 위탁한 기관을 공고하여야 한다.

② 제1항에 따라 예방접종업무를 위탁한 경우의 예방접종 비용 산정 및 비용 상환 절차 등에 관하여 필요한 사항은 보건복지부장관이 정하여 고시한다.

제21조 【예방접종피해조사반의 구성 등】 ① 법 제30조제2항에 따른 예방접종피해조사반(이하 "피해조사반"이라 한다)은 10명 이내의 반원으로 구성한다.

② 피해조사반원은 질병관리본부장이 소속 공무원이나 다음 각 호의 어느 하나에 해당하는 사람 중에서 임명하거나 위촉한다.

1. 예방접종 및 예방접종 후 이상반응 분야의 전문가
2. 「의료법」 제2조제1항에 따른 의료인

③ 피해조사반은 다음 각 호의 사항을 조사하고, 그 결과를 예방접종피해보상 전문위원회에 보고하여야 한다.

1. 제31조제2항에 따라 시·도지사가 제출한 기초조사 결과에 대한 평가 및 보완
2. 법 제72조제1항에서 규정하는 제3자의 고의 또는 과실 유무
3. 그 밖에 예방접종으로 인한 피해보상과 관련하여 예방접종피해보상 전문위원회가 결정하는 사항

④ 제3항에 따라 피해조사를 하는 피해조사반원은 보건복지부령으로 정하는 예방접종피해조사반원증을 지니고 관계인에게 보여 주어야 한다.

⑤ 질병관리본부장은 피해조사반원에게 예산의 범위에서 피해조사 활동에 필요한 수당과 여비를 지급할 수 있다.

⑥ 피해조사반의 운영에 관한 세부사항은 예방접종피해보상 전문위원회의 의결을 거쳐 질병관리본부장이 정한다.

제22조 【감염병 위기관리대책 수립 절차 등】 ① 보건복지부장관은 법 제34조제1항에 따라 감염병 위기관리대책을 수립하기 위하여 관계 행정기관, 지방자치단체 및 「공공기관의 운영에 관한 법률」 제4조에 따른 공공기관 등에 자료의 제출을 요청할 수 있다.

② 보건복지부장관은 법 제34조제1항에 따라 수립한 감염병 위기관리대책을 관계 중앙행정기관의 장에게 통보하여야 한다.

제23조 【자가치료 및 입원치료의 방법 및 절차 등】 법 제41조제4항에 따른 자가치료 및 입원치료의 방법 및 절차 등은 별표 2와 같다.

제24조 【독을 하여야 하는 시설】 법 제51조제2항에 따라 감염병 예방에 필요한 소독을 하여야 하는 시설은 다음 각 호와 같다.

1. 「공중위생관리법」에 따른 숙박업소(객실 수 20실 이상인 경우만 해당한다), 「관광진흥법」에 따른 관광숙박업소
2. 연면적 300제곱미터 이상의 식품접객업소
3. 「여객자동차 운수사업법」에 따른 시내버스 · 농어촌버스 · 마을버스 · 시외버스 · 전세버스 · 장의자동차, 「항공법」에 따른 항공기와 공항시설, 「해운법」에 따른 여객선, 「항만법」에 따른 연면적 300제곱미터 이상의 대합실, 「철도사업법」 및 「도시철도법」에 따른 여객운송 철도차량과 역사(驛舍) 및 역무시설
4. 「유통산업발전법」에 따른 대형마트, 전문점, 백화점, 쇼핑센터, 복합쇼핑몰, 그 밖의 대규모 점포와 「전통시장 및 상점가 육성을 위한 특별법」에 따른 전통시장
5. 종합병원 · 병원 · 요양병원 · 치과병원 및 한방병원
6. 한 번에 100명 이상에게 계속적으로 식사를 공급하는 집단급식소
7. 「주택법」에 따른 기숙사 및 50명 이상을 수용할 수 있는 합숙소
8. 「공연법」에 따른 공연장(객석 수 300석 이상인 경우만 해당한다)
9. 「초 · 중등교육법」 제2조 및 「고등교육법」 제2조에 따른 학교
10. 「학원의 설립 · 운영 및 과외교습에 관한 법률」에 따른 연면적 1천제곱미터 이상의 학원
11. 연면적 2천제곱미터 이상의 사무실용 건축물 및 복합용도의 건축물
12. 「영유아보육법」에 따른 영유아 보육시설 및 「유아교육법」에 따른 유치원(50명 이상을 수용하는 영유아 보육시설 및 유치원만 해당한다)
13. 「주택법」에 따른 공동주택(300세대 이상인 경우만 해당한다)

제25조 【방역관의 자격 및 직무 등】 ① 보건복지부장관 및 시·도지사는 법 제60조제1항에 따라 소속 공무원 중에서 방역관을 임명한다.

② 방역관은 그 소속 기관 또는 배치된 기관의 장의 명을 받아 법 제4조제2항제1호부터 제7호(제3항에 따라 질병관리본부에 두는 방역관의 경우에는 제8호를 포함한다)까지의 규정에 따른 업무를 담당한다.

③ 방역관은 질병관리본부 및 각 시·도에 배치하되, 시·도지사가 감염병 예방에 관한 사무를 처리하기 위하여 필요하다고 인정할 때에는 시·군·구에도 배치할 수 있다.

제26조 【역학조사관의 자격 및 직무 등】 ① 보건복지부장관 및 시·도지사는 법 제60조제2항에 따라 다음 각 호의 사람 중에서 역학조사관을 임명한다.

1. 방역, 역학조사 또는 예방접종 업무를 담당하는 공무원
2. 「농어촌 등 보건의료를 위한 특별조치법」에 따라 채용된 공중보건의사
3. 「의료법」 제2조제1항에 따른 의료인
4. 그 밖에 감염병 등과 관련된 분야의 전문가

② 역학조사관은 다음 각 호의 업무를 담당한다.

1. 역학조사 계획 수립
2. 역학조사 수행 및 결과 분석
3. 역학조사 실시 기준 및 방법의 개발
4. 역학조사 기술지도
5. 역학조사 교육훈련
6. 감염병에 대한 역학적인 연구

③ 역학조사관은 질병관리본부 및 각 시·도에 배치할 수 있고, 시·도지사가 역학조사에 관한 사무를 처리하기 위하여 필요하다고 인정할 때에는 시·군·구에도 배치할 수 있다.

④ 보건복지부장관 및 시·도지사는 역학조사관에게 예산의 범위에서 연구비와 여비를 지급할 수 있다.

제27조 【시·도의 보조 비율】 법 제66조에 따른 시·도(특별자치도는 제외한다)의 경비 보조액은 시·군·구가 부담하는 금액의 3분의 2로 한다.

第28조 【손실보상의 범위 및 보상액의 산정 등】 ① 법 제70조제1항에 따라 손실을 보상하는 범위는 다음 각 호의 구분에 따른다.

1. 법 제37조의 경우 : 의료기관이 감염병관리시설을 설치·운영하는 데에 든 비용
2. 법 제49조제1항제13호의 경우 : 건물의 소유자가 해당 건물에 대한 소독이나 그 밖에 필요한 조치를 하는 데에 든 비용

② 법 제70조제1항에 따라 손실보상을 청구하려는 의료기관의 경영자와 건물의 소유자는 보건복지부령으로 정하는 바에 따라 손실보상청구서에 손실에 관한 증명서류를 첨부하여 보건복지부장관, 시·도지사 또는 시장·군수·구청장에게 제출하여야 한다.

③ 제2항에 따라 청구를 받은 보건복지부장관, 시·도지사 또는 시장·군수·구청장은 사실조사를 하고 전문가의 자문을 받아 보상액을 산정하여 보상금을 지급한다.

④ 제2항에 따라 손실보상을 청구한 자가 제3항에 따라 결정된 보상금에 대하여 불복할 때에는 그 처분을 받은 날부터 30일 이내에 그 처분관청에 이의를 신청할 수 있다.

第29조 【예방접종 등에 따른 피해의 보상 기준】 법 제71조제1항에 따라 보상하는 보상금의 지급 기준은 다음 각 호와 같다.

1. 진료비 : 예방접종피해로 발생한 질병의 진료비 중 「국민건강보험법」에 따라 보험자가 부담하거나 지급한 금액을 제외한 잔액 또는 「의료급여법」에 따라 의료급여기금이 부담한 금액을 제외한 잔액
2. 간병비 : 입원진료의 경우에 한정하여 1일당 5만원
3. 장애인이 된 사람에 대한 일시보상금 : 「장애인복지법」에서 정한 장애 등급에 따른 다음 각 목의 금액
   가. 장애 등급 1급인 사람 : 사망한 사람에 대한 일시보상금의 100분의 100
   나. 장애 등급 2급인 사람 : 사망한 사람에 대한 일시보상금의 100분의 85
   다. 장애 등급 3급인 사람 : 사망한 사람에 대한 일시보상금의 100분의 70
   라. 장애 등급 4급인 사람 : 사망한 사람에 대한 일시보상금의 100분의 55
   마. 장애 등급 5급인 사람 : 사망한 사람에 대한 일시보상금의 100분의 40
   바. 장애 등급 6급인 사람 : 사망한 사람에 대한 일시보상금의 100분의 25
4. 사망한 사람에 대한 일시보상금 : 사망 당시의 「최저임금법」에 따른 월 최저임금액에 240을 곱한 금액에 상당하는 금액
5. 장제비 : 30만원

제30조 【예방접종 등에 따른 피해의 보상대상자】 ① 법 제71조제1항에 따라 보상을 받을 수 있는 사람은 다음 각 호의 구분에 따른다.

1. 법 제71조제1항제1호 및 제2호의 경우 : 본인
2. 법 제71조제1항제3호의 경우 : 유족 중 우선순위자

② 법 제71조제1항제3호에서 "대통령령으로 정하는 유족"이란 배우자(사실상 혼인관계에 있는 사람을 포함한다), 자녀, 부모, 손자·손녀, 조부모, 형제자매를 말한다.

③ 유족의 순위는 제2항에 열거한 순위에 따르되, 행방불명 등으로 지급이 어려운 사람은 제외하며, 우선순위의 유족이 2명 이상일 때에는 사망한 사람에 대한 일시보상금을 균등하게 배분한다.

제31조 【예방접종 등에 따른 피해의 보상 절차】 ① 법 제71조제1항에 따라 보상을 받으려는 사람은 보건복지부령으로 정하는 바에 따라 보상청구서에 피해에 관한 증명서류를 첨부하여 관할 특별자치도지사 또는 시장·군수·구청장에게 제출하여야 한다.

② 시장·군수·구청장은 제1항에 따라 받은 서류(이하 "피해보상청구서류"라 한다)를 시·도지사에게 제출하고, 피해보상청구서류를 받은 시·도지사와 제1항에 따라 피해보상청구서류를 받은 특별자치도지사는 지체 없이 예방접종으로 인한 피해에 관한 기초조사를 한 후 피해보상청구서류에 기초조사 결과 및 의견서를 첨부하여 보건복지부장관에게 제출하여야 한다.

③ 보건복지부장관은 예방접종피해보상 전문위원회의 의견을 들어 보상 여부를 결정한 후 그 사실을 시·도지사에게 통보하고, 시·도지사(특별자치도지사는 제외한다)는 시장·군수·구청장에게 통보하여야 한다.

④ 보건복지부장관은 제3항에 따라 보상을 하기로 결정한 사람에 대하여 제29조의 보상기준에 따른 보상금을 지급한다.

⑤ 이 영에서 규정한 사항 외에 예방접종으로 인한 피해보상 심의의 절차 및 방법에 관하여 필요한 사항은 보건복지부장관이 정한다.

제32조 【권한의 위임】 보건복지부장관은 법 제76조에 따라 다음 각 호의 권한을 질병관리본부장에게 위임한다.

1. 법 제10조제3항에 따른 전문위원회의 운영에 관한 업무
2. 법 제11조제4항에 따른 표본감시 대상이 되는 감염병의 신고에 관한 업무

3. 법 제13조에 따른 특별자치도지사 · 시장 · 군수 · 구청장의 보고에 관한 업무
4. 법 제16조에 따른 감염병 표본감시 등에 관한 업무
5. 법 제17조에 따른 실태조사에 관한 업무
6. 법 제21조에 따른 고위험병원체의 분리 및 이동 신고에 관한 업무
7. 법 제22조에 따른 고위험병원체의 반입 허가 등에 관한 업무
8. 법 제23조에 따른 고위험병원체의 안전관리에 관한 업무
9. 법 제25조제1항제1호에 따른 임시예방접종의 요청에 관한 업무
10. 법 제28조에 따른 예방접종 기록의 보고에 관한 업무
11. 법 제32조에 따른 예방접종의 실시주간 및 실시기준 등에 관한 업무
12. 법 제33조에 따른 예방접종약품의 계획 생산, 지원 및 비용 지급에 관한 업무
13. 법 제37조에 따른 감염병위기 시 감염병관리기관의 설치 등에 관한 업무
14. 법 제40조에 따른 생물테러감염병 등에 대비한 의약품 및 장비의 비축, 계약, 생산지시, 역학조사 등에 관한 업무
15. 법 제41조에 따른 감염병환자등의 관리에 관한 업무
16. 법 제42조에 따른 감염병에 관한 강제처분에 관한 업무
17. 법 제43조에 따른 감염병환자등의 입원 통지에 관한 업무
18. 법 제60조에 따른 방역관 및 역학조사관에 관한 업무
19. 법 제70조에 따른 손실보상에 관한 업무
20. 법 제71조에 따른 예방접종 등에 따른 피해의 국가보상에 관한 업무

제33조 【과태료의 부과】 ① 법 제83조제1항에 따른 과태료의 부과기준은 별표 3과 같다.
② 시 · 도지사 또는 시장 · 군수 · 구청장은 위반행위의 동기와 그 결과를 고려하여 과태료 부과기준액의 2분의 1까지 줄여서 부과할 수 있다.

부칙 <대통령령 제22564호, 2010.12.29>

제1조 【시행일】 이 영은 2010년 12월 30일부터 시행한다. 다만, 부칙 제7조제11항은 2011년 1월 1일부터 시행한다.
제2조 【간병비 보상기준에 관한 적용례】 제29조제2호의 개정규정은 이 영 시행 후 최초로 지급하는 간병비부터 적용한다.
제3조 【예방접종업무의 수탁기관에 관한 경과조치】 이 영 시행 당시 종전의 「감염병예방

법 시행령」에 따라 예방접종업무를 위탁받은 기관은 제20조제1항의 개정규정에 따라 예방접종업무를 위탁받은 기관으로 본다.

제4조【방역관의 직명에 관한 경과조치】 이 영 시행 당시 종전의 「감염병예방법 시행령」에 따른 방역사 및 방역관은 제25조의 개정규정에 따른 방역관으로 본다.

제5조【역학조사관의 자격에 관한 경과조치】 이 영 시행 당시 종전의 「감염병예방법 시행령」에 따른 역학조사관은 제26조제1항의 개정규정에 따른 역학조사관의 자격을 갖춘 것으로 본다.

제6조【과태료에 관한 경과조치】 ① 이 영 시행 전의 위반행위에 대한 과태료 부과처분은 별표 3의 개정규정 중 1차 위반행위의 과태료 부과기준에 따른다.

② 이 영 시행 전의 위반행위로 받은 과태료 부과처분은 별표 3의 개정규정에 따른 위반행위의 횟수 산정에 포함하지 아니한다.

제7조【다른 법령의 개정】 ① 공중보건장학을위한특례법시행령 일부를 다음과 같이 개정한다.

제2조제3호 중 "감염병질환"을 "감염병질환"으로 한다.

② 국가공무원 복무규정 일부를 다음과 같이 개정한다.

제18조제1항제2호 중 "감염병"을 "감염병"으로 한다.

③ 국가통합교통체계효율화법 시행령 일부를 다음과 같이 개정한다.

제23조제3호 중 "감염병"을 "감염병"으로 한다.

④ 국고금관리법 시행령 일부를 다음과 같이 개정한다.

제42조제11호 중 "감염병예방"을 "감염병예방"으로 한다.

⑤ 군수품관리법 시행령 일부를 다음과 같이 개정한다.

제29조 중 "감염병예방"을 "감염병예방"으로 한다.

⑥ 군에서의 형의 집행 및 군수용자의 처우에 관한 법률 시행령 일부를 다음과 같이 개정한다.

제14조제4항 전단 중 "감염병(「감염병예방법」 제2조제1호에 따른 감염병을 말한다. 이하 같다)"을 "감염병(「감염병의 예방 및 관리에 관한 법률」 제2조제2호에 따른 감염병을 말한다. 이하 같다)"으로 하고, 같은 조 제5항 중 "감염병"을 "감염병"으로 한다.

제50조의 제목 "(감염병에 관한 조치)"를 "(감염병에 관한 조치)"로 하고, 같은 조 제1항부터 제4항까지 중 "감염병"을 각각 "감염병"으로 한다.

⑦ 노인장기요양보험법 시행령 일부를 다음과 같이 개정한다.

제12조제2항제1호를 다음과 같이 한다.

1. 「감염병의 예방 및 관리에 관한 법률」에 따른 감염병환자로서 감염의 위험성이 있는 경우

⑧ 모자보건법 시행령 일부를 다음과 같이 개정한다.

제13조제1항제4호 중 "「감염병예방법」 제11조제1항"을 "「감염병의 예방 및 관리에 관한 법률」 제24조제1항"으로 한다.

제16조의2제1호를 다음과 같이 하고, 같은 조 제2호 중 "감염병"을 "감염병"으로 한다.

2. 「감염병의 예방 및 관리에 관한 법률」 제2조에 따른 감염병이 있는 사람

⑨ 민방위기본법 시행령 일부를 다음과 같이 개정한다.

제12조제1항제1호바목 중 "감염병"을 "감염병"으로 한다.

⑩ 보호소년 등의 처우에 관한 법률 시행령 일부를 다음과 같이 개정한다.

제45조의 제목 "(감염병의 예방)"을 "(감염병의 예방)"으로 하고, 같은 조 제1항부터 제3항까지 중 "감염병"을 각각 "감염병"으로 한다.

제46조의 제목 "(감염병 발생 보고 등)"을 "(감염병 발생 보고 등)"으로 하고, 같은 조 제목 외의 부분 중 "감염병"을 "감염병"으로, "「감염병예방법」 제5조"를 "「감염병의 예방 및 관리에 관한 법률」 제12조"로 한다.

⑪ 대통령령 제22286호 병역법 시행령 일부개정령 일부를 다음과 같이 개정한다.

제129조제3항제1호를 다음과 같이 한다.

1. 「감염병의 예방 및 관리에 관한 법률」에 따른 감염병에 걸린 경우

⑫ 부가가치세법 시행령 일부를 다음과 같이 개정한다.

제29조제10호 중 "「감염병예방법」 제40조의3의 규정"을 "「감염병의 예방 및 관리에 관한 법률」 제52조"로 한다.

⑬ 수의사법 시행령 일부를 다음과 같이 개정한다.

제20조제3호 중 "인수공통감염병"을 "인수공통감염병"으로 한다.

⑭ 아동복지법 시행령 중 일부를 다음과 같이 개정한다.

제8조제2항 단서 중 "감염병질환"을 "감염병질환"으로 한다.

⑮ 여권법 시행령 일부를 다음과 같이 개정한다.

제28조제6호 중 "감염병"을 "감염병"으로 한다.

<16> 외국인근로자의 고용 등에 관한 법률 시행령 일부를 다음과 같이 개정한다.

제23조제1항제4호 중 "「감염병예방법」 제2조제1항제1호부터 제4호까지의 규정에 따른 감

염병"을 "「감염병의 예방 및 관리에 관한 법률」 제2조제2호부터 제5호까지의 규정에 따른 감염병"으로 한다.

<17> 위생사에 관한 법률 시행령 일부를 다음과 같이 개정한다.

제3조제1항제5호 중 "「감염병예방법」"을 "「감염병의 예방 및 관리에 관한 법률」"로 한다.

<18> 자연재해대책법 시행령 일부를 다음과 같이 개정한다.

제28조제1항제5호 중 "감염병"을 "감염병"으로 한다.

<19> 장사 등에 관한 법률 시행령 일부를 다음과 같이 개정한다.

제5조제1호를 다음과 같이 한다.

1. 「감염병의 예방 및 관리에 관한 법률」 제2조에 따른 감염병으로 사망한 시체(시장 등이 감염병의 확산을 방지하기 위하여 긴급한 조치가 필요하다고 인정하는 경우만 해당한다)

<20> 재난 및 안전관리 기본법 시행령 일부를 다음과 같이 개정한다.

제63조제1항제2호사목 중 "감염병"을 "감염병"으로 한다.

<21> 재해구호법 시행령 일부를 다음과 같이 개정한다.

제2조제3호 중 "감염병관리"를 "감염병관리"로 한다.

제4조제3호 중 "감염병관리"를 "감염병관리"로 한다.

<22> 지방자치법 시행령 일부를 다음과 같이 개정한다.

제72조제1항제3호 중 "급성감염병"을 "급성감염병"으로 한다.

<23> 지방재정법 시행령 일부를 다음과 같이 개정한다.

제101조제12호 중 "감염병예방"을 "감염병예방"으로 한다.

<24> 지역보건법시행령 일부를 다음과 같이 개정한다.

제22조제1항제1호 및 제2호 중 "감염병"을 각각 "감염병"으로 한다.

<25> 축산물위생처리법 시행령 일부를 다음과 같이 개정한다.

제16조제2항 및 제29조제2호 중 "인수공통감염병"을 각각 "인수공통감염병"으로 한다.

<26> 학교보건법 시행령 일부를 다음과 같이 개정한다.

제22조제1항제1호 본문을 다음과 같이 하고, 같은 호 단서 중 "감염"을 "감염"으로 하며, 같은 항 제2호 중 "감염성"을 "감염성"으로 한다.

「감염병의 예방 및 관리에 관한 법률」 제2조에 따른 감염병환자, 감염병의사환자 및 감염병병원체보유자

<27> 행정권한의 위임 및 위탁에 관한 규정 일부를 다음과 같이 개정한다.

제36조제6항제1호를 삭제한다.
<28> 형의 집행 및 수용자의 처우에 관한 법률 시행령 일부를 다음과 같이 개정한다.
제52조의 제목 "(감염병의 정의)"를 "(감염병의 정의)"로 하고, 같은 조 제목 외의 부분 중 "감염병"을 "감염병"으로, "「감염병예방법」에 따른 감염병"을 "「감염병의 예방 및 관리에 관한 법률」에 따른 감염병"으로 한다.
제53조의 제목 "(감염병에 관한 조치)"를 "(감염병에 관한 조치)"로 하고, 같은 조 제1항부터 제3항까지 중 "감염병"을 각각 "감염병"으로 한다.
<29> 화학·생물무기의 금지 및 특정화학물질·생물작용제 등의 제조·수출입규제 등에 관한 법률 시행령 일부를 다음과 같이 개정한다.
제6조의2제2항제2호 중 "「감염병예방법」 제5조의2제1항"을 "「감염병의 예방 및 관리에 관한 법률」 제21조제1항"으로 한다.
제9조의2제2항제2호 중 "「감염병예방법」 제5조의2제3항"을 "「감염병의 예방 및 관리에 관한 법률」 제21조제2항"으로 한다.

제8조 【다른 법령과의 관계】 이 영 시행 당시 다른 법령에서 종전의 「감염병예방법 시행령」 또는 그 규정을 인용하고 있는 경우에 이 영 중 그에 해당하는 규정이 있으면 종전의 규정을 갈음하여 이 영 또는 이 영의 해당 규정을 인용한 것으로 본다.

[별표 1]

역학조사의 방법(제14조 관련)

1. 법 제18조제1항에 따른 역학조사의 방법
   가. 설문조사 및 면접조사
   1) 설문조사
   가) 설문조사는 감염병환자등, 이들과 접촉한 사람 및 같은 감염 위험요소에 노출되었거나 노출된 것으로 추정되는 사람을 대상으로 실시한다.
   나) 설문조사지는 질병관리본부장이 정하는 역학조사서로 하며, 유행의 양상에 따라

역학조사반에서 수정하여 사용할 수 있다.

다) 역학조사서는 해당 감염병의 감염경로 및 감염원을 규명하기 위한 항목으로 구성한다.

라) 설문조사지는 역학조사반원이 설문조사 대상자를 직접 면접하여 작성한다. 다만, 감염병환자의 상태나 감염병 발생 장소의 특성 등을 고려하여 부득이한 경우에는 전화나 우편, 전자우편 등을 이용하여 실시할 수 있다.

2) 면접조사

가) 면접조사는 감염병이 발생한 시설 또는 기관의 보건·위생·환경 관리자를 대상으로 실시한다.

나) 면접은 감염병 발생과 관련된 보건·위생·환경 관리에 관한 사항을 그 내용으로 한다.

다) 면접조사는 역학조사반원이 면접조사 대상자와 대면하여 실시해야 한다.

나. 인체검체(人體檢體) 채취 및 시험

1) 인체검체의 채취 및 시험은 감염병환자등, 이들과 접촉한 사람 및 같은 감염 위험 요소에 노출되었거나 노출된 것으로 추정되는 사람을 대상으로 실시한다.

2) 인체검체의 채취 및 시험방법 등은 보건복지부령으로 정하는 감염병 진단기준에 따라 실시해야 한다.

3) 인체검체의 시험기관은 감염병환자 및 감염병의사환자를 확인할 수 있는 기관으로서 보건복지부령으로 정하는 기관으로 한다.

4) 역학조사반은 시험기관에 검사의뢰서와 검체를 제출하여 시험을 의뢰한다.

5) 1군 감염병환자등에 대한 역학조사 시에는 대변검체를 채취한다. 다만, 부득이한 경우에는 직장채변검사로 대체할 수 있다.

다. 환경검체(環境檢體) 채취 및 시험

1) 환경검체는 병원체에 오염되었거나 오염되었다고 추정되는 토양, 물(상수도, 지하수, 냉각탑·수영장·온천·목욕탕 등의 공중시설의 물을 말한다), 식품, 도구(조리도구 등 병원체를 전파할 수 있는 물건을 말한다), 장비 등에서 채취한다.

2) 환경검체에 대해서는 해당 감염병의 원인 병원체 검출시험 또는 감염을 유발할 수

있는 오염을 간접적으로 확인할 수 있는 시험을 하며, 검체 대상에 따른 시험 종류는 다음과 같다.

시험 종류	검체 대상
레지오넬라균 검출 시험	상수도, 지하수, 공중시설의 물
장출혈성대장균 검출 시험	수영장, 냉·온수기의 물
노로바이러스 검출 시험	상수도, 지하수, 보존식(保存食)
「먹는 물 관리법」에 따른 먹는물 검사	상수도, 지하수, 냉·온수기의 물
식품공전(食品公典)에 따른 식품 규격 시험	장관감염증 집단발생 시 보존식
식품공전에 따른 조리기구 규격 시험	장관감염증 집단발생 시 조리도구(도마, 칼, 행주, 식기, 수족관 물 등을 말한다)
수인성(水因性) 원충 검출 시험	상수도, 지하수, 수영장

3) 역학조사반은 시험기관에 검사의뢰서와 검체를 제출하여 시험을 의뢰한다.
4) 환경검체의 시험기관은 감염병환자 및 감염병의사환자를 확인할 수 있는 기관으로서 보건복지부령으로 정하는 기관으로 한다. 다만, 상수도나 지하수의 노로바이러스 검출 시험 기관은 국립환경과학원 또는 식품의약품안전청으로 한다.

라. 감염병 매개 곤충 및 동물의 검체 채취 및 시험

1) 감염병환자등 또는 이들과 같은 위험에 노출된 것으로 추정되는 사람과 역학적 연관성이 있다고 판단되는 감염병 매개 곤충(모기, 진드기, 이, 벼룩 등을 말한다) 또는 동물(소, 돼지, 닭, 사슴, 멧돼지, 야생고양이, 들쥐 등을 말한다)에서 해당 감염병의 병원체를 검출하기 위한 시험을 한다.
2) 역학조사반은 시험기관에 검사의뢰서와 검체를 제출하여 시험을 의뢰한다.
3) 감염병 매개 곤충 및 동물의 검체에 대한 시험기관은 감염병환자 및 감염병의사환자를 확인할 수 있는 기관으로서 보건복지부령으로 정하는 기관 또는 「가축감염병예 방법」 제12조제1항에 따른 가축의 질병진단 등 병성감정을 하는 국립수의과학검역원이나 시·도 가축방역기관으로 한다.

마. 의료기록 조사 및 의사 면접

역학조사반은 감염병환자등이 병원·의원 치료를 받은 경우, 해당 감염병의 감염경로, 임상양상, 치료결과, 타인으로의 확산 여부 등을 파악하기 위하여 감염병환자등의 의료 기록을 열람하거나 담당 의사와 면접할 수 있다.

2. 법 제29조에 따른 역학조사의 방법

가. 예방접종 후 이상반응 의심자에 대한 조사

1) 역학조사반이 예방접종 후 이상반응 의심자에 대하여 조사할 수 있는 사항은 다음과 같다.

가) 인적 사항 : 성명, 나이, 주민등록번호, 보호자 성명, 가족사항, 주소, 연락처

나) 과거력 : 출생력, 발달력, 과거 병력, 이전 예방접종력

2) 역학조사반이 예방접종 후 이상반응 발생 및 임상 경과 파악을 위하여 조사할 수 있는 사항은 다음과 같다.

가) 진단 및 치료 기관의 의무기록 확인과 담당 의사의 면접

나) 보호자 면접을 통한 환자 경과 파악

다) 예진 여부 및 예진 당시 환자 상태 확인을 위한 예진 의사 면접 및 관련 의무기록 확인

라) 주요 임상검사 및 실험실 검사 내용 및 결과

나. 기록 및 자료수집

1) 역학조사반이 원인규명과 관련하여 수집할 수 있는 기록 및 자료는 다음과 같다.

가) 접종 백신 관련 사항

① 접종 여부 및 접종일

② 접종 백신의 이름, 제조번호, 제조회사, 유효기간

나) 백신 보관 상태

① 장기 보관 냉장(동)고와 임시 보관 냉장고의 운영 여부 및 적정온도 유지 여부

② 온도 측정 방법(외부에서 온도 확인 가능 여부)과 측정 기록 확인

③ 백신 외의 다른 물건과 공동 사용 여부

④ 냉장(동)고 고장 혹은 정전 유무 및 정전 시 대책

⑤ 냉장(동)고 주위에 혼란을 일으킬 수 있는 물건 혹은 장비 여부

다) 접종 과정 파악

① 접종자, 접종장소, 접종부위, 접종방법

② 접종과정의 재현

라) 동일 제조번호 백신 접종자 조사

① 동일 제조번호 접종자에 대해서 이상반응 유무 확인과 분석

② 동일 제조번호 접종자에 대한 이상반응 사례 유무 및 발현 빈도 조사

마) 접종기록 등 관련 기록의 관리 상태

① 백신 수불(受拂) 대장

② 백신 국가검정성적서

③ 백신 생물학적제제출하증명서

④ 예방접종약품보관냉장고점검표

⑤ 예방접종 사전 예진표 작성 여부 및 결과 확인

⑥ 예방접종 후 이상반응 명부 확인

⑦ 예방접종 실시대장 및 실적보고 확인

2) 역학조사관은 필요시 접종 백신에 대한 재검정을 식품의약품안전청에 요청하여 백신 관련 자료를 수집할 수 있다.

[별표 2]

자가치료 및 입원치료의 방법 및 절차 등(제23조 관련)

1. 자가치료의 방법

가. 자가치료 기간 동안 여러 사람이 함께 쓰는 공간이 아닌 곳(독립된 방)에 있어야 한다.

나. 가목에 따른 자가치료가 곤란할 경우에는 같은 질환을 앓는 사람이나 재감염의 우려가 적은 환자와 공동 격리한다.

다. 진료 등을 위해 불가피하게 외출하는 경우를 제외하고, 자가치료 중인 사람은 자가 격리장소를 이탈하거나 이동하지 않아야 한다.

라. 자가치료 중인 사람은 가능하면 다른 사람과 별도의 화장실을 사용하고, 분비물 및 배설물 등은 철저히 관리해야 하며, 화장실 및 오염된 물품은 소독을 해야 한다.

마. 간병인을 포함한 방문자들의 출입을 최소화하고, 방문자에 대해서는 1회용 장갑 등의 개인보호구를 착용하게 하며, 손 씻기 등 감염병 전파를 차단하기 위한 적절한 조치를 하게 해야 한다.

바. 자가치료 중인 사람이 사용한 1회용 물품은 사용한 후 폐기처분하고, 1회용으로 하는 것이 적합하지 않은 체온계 등의 물품은 자가치료 중인 사람 전용으로 사용하도록 하여야 한다.

2. 자가치료의 절차 등

가. 법 제11조제1항에 따라 신고를 받은 관할 보건소장은 입원치료 대상이 아닌 사람과 감염병환자등과 접촉한 사람들 중 자가치료가 필요한 사람을 결정하여 당사자에게 알려야 하며 자가치료 여부를 확인해야 한다.

나. 자가치료 대상자의 자가치료 기간은 감염병환자등의 경우에는 증상 및 감염력이 소멸된 시점까지로 하고, 접촉자의 경우에는 마지막 접촉 시점부터 해당 감염병의 최대 잠복기간까지로 한다. 다만, 보건소장의 판단으로 그 기간을 줄일 수 있다.

다. 관할 보건소장은 자가치료의 해제가 가능한 사람에 대하여 자가치료를 해제해야 한다.

3. 입원치료의 방법

가. 호흡기를 통한 감염의 우려가 있는 감염병(이하 "호흡기 감염병"이라 한다)을 제외한 감염병의 경우 입원치료 기간 동안 감염병관리기관이나 특별자치도지사·시장·군수·구청장이 지정한 의료기관의 1인실(세면대와 화장실을 갖추어야 한다. 이하 같다)에 입원시켜야 한다. 다만, 1인실 입원이 곤란할 경우에는 같은 질환을 앓는 사람이나 재감염의 우려가 적은 환자와 공동 격리한다.

나. 호흡기 감염병의 경우 입원치료 기간 동안 감염병관리기관이나 특별자치도지사·시장·군수·구청장이 지정한 의료기관의 1인실에 입원시키되, 그 1인실은 문을 닫은 상태에서 음압시설(陰壓施設)이 갖추어져 있고 공기 순환이 독립적으로 이루

어져야 한다. 다만, 음압시설이 갖추어지지 않은 경우에는 단독 시설에 입원시켜야 하고, 단독 시설 입원이 곤란할 경우에는 옆 병상의 환자에게 호흡기를 통해 전파되지 않도록 차단 조치를 한 상태에서 공동 격리한다.

다. 입원치료 중인 사람에 대하여 입원치료 기간 동안 병실 이탈 및 이동을 제한하도록 한다.

라. 입원치료 중인 사람의 분비물 및 배설물 등은 철저히 관리하고, 오염된 물품은 소독을 해야 한다.

마. 의료진을 포함한 입원실 출입자들을 최소한으로 제한하고, 방문자에 대하여 1회용 장갑 등의 개인보호구를 착용하게 하며, 손 씻기 등 감염병 전파를 차단하기 위한 적절한 조치를 하게 해야 한다.

바. 환자의 진료에 사용되는 의료기구는 1회용 기구를 사용한 후 폐기처분하고, 1회용으로 하는 것이 적합하지 않은 체온계 등의 물품은 환자 전용으로 사용하도록 하여야 한다.

4. 입원치료의 절차 등

가. 입원치료 대상 환자 등을 진찰 또는 진단한 의료인이나 감염병관리기관 또는 의료기관의 장은 환자를 입원시설에 입원시키고, 지체 없이 관할 보건소장에게 신고해야 한다.

나. 신고를 받은 관할 보건소장은 입원치료 여부를 지체 없이 확인해야 한다.

다. 입원치료 대상자의 입원치료 기간은 감염병환자등으로 밝혀진 시점부터 증상 및 감염력이 소멸된 시점까지로 한다.

라. 입원시설의 장 및 시설에 종사하는 의료인은 치료를 통하여 입원 해제가 가능한 사람에 대해 입원을 해제하고, 그 내용을 관할 보건소장에게 지체 없이 신고해야 하며, 관할 보건소장은 지체 없이 입원 해제 여부를 확인해야 한다.

마. 증상은 소멸되었으나 감염력이 있는 회복기 병원체보유자의 경우에는 보건소장의 관리하에 지속적인 치료를 받도록 하고, 감염력이 소멸될 때까지 의료기관에 입원치료를 받거나 자가치료를 하도록 해야 한다.

[별표 3]

과태료의 부과기준(제33조 관련)

위반행위	근거 법조문	과태료 금액	
		1회	2회
1. 법 제28조제2항에 따른 보고를 하지 않거나 거짓으로 보고한 경우	법 제83조 제1항제1호	50만원	100만원
2. 법 제51조제2항에 따른 소독을 하지 않은 경우	법 제83조 제1항제2호	50만원	100만원
3. 법 제53조에 따른 휴업·폐업 또는 재개업 신고를 하지 않은 경우	법 제83조 제1항제3호	25만원	50만원
4. 법 제54조제2항에 따른 소독에 관한 사항을 기록·보존하지 않거나 거짓으로 기록한 경우	법 제83조 제1항제4호	15만원	30만원

【 참고문헌 】

김민중외 7인, 감염미생물과 간호, 현문사, 2003년
김정순, 역학원론, 신광출판사, 2006
김정혜외, 소독 및 전염병관리, 청구문화사, 1999
강병우외 8인. 공중보건학. 현문사, 2000년
강영희외 3인, 현대생물학, 지구문화사, 1999년
김계엽외 8인, 공중보건학, 현문사, 2000년
김정혜, 역학 및 전염병 관리, 청구문화사, 1994년
김정순, 역학각론(감염병), 신광출판사, 1991년
이갑상, 응용미생물학, 대학서림, 2000
박미선외 17인, 병원미생물학, 현문사, 2003년
김승곤외 3인, 최신미생물학, 고문사, 1986년
박지영외 8인, 소독과 전염병학, 정담미디어, 2003년
김영권외 6인, 진단병원미생물학, 고려의학, 1993년
박홍현외 5인, 공중보건학, 광문각, 1999년
정희곤외 3인, 공중보건학, 광문각, 2002년
국립보건원, 환경위생학, 1966년
이재구외 3인, 식품위생학, 고문사, 1985년
대한미생물학회, 의학미생물학, 서흥출판사, 1997년
대한미생물학회, 의학미생물학, 현문사, 2004년
대한바이러스학회, 필수바이러스학, 서흥출판사, 1992년
Davis BD, Dulbecco R, Eisen HN, Ginsberg HS, Microbiology, Lipincott, 1990년
Tortora GJ, Funke BR, Case CL, Microbiology, Benjamin/Cummings, 1995년
Holt JG, Krieg NR, Bergey's Manual of Determinative Bacteriology, Baltimore, 1994
Jawezt J, Melnick L & Adebery EA, Review of Medical Microbiology 21st ed, Appleton & Lange, 1999년
Brooks GF, Butel JS, Morse SA, Jawetz, Melnick & Adelberg's medical microbiology, Appleton & Lange, 2001년
Regenmortel MHV외 8인, Virus Taxonomy, Academic Press, 2000년

소독 및 전염병학

2011년 3월 7일 1판 1쇄 발 행
2012년 2월 24일 1판 2쇄 발 행

지은이 : 송 미 라 · 임 순 녀 · 이 재 란
장 진 미 · 송 지 현 · 김 소 희

펴낸이 : 박 정 태

펴낸곳 : **광 문 각**

413-756
경기도 파주시 교하읍 문발리 파주출판문화도시
500-8 광문각빌딩 4층
등 록 : 1991. 5. 31 제12-484호
전화(代) : 031) 955-8787
팩 스 : 031) 955-3730
E-mail : kwangmk@unitel.co.kr
홈페이지 : www.kwangmoonkag.co.kr

• ISBN : 978-89-7093-616-1 93590

값 19,000원

KSPA 한국과학기술출판협회회원